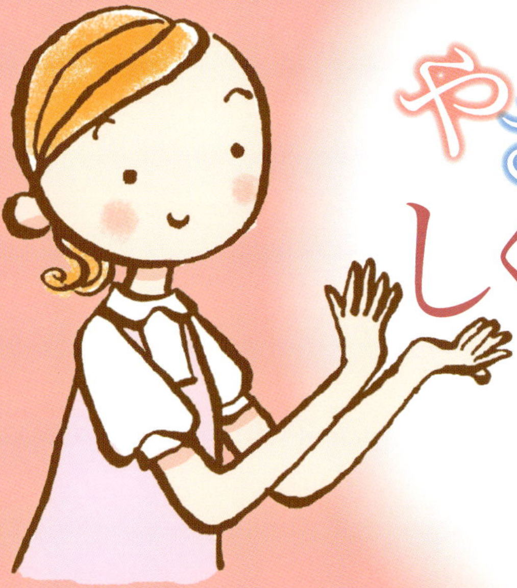

やさしい治癒のしくみとはたらき

歯周組織編

下野正基 著

Periodontal Healing

医歯薬出版株式会社

This book was originally published in Japanese
under the title of :

YASASHII-CHIYU NO SIKUMI TO HATARAKI
—SHISYUSOSHIKI HEN
(Mechanism of Periodontal Healing)

Editor :

SHIMONO, Masaki
Professor Emeritus, Tokyo Dental College

ISHIYAKU PUBLISHERS, INC.
7-10, Honkomagome 1 chome, Bunkyo-ku,
Tokyo 113-8612, Japan

まえがき

Periodontal Healing

患者のQOLに直結する口腔の健康の重要性が国民に理解されてくるにつれ，とりわけ歯周治療，口腔ケアの中心的な担い手の一人である歯科衛生士の責務がますます大きくなってきています．

このような社会の要請に応えるためには，患者個々のニーズに則した対応が必要となってきます．たとえば，歯周病予防や歯周治療後のメインテナンスのために，どのようにすれば健康な歯周組織が保たれるのか，セルフケアとプロフェッショナルケアのバランスをどうとればよいのか，などが問われます．

患者一人ひとりに適切な歯周治療，口腔ケアを実施するためには，エビデンスに基づく歯科医学的な情報を用いて、患者とのコミュニケーションをはかる必要があります．最近では，臨床現場の歯科衛生士が，エビデンスに基づく歯科医学的情報を今まで以上に求めていると聞いております．

ちょうどこのような時期に,「新編治癒の病理――臨床の疑問に基礎が答える」を出版しました．この本は、エビデンスに基づく臨床と基礎とを融合させた内容で，若い歯科医師のために，日々の臨床の中で疑問を抱いたときの解決の手がかりとして本を開いてもらうことが目的でした．

「新編治癒の病理」の出版直後から,「やさしい治癒のしくみとはたらき――歯周組織編」がほしいという要望が寄せられるようになりました．そこで，できるだけ専門的で詳しすぎる内容は避けて、臨床に関連する重要なポイントをテーマとして、本書を出版することとなりました．本書の構成内容は,「歯周組織のしくみと役割」,「歯周病の原因と病態」,「歯周組織の治癒」，とし，内容はコンパクトに，歯科衛生士にとって必須と思われる事項に絞りました．

心がけたことは,「むずかしいことをやさしく，やさしいことを面白く書く」ことでした．文章は，専門的な表現を極力避けて，かみくだいたやさしい説明を目指しました．専門用語は，頁の欄外に記載し，簡潔に解説しました．

組織像はあまりなじみがないかもしれませんが，エビデンスとして重要であり，患者への説明の際に使用することも考慮して，できるだけ多く掲載しました．組織像の理解のために，図中に説明を入れました．本文をよりよく理解してもらうために，大きく，見やすいイラストや写真を多数使用しました．また,「本文だけでは不十分，もっと知りたい」と望む読者もきっといるに違いないと考え，その内容は「ちょっと詳しく」の項で説明しました．さらに，臨床の現場から歯科衛生士の疑問としてしばしば出てくる質問を,「Q & A」として随所に散りばめました．文献は，重要不可欠なものに限定しました．

むずかしいことをやさしく，やさしいことを面白く書く」ことは非常にむずかしいことで，まだまだ不十分なことを痛感しています．ともあれ，本書が歯科衛生士の日常臨床において，エビデンスに基づく歯科医学的な情報となり，疑問に対する解答の助けになれば、大変嬉しいと思っています．さらに，歯学部学生にとっても基礎から臨床にわたる教科指向型（縦割り）の知識を,「歯周病」という疾患指向型に（横断して）整理するのに本書が役立つことを期待しています．

最後に，本書出版にあたり，イラスト作成に多大な協力を頂いた衣松高志先生，さらに写真の使用を快諾して下さった多くの先生方に心より感謝申し上げます．また，出版の企画にご理解・ご協力を賜った医歯薬出版株式会社の関係各位，特に本書の企画・編集に多大なご尽力を頂いた水島健二郎氏に心より御礼申し上げます．

2013年6月　**下野正基**

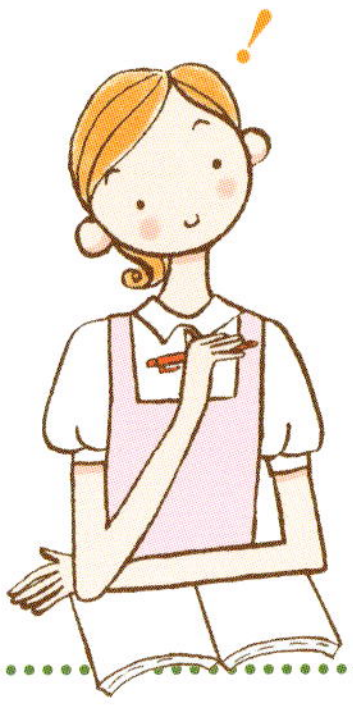

やさしい治癒のしくみとはたらき 歯周組織編

CONTENTS

Chapter 1　歯周組織のしくみと役割

Chapter 2 歯周病の原因と病態

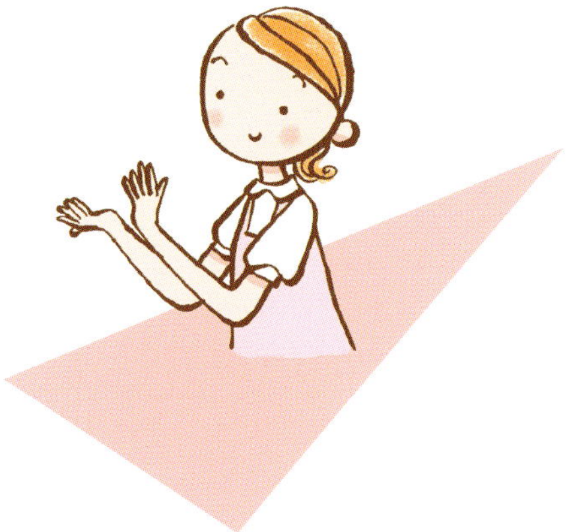

Chapter 3　歯周組織の治癒

イラスト作成協力：衣松高志先生（東京歯科大学歯周病学講座）

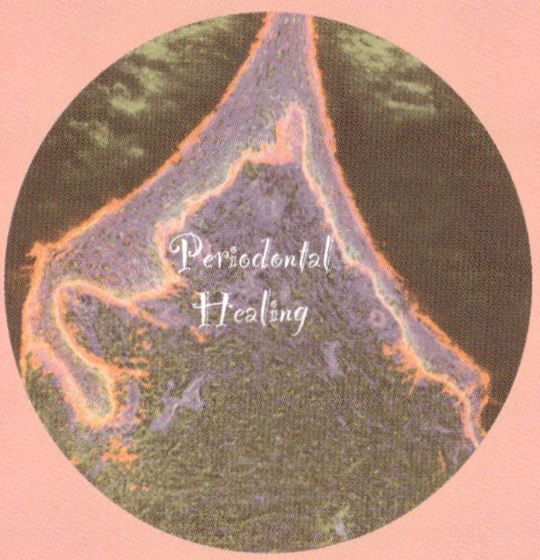

Chapter
1

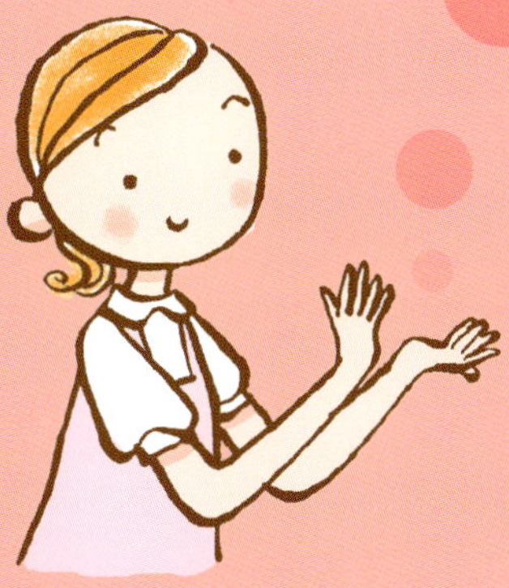

歯周組織のしくみと役割

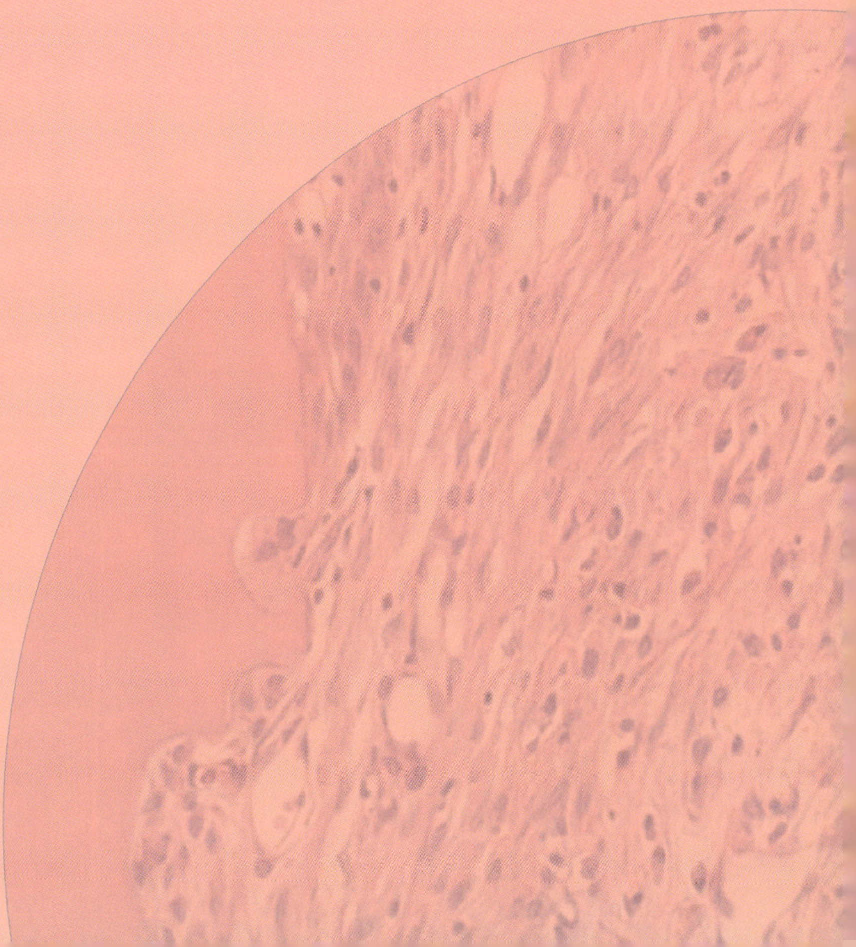

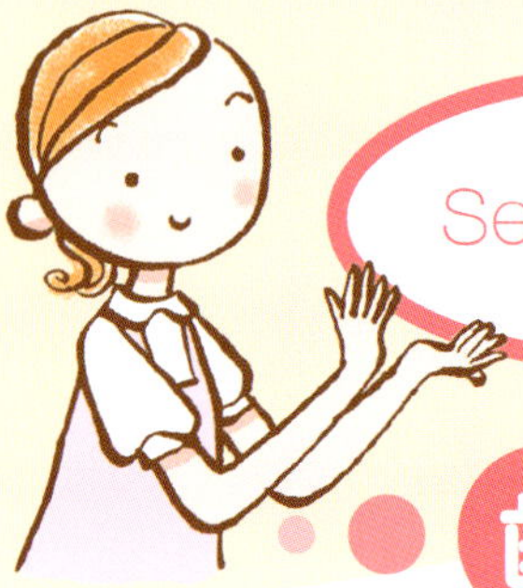

Section 1 歯肉

歯肉はどのような構造になっているの？

1. 特殊な組織としての歯肉

1 外部環境と内部環境

生体のどの場所を見ても，外部環境（生体の外）と内部環境（血管結合組織）の間には必ず上皮が存在し，バリア（透過性関門：p.14参照）としてはたらいています．健常な状態では，内部環境が外部環境に直接露出しているところはありません．たとえば消化器系では，口腔から咽頭，食道，胃，小腸，大腸を経て肛門まで，消化管腔（外部環境）と血管結合組織（内部環境）の間には全て上皮が存在します．何らかの原因で胃の粘膜*上皮*が失われた状態が胃潰瘍という病気ですが，粘膜に穴があくと痛みがあったり，出血したり大変なことになりますので，いかに上皮が重要であることがわかります．皮膚も呼吸器も泌尿器も，同じように外部環境と内部環境の間にはバリアとしての上皮があります（図1-1）．

「粘膜」と「上皮」：粘膜とは，消化管・気道・泌尿生殖器などの管や腔の内面を覆う軟らかい湿った上皮のことで，常に表面に粘液を分泌している組織を意味する．
「上皮」とは，からだの表面，消化管などの管，腹腔などの腔の表面を覆う細胞層をいう．

ところが例外として，歯は歯槽という内部環境から口腔粘膜を貫通して，口腔という外部環境に突出しています．このような特殊な構造をもつ組織は，からだの他の部位には見られません．このことが，他の被覆上皮とは異なり，歯肉が特殊な組織であることを示しています（図1-2）．

器官（臓器）の発生は，胎生3～8週の間に外胚葉，中胚葉，内胚葉が発生し，それぞれが特有な組織と器官を生じます．外胚葉からは中枢神経系，末梢神経系，耳・鼻・目の感覚上皮，毛髪・爪を含む皮膚，下垂体，乳腺，汗腺などが作られます．中胚葉からは筋組織，軟骨，骨，皮下組織，血管，腎臓，生殖器，脾臓，副腎などが作られます．内胚葉からは胃・腸，甲状腺，肝臓，膵臓などが作られるのです．それぞれの臓器の原基は作られては消え，消えては作られ，と

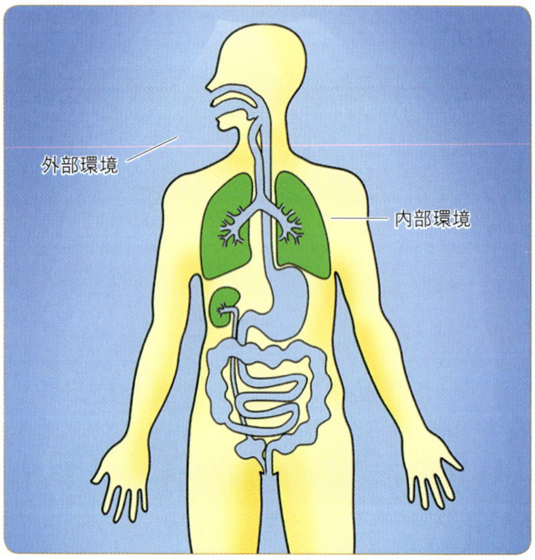

図1-1　生体の外（外部環境）と血管結合組織（内部環境）の間に存在する上皮の概念図

生体のどの場所にも，生体の外と血管結合組織の間にはバリア（透過性関門）としての上皮が存在する．たとえば消化器系では，口腔から肛門まで，消化管腔と血管結合組織の間には全て上皮が存在する．

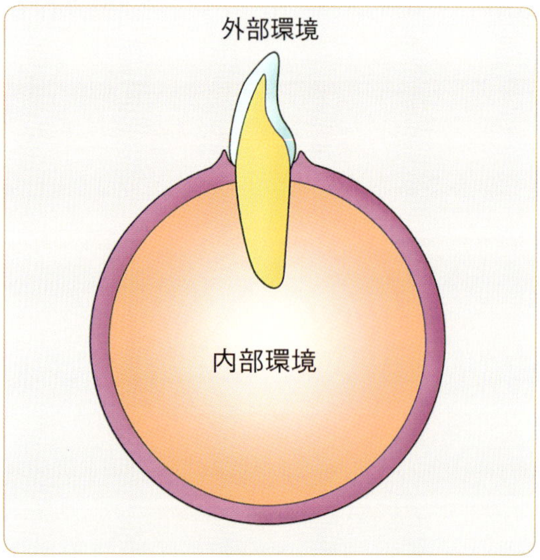

図1-2　内部環境と外部環境

上皮から見ると，歯周組織は特殊な構造である．それは歯が歯槽という内部環境から上皮を貫通して，口腔という外部環境に突出しているからである．（文献[1]より）

いう過程を経て永久的な臓器に発育していきます．

ここでいう上皮は，外胚葉に由来し，内部環境は中胚葉および内胚葉に由来する組織からできています．肝臓，腎臓など特殊な機能をもっている臓器はさらにさまざまに分化していきます．

2 歯肉の構造（図1-3）

歯肉は歯槽骨（歯槽突起）を覆うように歯頸部を取り囲む粘膜であり，粘膜歯肉境によって歯槽粘膜（被覆粘膜）とは区別されています．歯肉は，組織学的には歯肉上皮と歯肉結合組織（歯肉固有層）から成っています．

歯肉上皮は，歯の周囲を取り囲む特殊な上皮であり，①歯肉口腔上皮，②歯肉溝上皮，および③付着上皮（接合上皮）に分けることができます（**図1-3**）.

歯肉結合組織は，歯肉固有層ともいい，線維芽細胞，コラーゲン線維，細胞間基質，血管および神経が存在します（**図1-3**）.

3 歯肉の臨床的名称

古くから，歯肉は臨床的に,「遊離歯肉」,「付着歯肉」,「歯間歯肉」と分類されてきました.「遊離歯肉」は，歯肉頂（歯肉縁）と遊離歯肉溝にはさまれた0.5～1.5mmの非常に狭い範囲の歯肉をいいます．遊離歯肉溝は，いつもはっきり見えるわけではなく，わずか30～40%にしか見られません．遊離歯肉溝が不明瞭な場合は，歯肉溝底と同じ高さの歯肉表層がおおよその遊離歯肉溝の位置とされています．

「付着歯肉」は，遊離歯肉溝と粘膜歯肉境にはさまれた範囲の歯肉です.「歯間歯肉」は，歯間乳頭の形をした歯肉で，歯の唇側（または舌側）歯頸部で最も根尖寄りの歯肉頂と隣接する歯の同じ歯肉頂の2点と歯間乳頭部の歯肉頂を線で結んだほぼ3角形の先のとがった形の歯肉をいいます．

しかし，たとえば歯肉溝の深さが0.5mm以下である正常の歯肉には,「遊離歯肉」は存在しないとされたり，セメントエナメル境より歯冠側の部分が「遊離歯肉」であるとされたり，その定義は必ずしも明確なものではありませんでした．生物学的には，正常の「遊離歯肉」は遊離性というよりも，後述のように内側基底板とヘミデスモゾーム（に含まれるラミニンとインテグリンという接着タンパク）を介して歯と強く接着しています．

ですから,「遊離歯肉」,「付着歯肉」,「歯間歯肉」を区別する必要はなく，分類することによってかえって誤解を生じているといわれています．解剖学的に歯肉は，1つの単位としてみるべきであり，正常の歯肉では「遊離歯肉」,「付着歯肉」,「歯間歯肉」，それぞれの形，外形，臨床的特徴に違いはほとんどないのです．スイスの歯周組織研究者であるシュレーダー[3)]は，臨床的に用いられている「遊離歯肉」,「付着歯肉」,「歯間歯肉」というように細分することは，科学的根拠がなく，意味がないと主張しています．

2. 歯肉口腔上皮とは？

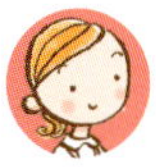

ケラチン：角質を構成するタンパクで，上皮細胞内では中間型フィラメントとして認められる（p.7）.

歯肉口腔上皮は，歯肉頂より外側に位置し，角化性重層扁平上皮から成っています．この上皮は歯槽突起を被覆する粘膜であり，粘膜歯肉境を介して被覆粘膜である歯槽粘膜へ移行しています．歯肉口腔上皮の大半（約90%）を構成するのは，角化細胞（ケラチン*産生細胞）です（**図1-4**）.

付着歯肉表層に見られるオレンジの皮に似た小さな凹凸を，スティップリングといいます．付着歯肉は，遊離歯肉溝と粘膜歯肉境にはさまれた部分で，この部位にスティップリングは現れます．スティップリングの隆起は，結合組織乳頭に入り込んだコラーゲン線維の束に対応し，くぼみは上皮突起の中央と一致しています．炎症が存在すると，スティップリングは消失しますが，炎症が治まるとふたたび出現します（**図1-5**）.

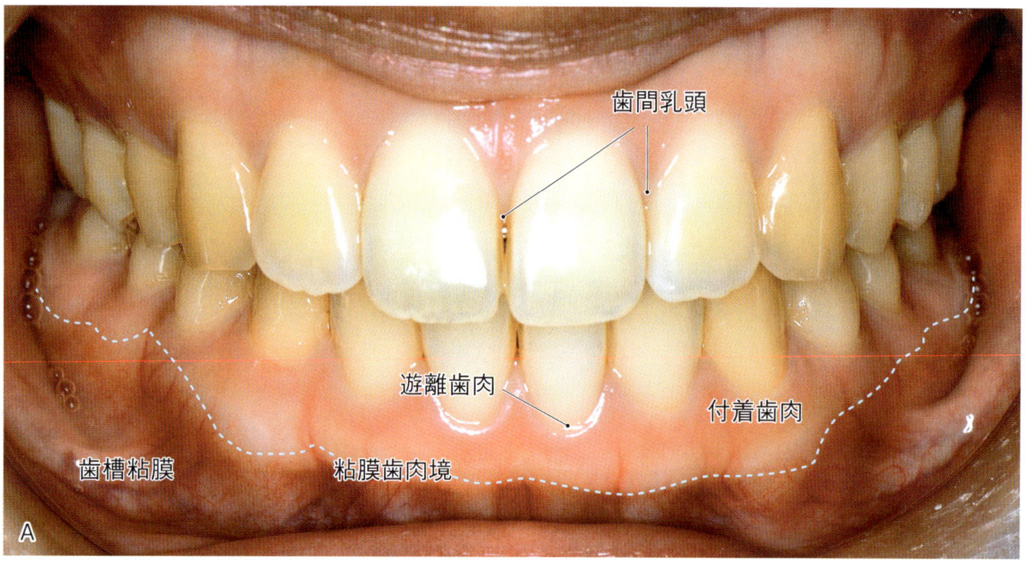

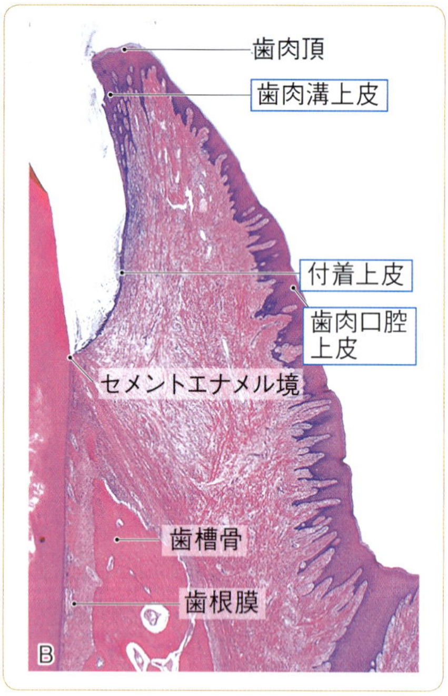

図1-3　歯肉の臨床的・組織的特徴

A：歯肉の臨床的特徴．唇側（前庭側）から見た歯肉．付着歯肉と歯槽粘膜は，粘膜歯肉境によって分けられる．写真提供：衣松高志先生（東京歯科大学）

B：歯肉の組織像（HE染色）．歯肉は，組織学的には歯肉上皮と歯肉結合組織（歯肉固有層）から成っている．歯肉上皮は，歯の周囲を取り囲む特殊な上皮であり，歯肉口腔上皮，歯肉溝上皮，および付着上皮（接合上皮）に分けることができる．（文献[2]より）

C：歯肉の組織学的特徴と歯肉の模式図（文献[2]を一部改変）

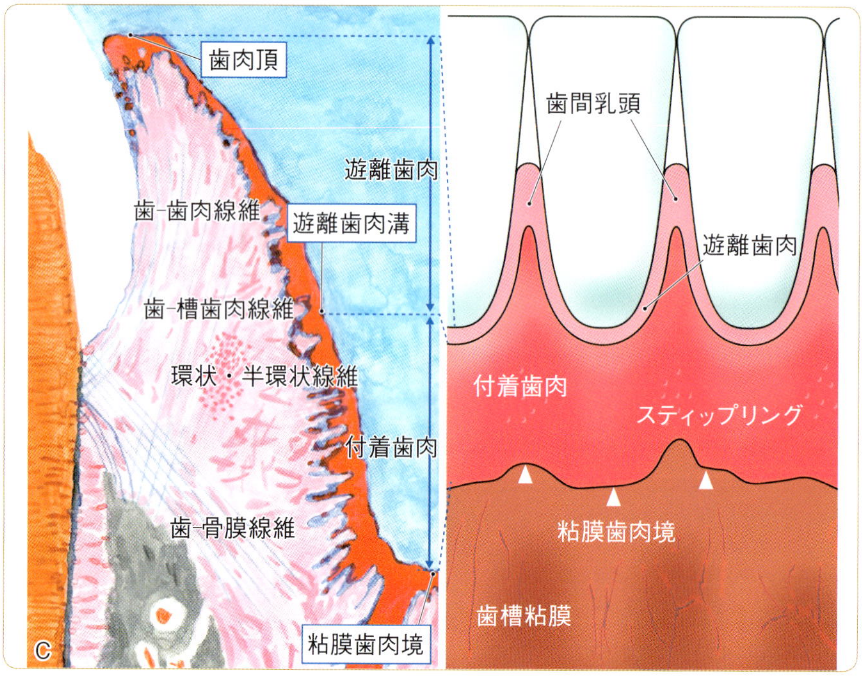

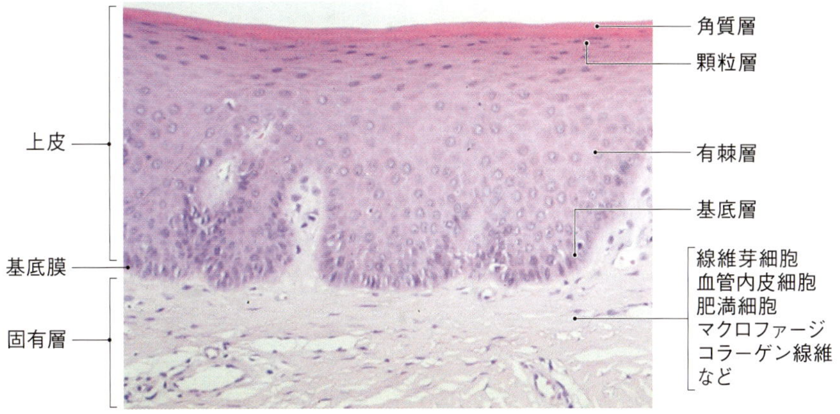

図1-4 歯肉口腔上皮（角化上皮）を示す組織像（HE染色）
歯肉口腔上皮は角化上皮で，基底層，有棘層，顆粒層（ケラトヒアリン顆粒が存在する），角質層（核は消失する）から成る．上皮と結合組織（固有層）の間には基底膜が存在する．固有層には線維芽細胞，コラーゲン線維，血管内皮細胞，マクロファージ，肥満細胞などが見られる．（文献[4]より）

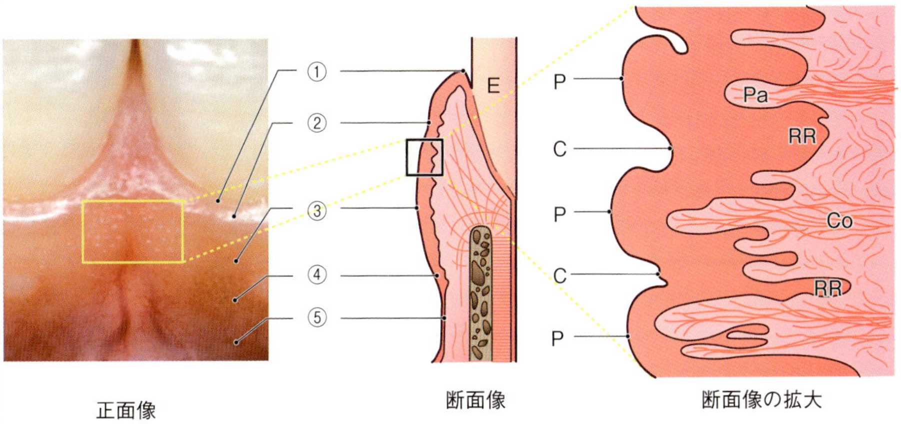

図1-5 スティップリングとその模式図
正面：歯肉表層に見られるオレンジの皮に似た微細な凹凸がスティップリング．
断面像とその四角枠の拡大図：スティップリングを示す模式図．
①歯肉頂，②遊離歯肉溝，③付着歯肉，④粘膜歯肉境，⑤歯槽粘膜．
スティップリングの隆起（P）は結合組織乳頭（Pa）に入り込んだコラーゲン線維束（Co）に一致し，くぼみ（C）は上皮突起（RR）の中央に一致している．（文献[4]より）

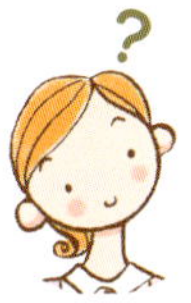

Q-1 どこまでを歯肉というの？

A 歯肉頂から粘膜歯肉境までの間を歯肉といいます．

唇（頬）側では歯肉から歯槽粘膜に，舌側では口腔底粘膜に移行していて粘膜歯肉境によって境されています．粘膜歯肉境は歯肉の高さを決める臨床的指標であり，①解剖学的にはスティップリングや色調など粘膜表面の特徴によって，②機能的には口唇や頬の受動的運動性によって，③臨床的には歯槽粘膜上皮がグリコーゲンを豊富に含有しているためヨード溶液の応用（生体染色）によって，粘膜歯肉境を認識することができます．

一方，口蓋側では硬口蓋粘膜に移行していて，臨床的にも組織学的にも，歯肉と口蓋粘膜との間に明らかな境界は存在しません．

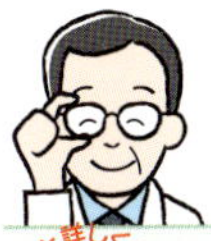

ちょっと詳しく！ 口腔粘膜の分類と機能

口腔粘膜は，その機能によって①咀嚼粘膜，②被覆粘膜，③特殊粘膜に分けられる．

咀嚼粘膜は歯肉や口蓋の粘膜で咀嚼機能と関連し，口腔粘膜の25％を占めている．被覆粘膜は，頬粘膜や口腔底粘膜で口腔を覆うはたらきをもち，全体の60％を占める．特殊粘膜は，舌粘膜で味覚の機能に関係し，15％を占めている．

ちょっと詳しく！ 粘膜歯肉境を確認するには？

歯肉粘膜境を臨床的に確認するには，歯科用ヨードグリセリンを口腔粘膜に塗ってみればよい．非角化上皮である歯槽粘膜上皮は，大量のグリコーゲンをもっているのでヨードに陽性反応を示す．これに対し，角化上皮である歯肉上皮細胞は陰性を示すので両者を区別することができる．

Q-2 スティップリングの消失は病態を表すの？

A 一般的に，歯肉表面の病的変化としてスティップリングの消失があげられます．

健康な歯肉には，スティップリングが存在しますが（**図1-5**参照），炎症になるとこれが消失するといわれています．しかし，①スティップリングは5～13歳では約35％しか見られないし，成人でも40％と少ないこと，②炎症のある歯肉でもスティップリングが見られることがあることなどからスティップリングは歯肉の健康を示す指標にならない，と考える人もいます．

したがって，「スティップリングがあるから健康」といいきれませんし，「スティップリングが消えたので病気」と決めつけることもできません．スティップリングの有無だけで判断しないで，歯肉の色や形，歯肉ポケット，咬合状態などの変化を総合的に考慮して，診断することが大切です．

Q-3 歯肉が角化するのはなぜ？

A 角化するのは，上皮と固有層をしっかり固定し，摩擦などの機械的刺激に強く抵抗するためです．

歯肉口腔上皮の大半（約90％）を構成する角化細胞（ケラチン産生細胞）は，基底細胞が分裂・増殖し，分化して表面の角質（層）まで移動します．この現象を角化といいます．この過程で，細胞は基底細胞→有棘細胞→顆粒細胞→角質と形態学的にも生化学的にも複雑な変化を示し，最終的にはケラチン（角質）というタンパクに姿を変えて表面から剥離脱落します（**図1-4**参照）．

歯肉における角化の意味は，角化上皮と非角化上皮を比較するとよく理解できます．

角化上皮は，歯肉のほか，硬口蓋や舌背に認められますが，これらは咀嚼粘膜に分類されています．細胞内には，ケラチン細線維がよく発達しており，上皮表面にはケラチンが形成されます．歯肉固有層の太いコラーゲン線維の束によって，上皮と固有層とがしっかり結合されています．このため，可動性はありませんが，強靱で摩擦に対して強い抵抗性を示します．

一方，非角化上皮からなる口唇，頬粘膜，歯槽粘膜，軟口蓋，舌下面や口腔底の粘膜は被覆上皮と呼ばれています．非角化上皮の細胞内にケラチン細線維は少なく，表層にもケラチンは産生されていません．粘膜固有層のコラーゲン線維束は少ないですが，豊富な弾性線維によって上皮は可動性に富んでいます．つまり，咀嚼や会話によって伸ばされた粘膜はすみやかに元に戻ります．

もし，歯肉口腔上皮がすべて非角化上皮によって覆われていたとしたら，摩擦に対して抵抗性がなく，上皮と固有層をしっかり固定することはできません．咀嚼や会話の度に伸縮を繰り返す上皮では，プラークコントロールも極めて難しく，歯肉の健康を維持することはできないでしょう．歯肉における角化の意義は，咀嚼粘膜としての役目を果たすために極めて重要です．

3. 歯肉溝上皮とは？

歯肉溝上皮は，歯肉口腔上皮と付着上皮の間に存在し，歯肉溝側面を形成している上皮です（**図1-3**）．この上皮は，歯肉溝（正常のヒト歯肉では約0.5mmといわれています）が明瞭でなければ正しく確認することはできません．ヒトでは歯肉溝上皮は非角化上皮ですが，ラットなどでは明らかに角化し，ヒトでもラットでも構造的には歯肉口腔上皮と非常によく似ています．

4. 付着上皮（接合上皮）とは？

付着上皮は，歯肉の内側にあり，帯状に歯の周囲を取り巻いている上皮です．歯頸部の歯冠側2～3mmの部で，セメントエナメル境に向かって細くなり，外形は円錐状を呈しています（**図1-3**参照）．付着上皮は非角化上皮で，一側は歯のエナメル質と，他側は歯肉結合組織と緊密に接着しており，どちらにも基底板およびヘミデスモゾームが存在します．先端はセメントエナメル境に位置しています．

電子顕微鏡で観察すると，付着上皮細胞は未分化な細胞であり，エナメル質（脱灰されて空隙

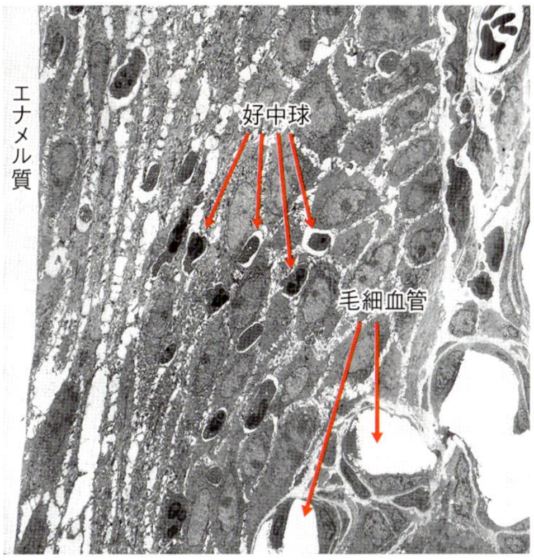

図1-6 付着上皮の電子顕微鏡像
未分化な細胞である付着上皮細胞は，脱灰されたエナメル質と接して観察される．デスモゾームによる結合は少なく，上皮細胞間の細胞間隙は著しく拡大している．拡大した細胞間隙には多数の好中球が存在するが，好中球は全体的にクロマチン*が豊富で，付着上皮細胞よりも高電子密度の細胞として認められる．上皮直下には，多数の毛細血管が存在する．(文献[5]より)

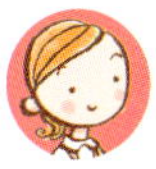

クロマチン：染色質ともいい，細胞の核の中にあって染色される物質である．DNAとタンパク質の複合体である．

貪食空胞：好中球やマクロファージなどの細胞は，異物を食べる性質をもっているが，これを貪食能という．異物は膜で取り囲まれ，空胞の形で細胞の中に運び込まれる．このような空胞を貪食空胞という．

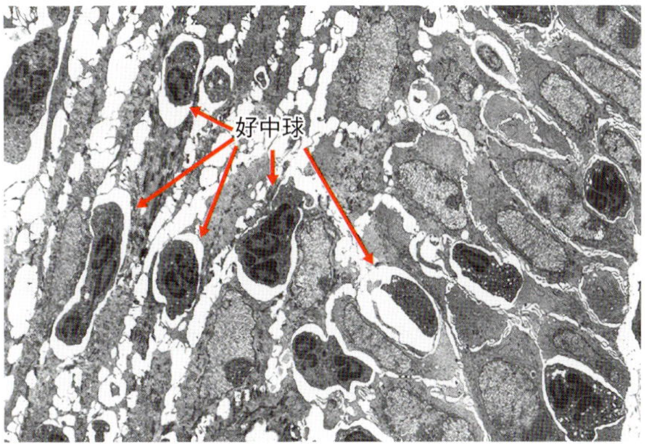

図1-7 付着上皮細胞間の好中球を示す電子顕微鏡像
拡大した細胞間隙に存在する好中球は分葉核が特徴的であり，全体的にクロマチン*が豊富で，細胞内に多数の貪食空胞*をもっている．(文献[4]より)

として見える）と接していて，付着上皮直下には多数の毛細血管が存在します（**図1-6**）．上皮細胞間の細胞間隙は，著しく拡大しています．拡大した細胞間隙には，多数の好中球が存在します（**図1-7**）．全体的に染色質が豊富で，付着上皮細胞よりも高密度（黒っぽい色）の細胞として見られます．（p.26「6．白血球遊走のための通路」参照）

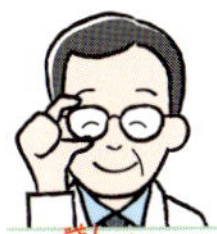

ちょっと詳しく！ 角化上皮と非角化上皮

口腔粘膜のうち，硬口蓋，舌背および歯肉口腔上皮は重層扁平上皮から成り，基底細胞が分裂・増殖して，表面の角質（層）まで変化しながら移動する．この現象を角化という．この変化・移動する過程で，細胞は基底細胞→有棘細胞→顆粒細胞→角質と形態的にも生化学的にも変化する．最終的には，ケラチン（角質）というタンパクとなって表面から剥離脱落する．このように，ケラチンを作る細胞を角化細胞（ケラチン産生細胞）という（**図1-4**参照）．

口腔粘膜のうち，頬粘膜，口唇，歯槽粘膜および口腔底は，被覆上皮と呼ばれ，非角化上皮から成る．非角化上皮の表層にはケラチンは産生されないため，これらの上皮は伸びたり縮んだり，よく動くことができる．

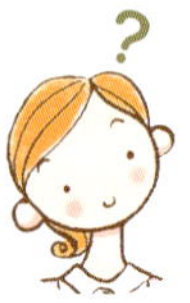

Q-4 付着歯肉と歯槽粘膜の違いは何？

A 付着歯肉は咀嚼粘膜であり，上皮は角化上皮から成っています．一方，歯槽粘膜は被覆粘膜に分類され，上皮は非角化上皮です．両者は歯肉粘膜境によって境されています．

健常な歯肉では，付着歯肉はやや半透明でピンク色を呈し，スティップリングが存在します．付着歯肉は，固定性で食塊があたっても動きません．また，ヨード溶液による生体染色に陰性を示します．

一方，歯槽粘膜は透明で粘膜下の血管が透けて見えるため，全体的に赤色を呈しています．スティップリングはありませんが，受動的運動性をもっています．グリコーゲンを豊富に含有しているため，ヨード溶液による生体染色に陽性を示します（**表1-1**）．

表1-1　付着歯肉と歯槽粘膜の違い

	機能的分類	角化・非角化	色調	スティップリング	運動性	ヨード生体染色
付着歯肉	咀嚼粘膜	角化	ピンク色・半透明	あり	なし	陰性
歯槽粘膜	被覆粘膜	非角化	赤色・透明	なし	あり	陽性

5．歯肉結合組織（歯肉固有層）とは？

ヒト歯肉の結合組織は，歯肉固有層であり，細胞，線維性タンパク，細胞間基質，血管および神経から成っています．歯肉固有層の全容積のうち，細胞は8%，線維性タンパクは57%，その他が35%を占めています．細胞成分のうち最も多く見られるのは線維芽細胞であり，線維性タンパクの主なものはコラーゲン線維です．

6．歯槽上線維装置（歯槽上線維群）とは？

1 歯槽上線維装置の分類

歯肉結合組織中で，決まった方向に向かって一定の配列を示すコラーゲン線維の束を歯槽上線維装置といいます．歯槽上線維装置は，主に①歯-歯肉線維，②歯-骨膜線維，③歯槽-歯肉線維，④環状・半環状線維に分類されています（**図1-8**）．

2 歯槽上線維装置の役割

歯槽上線維装置は，①歯肉の形態を維持する，②歯の位置を固定する，③歯の矯正治療後の後戻りに関係する，④クリーピングアタッチメント*に関与する，などのはたらきがあります．

クリーピングアタッチメント：退縮した歯肉縁が徐々に歯冠側へ「這う」ように移動する現象をいう．

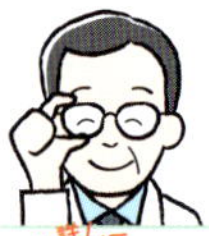

ちょっと詳しく！

歯肉固有層とは？

胃・腸管の表面を覆っている粘膜は，粘膜筋板（粘膜の筋肉）によって，粘膜側の固有層と筋層側の粘膜下組織に分けられる．しかし，口腔粘膜には粘膜筋板がないので，固有層と粘膜下組織とを区別することは難しい．それでも，頬粘膜や歯槽粘膜では太い血管や神経を含む脂肪組織や腺組織の層を粘膜下組織として，これらの組織を含まない固有層と区別できることがある．

特殊な構造の歯肉では，粘膜下組織は存在しない．歯肉上皮下の組織が骨膜と直接結合しており，粘膜性骨膜と呼ばれている．粘膜性骨膜があるため，歯肉は，骨と強固に結合することができる．つまり，歯肉結合組織は歯肉固有層のみから成っているので，両者は同じ意味で使われている．

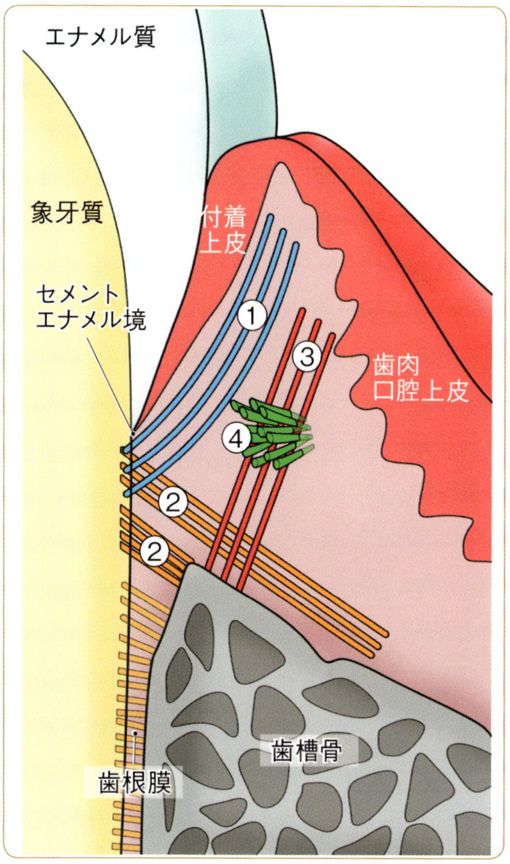

図 1-8　歯槽上線維装置
ヒト歯肉の頬舌的断面における歯槽上線維装置.
①歯－歯肉線維：歯根セメント質から歯肉頂に放射状に伸びている.
②歯－骨膜線維：歯根セメント質から歯槽骨頂を越えて，歯槽骨の骨膜にまで伸びている.
③歯槽－歯肉線維：歯槽骨頂から歯肉固有層へ放射状に走行する.
④環状・半環状線維：辺縁歯肉および歯間歯肉の線維で，歯を取り囲んでいる．歯間水平線維よりも歯冠側にある.

Q-5　大人の歯肉と子どもの歯肉の違いは？

A 子どもの歯肉は，角化が不十分で，線維もよく発達していません.

子どもの歯肉は角化が不十分で，歯肉固有層のコラーゲン線維もまだよく発達していません．このため，歯肉の透明性が高く，透き通っているように見えます．スティップリングは見られません．混合歯列期では歯肉粘膜と歯槽粘膜が混在します．また，感染が比較的多く見られる，などの特徴があります.

7. 歯肉の血管

歯肉への血液供給は，①歯槽骨の中隔（歯間中隔），②歯根膜，③口腔粘膜を通る血管から受けています.

歯肉固有層は血管に富んでおり，2つの異なる終末毛細血管ループ（輪）があります．1つは付着上皮に沿った内側面にあり，歯根膜からの枝が歯肉血管叢を形成します．もう1つは歯肉口腔上皮に沿った外側面（歯肉縁）にあり，骨膜上動脈の枝が歯肉口腔上皮直下を走行しています．臨床的に，健康な歯肉がピンク色に見えるのはこれらの毛細血管ループを透過して見ていることになるからです．これらの毛細血管ループは，歯肉炎の炎症の程度や持続期間に伴って太くなり数も増えます（**図 1-9**）.

付着上皮直下で歯肉血管叢を形成するのは，歯動脈（歯槽動脈）の枝で，歯根膜中で分岐吻合して歯肉に到達します．歯肉血管叢は，歯肉表面に対して垂直方向に走行する太い静脈性血管（直径約 35 μm）と，水平に走行する細い動脈性血管（直径約 7 μm）から成っています（p.29 **図 1-44** 参照）．この歯肉血管叢から，付着上皮の細胞間隙を通って歯肉溝滲出液が濾出します.

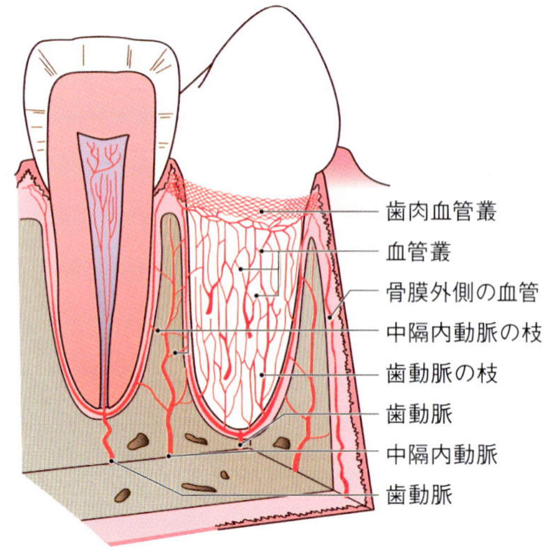

図1-9　歯肉血管叢模式図
歯周組織への血管供給は，歯動脈，中隔内動脈，および骨膜上動脈の３つの血管の枝から発する終末血管による．歯頸部を取り囲む細静脈が歯肉血管叢を形成している．（文献[3]を一部改変）

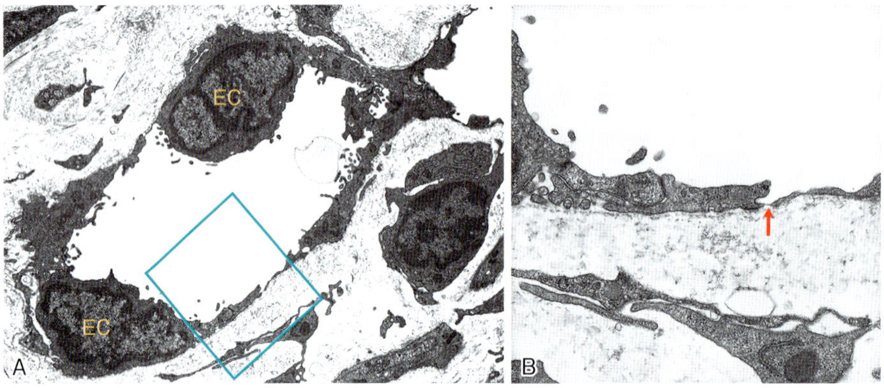

図1-10　有窓性毛細血管
付着上皮直下には多数の有窓性毛細血管があり，この血管から濾出した血液成分（歯肉溝滲出液）が付着上皮の細胞間隙を通って，歯肉溝に濾出してくる．
A：付着上皮直下の有窓性毛細血管の電子顕微鏡写真．毛細血管は，2つの内皮細胞（EC）によって構成されている．
B：Aの線で囲んだ枠の拡大像．↑は有窓部（隔膜）を示す．
（文献[1]より）

神経ペプチド：神経細胞に含まれているペプチド(2つ以上のアミノ酸がペプチド結合によってできた化合物)で，中枢および末梢神経に広く分布して，神経伝達物質，神経修飾物質として，また生理活性物質としてはたらく．サブスタンスPやカルシトニン遺伝子関連ペプチドなどが知られている．

滲出：炎症によって、血液成分が血管から出てくることを「滲出」といい，出てきた液を「滲出液」という．

濾出：炎症以外の原因によって、血液成分が血管から出てくることを「濾出」といい，出てきた液を「濾出液」という．濾出液を滲出液と比べると，タンパク質の量は少なく、比重も低い．

8．歯肉の神経

歯肉口腔上皮の結合組織乳頭における神経分布および終末形態は，他の口腔粘膜と同じです．しかし，歯肉溝上皮と付着上皮の結合組織には，歯肉口腔上皮で認められたような特殊な神経終末は見られません．上皮下の神経叢は数珠状を示す細い神経線維から構成されています．

この上皮下の神経叢から無数の神経線維が，歯肉溝上皮および付着上皮内に侵入しています．これらの上皮内神経線維のすべては，自由神経終末として終わっています．付着上皮内の神経終末から放出された神経ペプチド*が，歯肉の炎症に関わっているのではないかと考えられています．

9．歯肉溝滲出液とは？

1 歯肉溝滲出液はどこからくるのか？

歯肉溝滲出液は，歯肉血管叢の毛細血管から濾出*してきます．歯肉付着上皮直下の毛細血管には「窓」があります．つまり，内皮細胞と内皮細胞の間に隙間ができる有窓部（隔膜：「窓」）が見られ，これは有窓性毛細血管と呼ばれています（**図1-10**）．

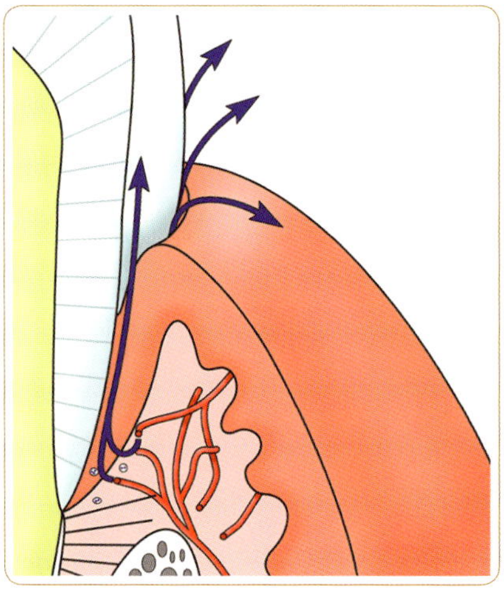

図1-11 歯肉溝滲出液のしみ出した経路を示す模式図

歯肉溝滲出液は歯肉血管叢の毛細血管から濾出し，歯肉付着上皮の細胞間隙を通って歯肉溝に出てくる．

表1-2 歯肉溝滲出液，唾液，血清中の免疫グロブリン（Ig）濃度（mg/mL）

	歯肉溝滲出液(歯肉炎)	唾液（混合）	血 清
IgG	12.4～12.9	0.014	12.5
IgA	1.8～2.6（血清型）	0.19（分泌型）	2.1（血清型）
IgM	1.1～1.8	0.002	1.3

（文献[30]より）

表1-3 歯肉溝滲出液と炎症

		液量（μL/1歯/1分）	pH
健常歯肉		0.05	6.9～8.7
炎症歯肉	軽 度	0.05～0.1	低くなる（酸性に）
	重 度	0.1～1.00	

（文献[30]より）

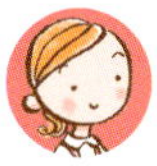

サイトカイン：リンパ球など炎症に関わる細胞によって作られるタンパク質．

炎症性メディエーター：炎症をコントロールして，その過程で特別な役割を果たす物質．ヒスタミン，プロスタグランジンなどがこれにあたる．

ターンオーバー：新しい細胞が古い細胞と交代して，常に変わらない組織の機能を保つしくみ．

「窓があいている」（隙間がある）ため，血液成分は簡単に血管の外に出ることができます．さらに，付着上皮の細胞間隙は広く拡大しているので，有窓部から濾出した血液の液状成分が細胞間隙を通過して，歯肉溝に出ることができるのです（**図1-11**）．出てきたこの血液成分は，血清が希釈されたもので歯肉溝滲出液といいます．

2 歯肉溝滲出液の成分

歯肉溝滲出液に含まれる免疫グロブリンの濃度からも，滲出液が血清由来であることがよくわかります（**表1-2**）．

3 歯肉溝滲出液と炎症

歯肉溝滲出液に含まれる成分は，歯周組織の代謝の影響を受け，炎症や細胞傷害の程度を反映します．歯周局所で産生される代謝産物，サイトカイン*，炎症性メディエーター*，酵素などの量を測定することによって，歯周疾患の病態を知ることができます．

歯肉に炎症があると，歯肉溝滲出液の量が増加します．健常歯肉では1歯1分間あたり0.05 μL以下ですが，炎症が進行し深いポケットが存在する場合は0.1～1.0 μLとなります．また，歯肉溝滲出液のpHは健常歯肉では，6.9～8.7ですが，炎症が進行した場合ではpHが低くなり，酸性に傾きます（**表1-3**）．

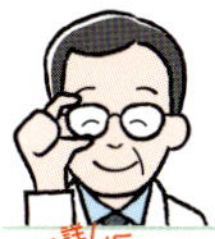

ちょっと詳しく

歯肉溝滲出液の構成成分

歯肉溝滲出液を構成する成分をまとめると**表1-4**のようになる．

液体成分の無機イオンのうち，Na^+もK^+も炎症に伴って増加する．構成成分の活性は，歯周疾患の病態と関連している．滲出液中には免疫グロブリン（IgG，IgM，血清型IgA）が存在し，血清とほぼ同量である．免疫グロブリンは，補体成分，特異抗体，炎症性物質（サイトカインやメディエーター）とともに免疫や炎症に深く関わっており，生体の基本的な防衛因子としてはたらいている．

歯肉溝滲出液の細胞成分で主なものは，好中球と上皮細胞である（**表1-4**）．上皮細胞は，ターンオーバー*によって剝離したものである．健常な歯肉の付着上皮でも，広い細胞間隙に多数の好中球が存在し，1分間に3万個も遊走しているといわれている．好中球は遊走能と貪食能によって細菌や毒素など異物の侵入を積極的に阻止しており，その数は炎症に伴って増加する（**図1-12**）．

表1-4　歯肉溝滲出液の構成成分

液体成分	無機イオン マトリックスメタロプロテアーゼ* システインプロテアーゼ* リン酸水解酵素 免疫グロブリン 補体成分 特異抗体 サイトカイン 炎症性メディエーター
細胞成分	好中球 剥離上皮細胞

（文献[30]より）

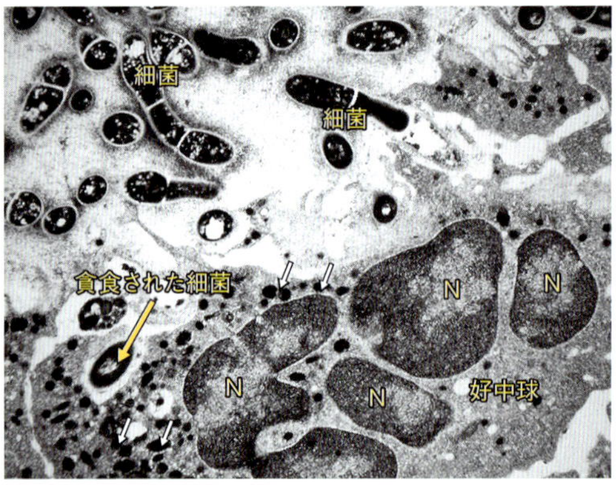

図1-12　好中球による貪食を示す電子顕微鏡写真
分葉核（N）をもつ好中球の中には，電子密度の高い（黒く見える）顆粒（白い矢印）が多数存在する．顆粒に含まれる分解酵素によって貪食した細菌を消化する．（文献[4]より）

マトリックスメタロプロテアーゼ：タンパク性の細胞外基質を分解する酵素で，その活性部位に亜鉛などの金属を含むもの

システインプロテアーゼ：カテプシンなど細胞内タンパクの代謝に関連する細胞外マトリックス分解酵素

Q-6　プラークフリーゾーンはなぜできて何を意味するの？

A　プラークフリーゾーンは，上皮が歯と接着していた部分を示します．

抜去歯をトルイジンブルーを含む染色液で染めてみると，歯根膜や歯に付着したプラークは青く染め出されますが，プラークと歯根膜の間に約1mmの染色されない帯状の部分が見られます．この部分をプラークフリーゾーンといいます．これは，上皮が歯と接着していた部分であり，歯肉溝滲出液が滲み出した通路も一部含まれていると考えられています．

歯肉溝滲出液がしみ出した通路は，染め出し液を用いて臨床的にも肉眼で観察できます．プラークフリーゾーンの部分を顕微鏡で精査したその後の研究によって，この部分に細菌が存在することが明らかにされています．

要するに，プラークフリーゾーンは歯肉上皮が歯と接着していた部分であり，抜去歯においては，歯肉縁下プラークコントロールを評価する際の指標となりえます．臨床的には，染め出し液によって，プラークフリーゾーンが観察できれば，歯肉溝滲出液が十分しみ出しており，歯肉が健常であると評価できます．

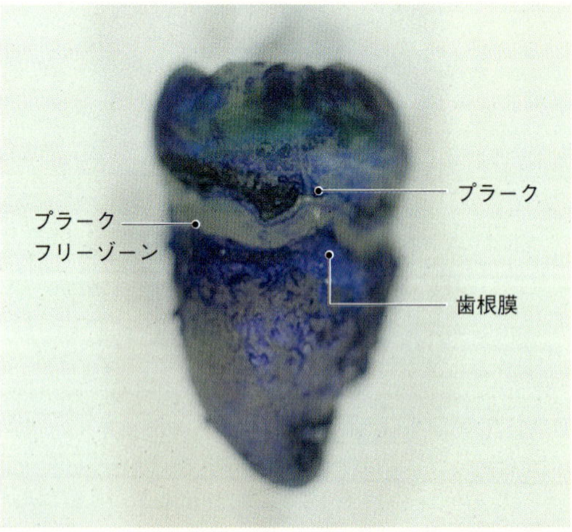

図1-13　プラークフリーゾーン（抜去歯）
トルイジンブルー染色液によって青く染色されたプラークと歯根膜の間に，白っぽく見える約1mmの染色されない帯状の部分をプラークフリーゾーンという．（文献[4]より）

ちょっと詳しく！ ディフェンシン

近年，ディフェンシンという抗菌ペプチドが注目されている．ディフェンシンは，ウイルスの感染を防ぐはたらきがあるといわれているが，歯肉にも発現する．ディフェンシンには，α-，β-，θ-の3種類が知られている．歯肉溝滲出液や付着上皮には，好中球由来のα-ディフェンシンが検出される．歯肉炎の歯肉には，上皮細胞に由来するβ-ディフェンシンが発現する．このことから，ディフェンシンは，口腔感染の予防のための防御機構に関係があると考えられている．

歯肉にはどのような機能があるの？

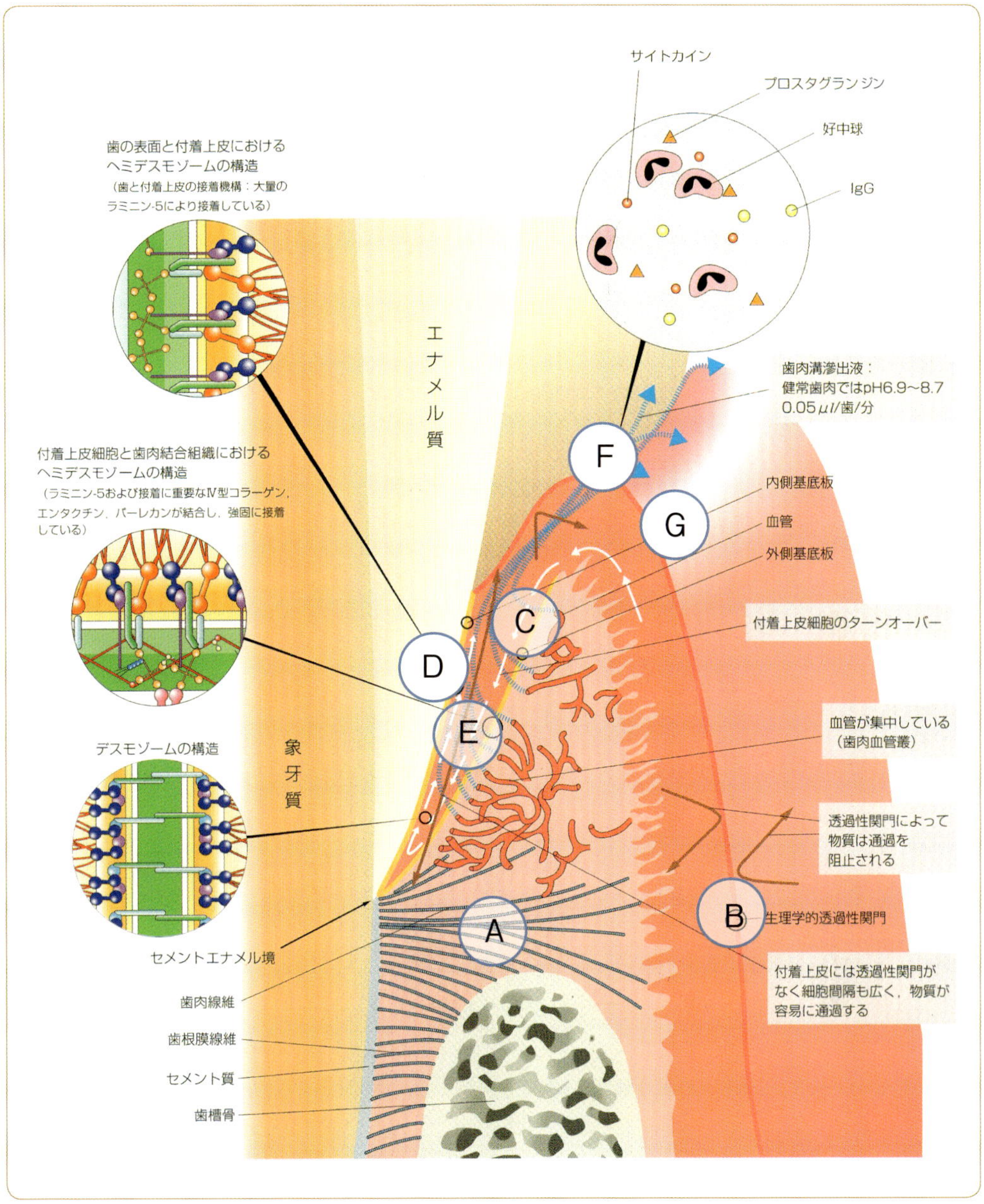

図1-14 歯肉の機能を示す模式図
A：歯の位置の固定
B：防御機構（生理学的透過性関門）
C：恒常性維持（高いターンオーバー）
D：歯との接着機構（粘膜表面のシール，基底板の形成）
E：非分化状態の維持（非角化）
F：白血球遊走のための通路（拡大した細胞間隙）
G：機械的圧力から歯肉組織を守る保護機構
（文献[6]より）

歯肉の主な機能は，①歯の位置の固定，②防御機構（生理学的透過性関門），③恒常性維持（高いターンオーバー率），④歯との接着機構（粘膜表面のシール，基底板の形成），⑤非分化状態の維持（非角化），⑥白血球遊走のための通路（拡大した細胞間隙），および⑦機械的圧力から歯肉組織を守る保護機構，です．

1．歯の位置の固定（歯の位置的安定性の維持）

歯槽上線維装置が，歯の位置を歯槽内に固定し安定的に維持しています．歯槽上線維装置のコラーゲンのターンオーバーは，歯根膜コラーゲンよりも約5倍遅いのが特徴です．これによって，歯槽上線維装置は歯肉を歯に固定し，歯肉の形態を維持する役目を果たしています．

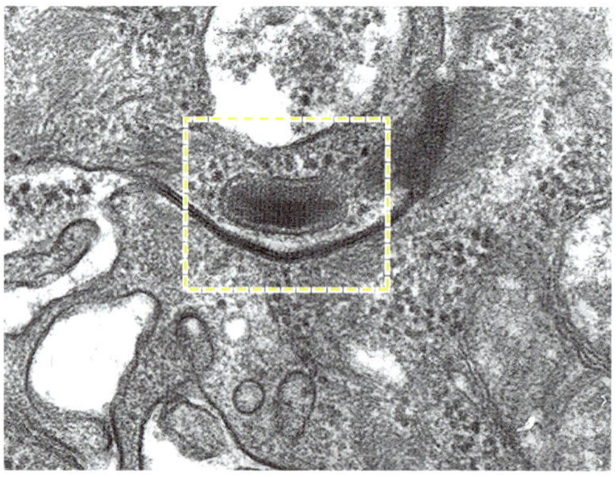

図1-15　有棘細胞内のMCG (membrane coating granule) の電子顕微鏡像

MCGは限界膜で囲まれた小体として観察され，小体内の層状構造が特徴である．(文献[4]より)

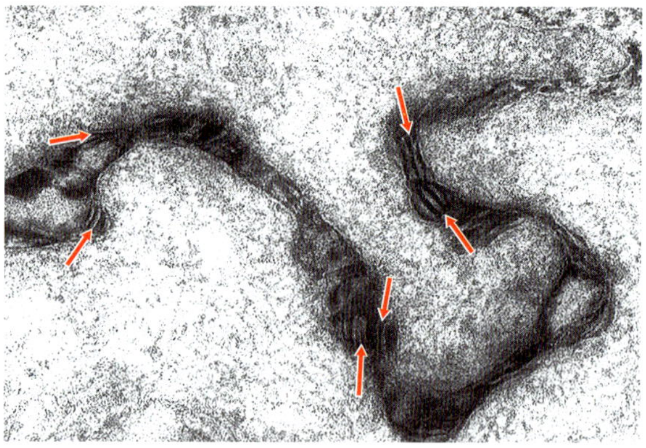

図1-16　細胞間隙に放出されたMCG (ランタン浸漬法)

トレーサーとしてランタンを用いてMCGを観察すると，細胞間隙の層状構造物 (セラミド) は明暗が逆になって観察される (→)．(文献[4]より)

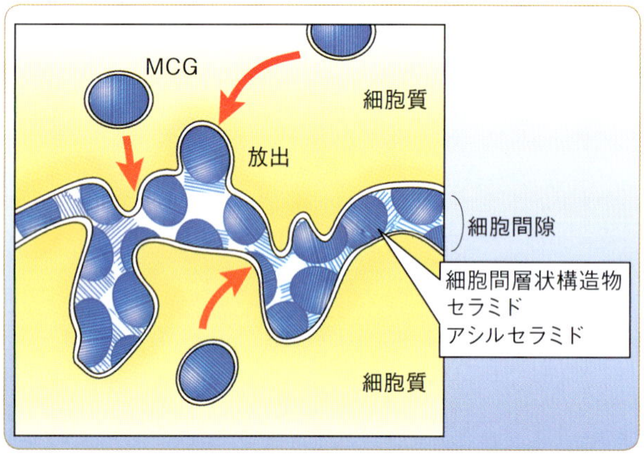

図1-17　MCG (セラミド) の機能を示す模式図

細胞をバスルームのタイルにたとえると，細胞間隙に放出されたMCG (セラミド) がちょうどタイルとタイルの間を埋める目地 (セメント) のような役目を果たすので，物質の細胞間輸送に対するバリアとしてはたらく．(文献[4,6]より)

2．防御機構 (生理学的透過性関門)

1 歯肉口腔上皮の透過性関門

スフィンゴ脂質：細胞膜にある複合脂質

歯肉口腔上皮の有棘細胞内には，小さな顆粒 (membrane coating granule，略してMCG) が存在し，顆粒層上部の細胞間隙に出されています．MCGは直径約250 nmの大きさで，内部に層状構造をもっています (そのため層状小体ともいいます) (**図1-15**)．つまり，細胞の外に出されたMCG (厳密にはMCGに含まれているセラミドというスフィンゴ脂質*) が細胞と細胞の間を埋めている状態です (**図1-16**)．細胞をバスルームのタイルにたとえると，MCG (セラミド) がちょうどタイルとタイルの間を埋める目地 (セメント) のような役目を果たすので，物質が細胞と細胞の間を通過するのを妨げる障壁 (バリア) としてはたらきます．これが，歯肉口腔上皮における防御機構 (生理学的透過性関門) であり，同じ機構は皮膚や口腔粘膜上皮にも存在します (**図1-17**)．

このために，私たちが風呂に入っても，プールで泳いでも，お湯や水が皮膚を通過して身体の中に入ってくることはありません．口に水を含んでも，水が口腔粘膜を通して入ってくることもありません．このようなバリア (透過性関門) 機構があるために，水だけでなく外部からの細菌や毒素も生体内へ侵入できないし，また内部の体液が外に漏れて出ることもないのです．

なお，非角化上皮の生理学的透過性関門の機能効率は，角化上皮に比べて一般に低いことが知られています．

2 付着上皮の防御機構

歯と接着している付着上皮には，角化している歯肉口腔上皮と同様の防御機構が備わっているのでしょうか？

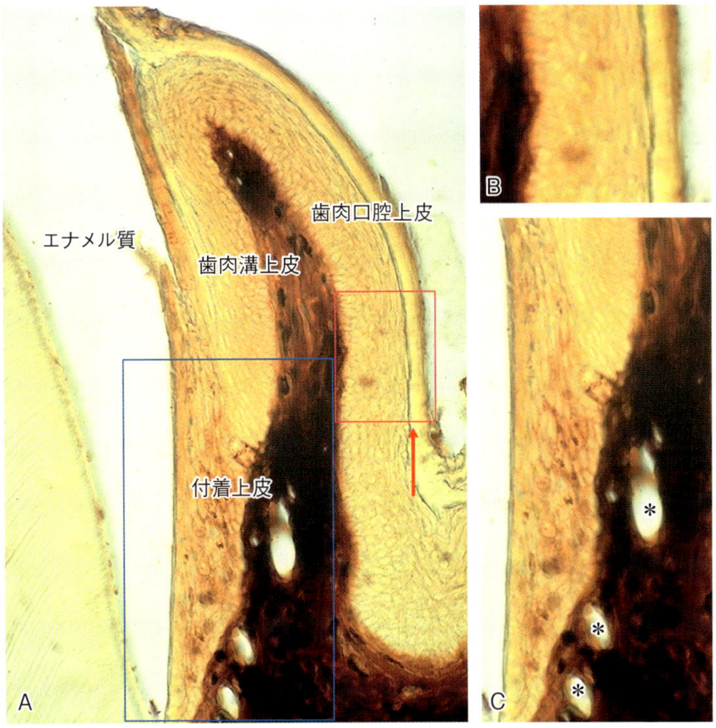

図1-18　歯肉上皮の透過性（ペルオキシダーゼ標識法）
図Bは図Aの赤い線で囲んだ枠の拡大を示す．
図Cは図Aの青い線で囲んだ枠の拡大である．
血管内に注入されたトレーサーは呈色反応によって褐色に見え，歯肉固有層で強く反応している．歯肉上皮の中では，付着上皮（JE）の細胞間隙にトレーサーがよく浸透し，歯肉溝に出ているのがわかる．付着上皮直下の固有層には血管（＊）が認められる．歯肉溝上皮および歯肉口腔上皮の細胞間隙にもペルオキシダーゼが浸透しているが，顆粒層上部で浸透が止まっている（図Aの赤い↑）．この部位に透過性関門が存在し，これより表層にはトレーサーは浸透していかない．歯肉溝上皮および口腔上皮の最外層にも強い呈色反応が見られるが，付着上皮を通過したトレーサーが歯肉溝，歯肉頂を経て歯肉口腔上皮の表面にまで達したためである．
（文献[1]より）

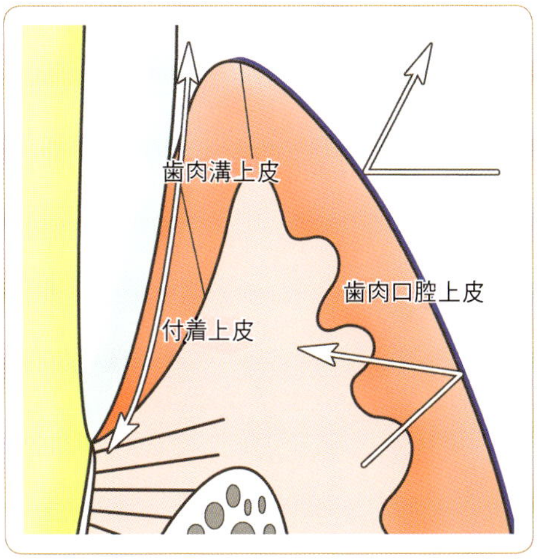

図1-19　歯肉上皮の透過性関門を示す模式図
歯肉口腔上皮には透過性関門があるが，付着上皮にはこの防御機構がないため，物質が容易に通過できる構造となっている．
（文献[4,6]より）

デスモゾーム：接着斑ともいう．細胞と細胞を「ボタン」のように機械的に結合させるはたらきがある．

付着上皮の透過性を調べるために，ペルオキシダーゼ（西洋ワサビ）をトレーサー（追跡の目印）として観察すると，血管内に注入されたトレーサーは付着上皮の細胞間隙に浸透しているのがわかります（**図1-18-A, C**）．付着上皮の細胞間隙を通過したトレーサーは，歯肉溝，歯肉頂を経て歯肉口腔上皮の表面にまで達します．

一方，歯肉口腔上皮では顆粒層上部に透過性関門が存在し，これより表層にはトレーサーは浸透していきません（**図1-18-A, B**）．このことは，歯肉口腔上皮には透過性関門があっても付着上皮には関門機能はない，ことを意味しています．

付着上皮では，その細胞間隙が著しく広くなっていることがその理由の一つです．事実，付着上皮の細胞間隙は歯肉口腔上皮のそれの約2.5倍も広いのです．付着上皮の細胞間隙が広いのは，細胞と細胞を機械的に結合しているデスモゾーム*の数が少ない（歯肉口腔上皮の1/5しかない）からです．

このように，付着上皮の細胞間隙を物質が容易に通過できるので，歯肉溝滲出液が歯肉溝に出てくることになります．同時に，プラーク由来の細菌の毒素もまた付着上皮細胞の間を容易に通過できます（**図1-11**参照）．

つまり，歯肉口腔上皮には透過性関門による防御機能がありますが，付着上皮にはありません．このため，歯肉溝滲出液が付着上皮の細胞間を通過して歯肉溝に濾出できるし，細菌由来の起炎性物質も簡単に付着上皮細胞の間に入ることができるのです（**図1-19**）．

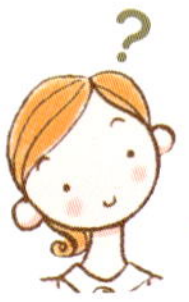

Q-7 コルは歯肉炎の好発部位なの？

A コル部は，プラークがつきやすく，炎症が多発する傾向があります．

歯間乳頭の間に存在し，隣接した歯の接触部より根尖方向にある鞍状形の歯間歯肉を鞍部（コル）といいます．その外形は緩んだテントの屋根に似ていて，舌側と頬側に頂部があり，その間が陥没しています（**図1-20**）．コル部の上皮は付着上皮と同じ構造です．

コル部が形態学的に見て，歯周疾患に罹患しやすいという特別な根拠はないという考えもあります．しかし，付着上皮には十分な防御機構が具備されていないので，へこんだ形態はプラーク，食物残渣が沈着しやすいといえます．このため，コル部では歯肉炎が多発する傾向があり，臨床的意義は大きいと考えるべきです．

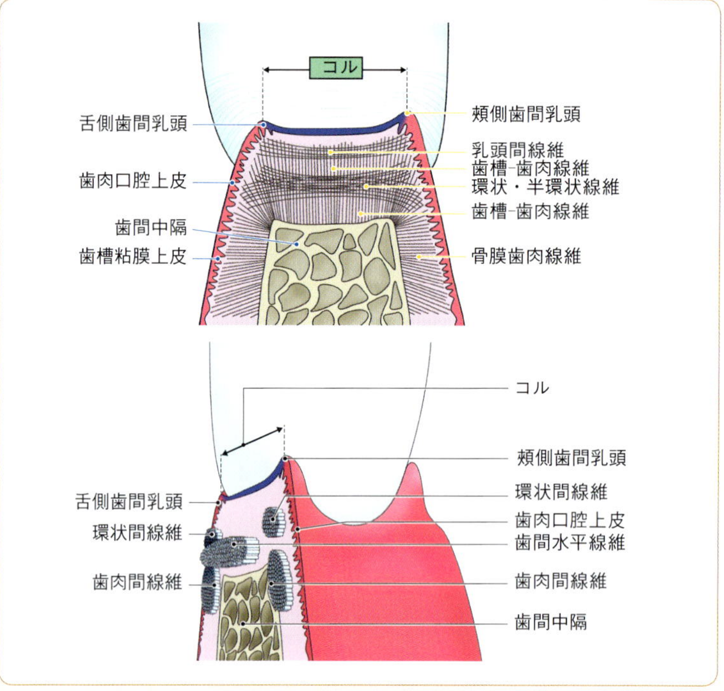

図1-20　コルを示す模式図

歯間乳頭の間に存在し，隣接した歯の接触部より根尖方向にある鞍状形の歯間歯肉を鞍部（コル）という．その外形は緩んだテントの屋根に似ていて，舌側と頬側に頂部があり，その間が陥没している．（上図は，文献[3]を一部改変）

3. 恒常性維持（高いターンオーバー）

他の組織と同様，歯肉上皮も新しい細胞が古い細胞に置き換わって，バランスを保ちながら常に変わらない歯肉の機能を果たしています．ターンオーバーとは，若い新しい細胞によって組織が生まれ変わる代謝サイクルのことをいいます．皮膚でいうと，表皮の細胞が基底細胞から表面へ押し出され角質層から剥がれ落ちるまでのサイクルです．歯肉頂より外側に位置して存在する歯肉口腔上皮の場合も，基底細胞が角化現象に伴って変化し表層から脱落します．この代謝サイクルに必要な時間をターンオーバー時間といい，皮膚では約28日で，歯肉口腔上皮では通常9～12日といわれています．

単純に細胞分裂活性だけを比べても，付着上皮のターンオーバー時間は4～6日で，歯肉口腔上皮よりも約2倍速く，さらに，上皮表面に対する基底膜の比率を考慮に入れると，付着上皮の代謝は歯肉口腔上皮の50倍から100倍も高いことになります（**図1-21**）．

要約すると，「付着上皮は非常に早いサイクルで，常に新しい細胞によって置き換わっている（ターンオーバー）」ということです（**図1-23**）．

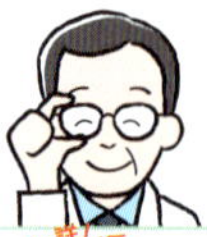

ちょっと詳しく！ 付着上皮はどこからくるのか？

付着上皮は歯の発生に伴って作られる組織である．もともとは歯胚のエナメル芽細胞に由来する上皮で，エナメル質の形成が終了した後に縮合エナメル上皮となる．この縮合エナメル上皮は歯の萌出時に口腔上皮と癒合して付着上皮（一次付着上皮）が形成される．

歯が萌出した後は，口腔上皮の細胞が分裂し，遊走して付着上皮（二次付着上皮）となり，常に新しい細胞に置き換わっている．

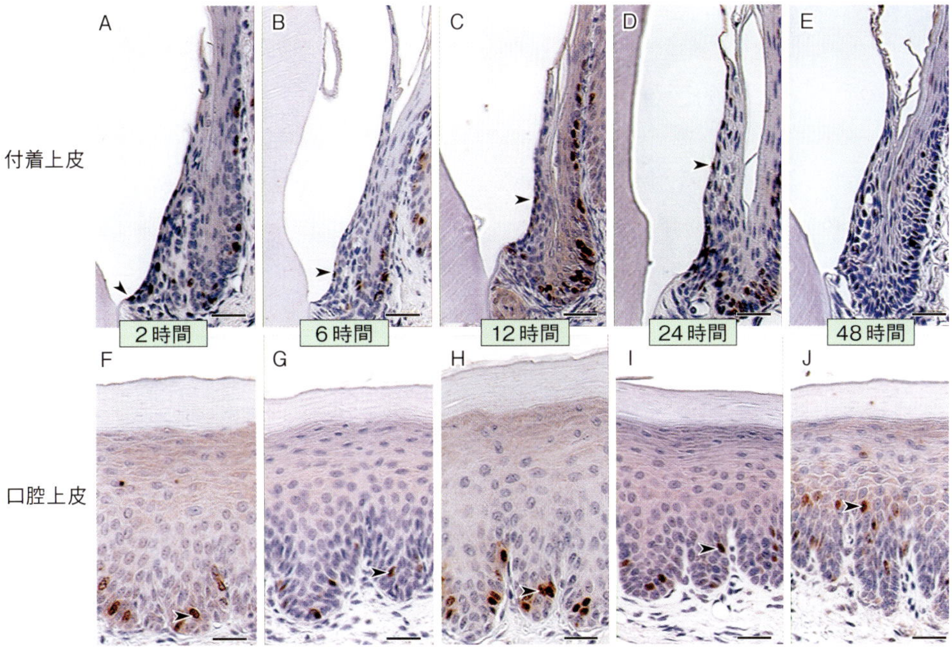

図1-21 付着上皮のターンオーバー（臭素化デオキシウリジン）

チミジンの類似体である臭素化デオキシウリジンは，チミンの代わりにDNA中に取り込まれるので，細胞増殖の指標としてしばしば使用されている．この臭素化デオキシウリジンをマウス腹腔内に投与して，付着上皮および歯肉口腔上皮における標識細胞の変化を2～48時間にわたって観察した．上段は付着上皮のターンオーバー，下段は歯肉口腔上皮のターンオーバーを示す．臭素化デオキシウリジン投与後2時間，6時間，12時間，24時間，48時間の標識細胞を観察した．付着上皮では臭素化デオキシウリジン投与2時間後にセメントエナメル境付近で観察された標識細胞が48時間後では観察されず，歯肉溝に脱落していた．これに対し，口腔上皮での標識細胞は2時間後では基底細胞層に認められ，48時間後でもなお有棘細胞層に観察された．これは，歯肉口腔上皮に比べ，付着上皮のターンオーバーが極めて高いことを意味している．（文献[4]より）

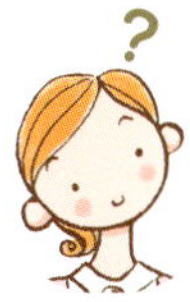

Q-8 付着上皮と歯の接着の臨床的意味は？

A 付着上皮が歯と接着することによって細菌の侵入を許さないことです．

歯肉に近接する歯面にはプラーク（バイオフィルム）が時には大量に形成されます．歯肉は常に口腔細菌の攻撃を受けているといえます．このため，歯と上皮の間から細菌や毒素の侵入を許さない局所防御機構は重要です．歯肉付着上皮が接着タンパクによって歯と接着し，そのシール機能を発揮して，内部環境を守っていると考えられます．また，付着上皮の早い細胞交代によって，その恒常性および防御機構が保持されています．付着上皮細胞が歯の表面を移動するためにも，接着タンパク（ラミニン-5とインテグリンβ_4）が発現することは重要な意味があるのです（**図1-22**）．

付着上皮と歯の接着の臨床的意味は，①緊密な接着によって内部環境と外部環境をシール（密封）する，②付着上皮の早いターンオーバーによって常に新しい細胞に置き換わり，防御の役目を果たしていることです．

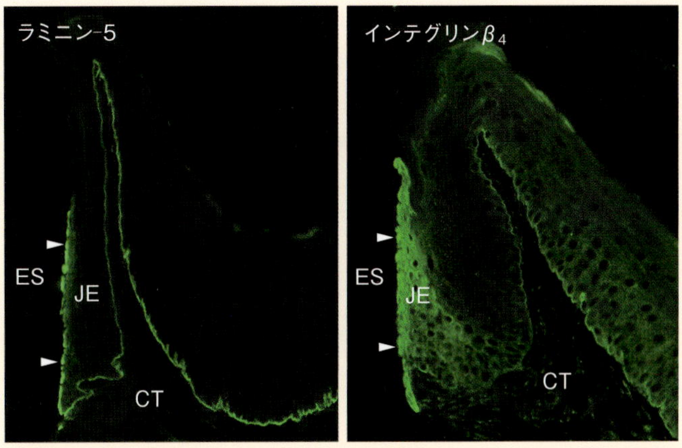

図1-22 歯肉上皮におけるラミニン-5とインテグリンβ_4の発現を示す蛍光顕微鏡写真

付着上皮（JE）がエナメル質（ES）と接する内側基底板において，ラミニン-5は強く発現している（矢尻印）．結合組織（CT）と上皮との間の外側基底板にも陽性反応は見られるが，内側基底板よりも発現は弱い．インテグリンβ_4の陽性反応も付着上皮の細胞内に認められ，特にエナメル質と接する細胞に強く発現している（矢尻印）．外側基底板の部にも陽性反応は観察される．（文献[4]より）

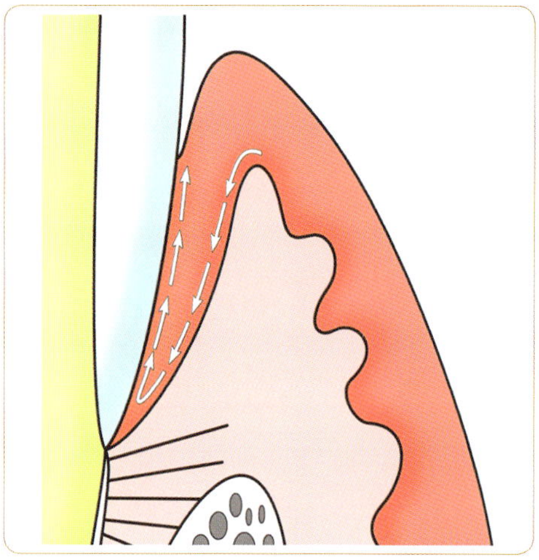

図 1-23　付着上皮のターンオーバーを示す模式図
歯が萌出した後，付着上皮は歯肉口腔上皮からの細胞の遊走によって常に新しい細胞に置き換わっている．(文献[1, 4, 6] より)

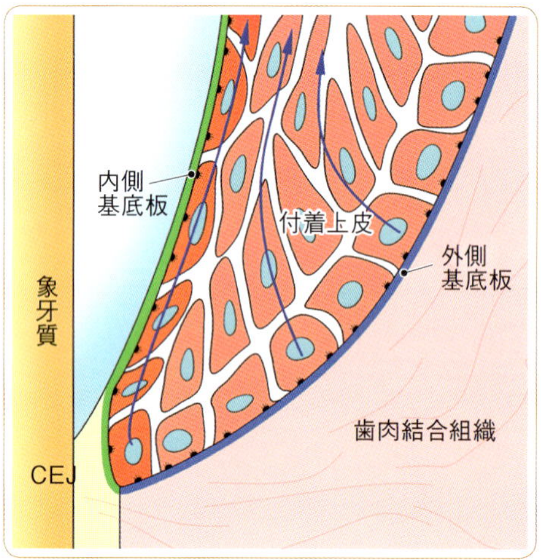

図 1-24　内側基底板と外側基底板を示す模式図
付着上皮の一側は歯と，そして他側は歯肉結合組織と接着している．付着上皮と歯または歯肉結合組織の間にヘミデスモゾームと基底板が介在する．付着上皮と歯のエナメル質の間に存在する基底板を「内側基底板」(緑線) といい，付着上皮と歯肉結合組織との間に存在する基底板を「外側基底板」(青線) と呼んでいる．(文献[1, 4, 6] を一部改変)

4. 歯と付着上皮・歯肉結合組織の接着機構

付着上皮の一側は歯のエナメル質と，そして他側は歯肉結合組織とくっついています．上皮と歯，上皮と歯肉結合組織，それぞれの間に介在するのがヘミデスモゾームと基底板です．付着上皮と歯のエナメル質の間に存在する基底板は「内側基底板」と呼ばれ，付着上皮と歯肉結合組織との間に存在する基底板は「外側基底板」と呼ばれています (**図 1-24**)．内側基底板と外側基底板という2つの基底板をもっているのはからだの中で唯一，歯肉の付着上皮だけです．

1 外側基底板

(1) 外側基底板の構造

基底板は，上皮細胞と結合組織を分ける薄い膜であり，細胞外マトリックスからできています．電子顕微鏡的に，基底板は緻密板と透明板とから構成されています．緻密板は，上皮細胞の基底側細胞膜と並行に走る約 50 nm の電子密度の高い層で，微細な顆粒状または線維状の物質から成っています．緻密板と細胞膜との間には，幅約 45 nm の明るい透明板が存在します (**図 1-25-A, B**)．

(2) 外側基底板の構成成分

外側基底板の構成成分は，ラミニン，Ⅳ型コラーゲン*，パーレカン*，およびエンタクチン*(ニドゲン) であり，それぞれの間で特異的相互作用をもっています (**図 1-25-C**)．

2 ヘミデスモゾーム

(1) ヘミデスモゾームの構造

ヘミデスモゾームは，デスモゾームの構造の半分の形をしており，ヘミデスモゾームもデス

Ⅳ型コラーゲン：基底板を構成するコラーゲン．

パーレカン：パーレカンは，基底板に含まれるヘパラン硫酸プロテオグリカンであり，Ⅳ型コラーゲン，ラミニンと結合する．

エンタクチン (ニドゲン)：基底板を構成するタンパクで，ラミニンと結合する．

デンスプラーク：アタッチメントプラークともいう．デスモゾームおよびヘミデスモゾームの構造の一部である．細胞膜の内側で，中間径フィラメントが集まって，電子顕微鏡で見ると電子密度が高く，一般に黒く見える部位をいう．

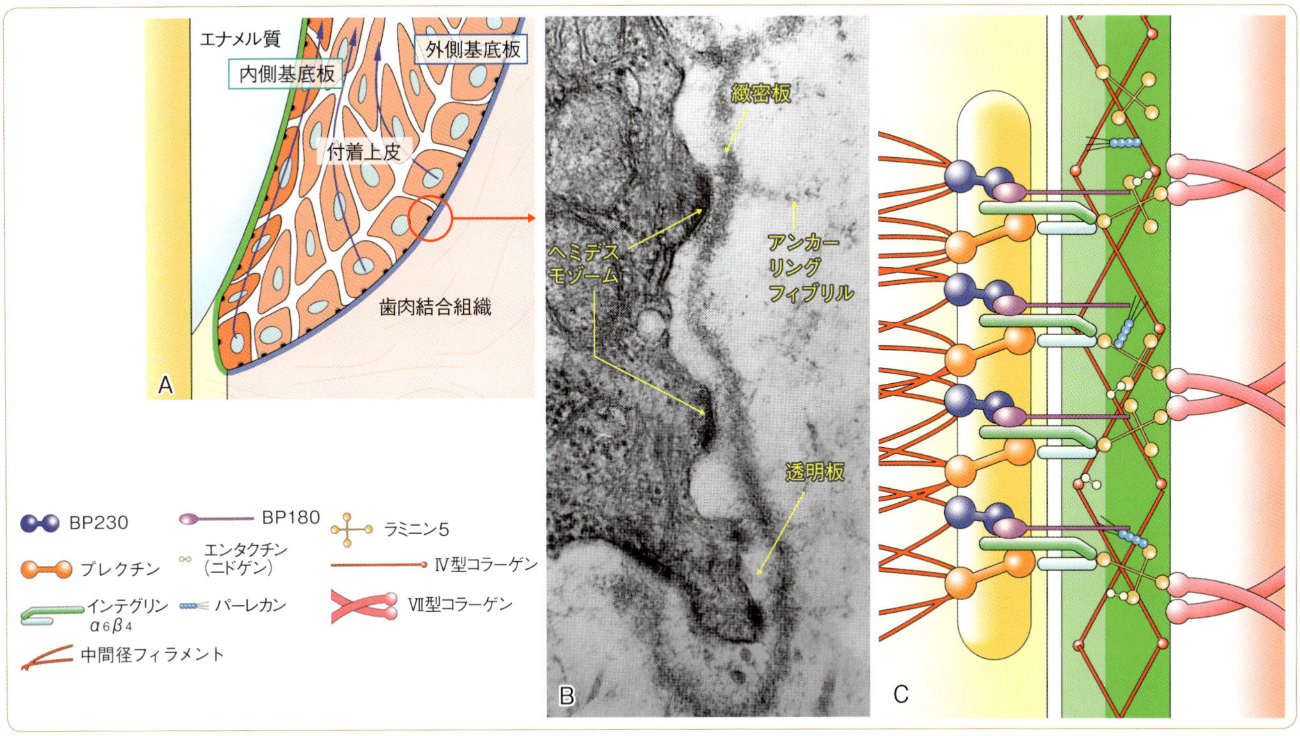

図 1-25　外側基底板とヘミデスモゾームの構成成分

A：基底板は，基底細胞を結合組織から隔てる細胞外マトリックスの薄い膜である．B：電子顕微鏡的には約 50nm の緻密板と約 45nm の透明板とに分けられる．

C：拡大模式図．外側基底板の構成成分は，ラミニン，Ⅳ型コラーゲン，パーレカンおよびエンタクチン（またはニドゲン）である．ラミニンは，パーレカンやエンタクチンを介してⅣ型コラーゲンと結合することによって，強固な基底膜を形成し，上皮細胞としっかり接着している．（文献[4, 6, 8] を一部改変）

モゾームも形態学的にはよく似ています．ヘミデスモゾームの細胞質表面には，電子密度の高いデンスプラーク*が形成されています．デスモゾーム（p.28 **図 1-41** 参照）が上皮細胞と上皮細胞とを機械的に結合しているのに対し，ヘミデスモゾームは上皮細胞とその直下に存在する基底膜（特殊な細胞外マトリックス）とをつないでいます（**図 1-25-A, B**）．

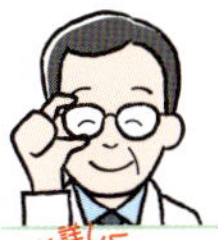

ちょっと詳しく！ 基底板と基底膜

「基底板」は，約 100nm（0.1μm）の薄い膜で細胞外マトリックスからできていて，電子顕微鏡的には緻密板と透明板とを区別できる．

一方，「基底膜」といわれている構造物は，特殊染色を施し光学顕微鏡で観察すると，緻密板も透明板も電子顕微鏡で見たときよりも厚い構造物として認められる．これは，基底膜には上皮下にあるコラーゲンの一部が含まれ，基底膜の染色に反応したためでる．

簡単にいえば，「基底膜」＝「基底板」＋「上皮下コラーゲン」，ということになる．

ちょっと詳しく！ ラミニン

ラミニンは，基底板に存在する接着性の糖タンパク質である．分子量は，約 80 万～100 万と非常に大きい．構造は十字架の形をしており，上皮細胞の接着を促進するはたらきがある（**図 1-26**）．

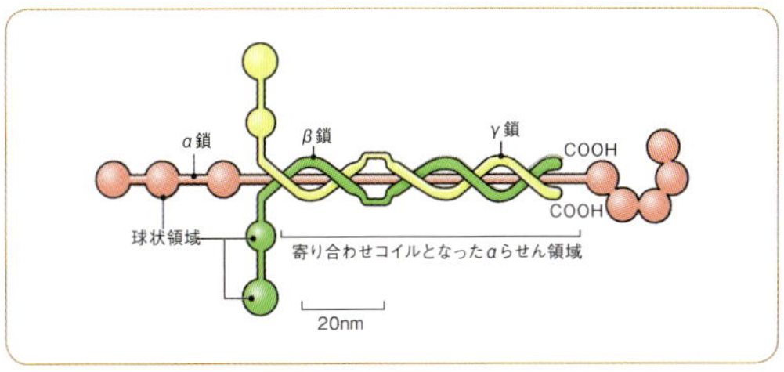

図 1-26　ラミニンの分子構造を示す模式図

基底板に特異的に存在するラミニンは十字架の形をしており，分子量約 1,000kDa の巨大な接着性糖タンパク質である．ラミニンのサブユニットはラミニン-1 からラミニン-12 までの 12 種類のラミニン分子が存在する．このうち，外側基底板に存在するのはラミニン-1，-5，-6 および -10 の 4 つである．しかし，内側基底板に存在するのはラミニン-5 だけである．（文献[7] を一部改変）

(2) ヘミデスモゾームの構成成分

ヘミデスモゾームの構成成分は，膜貫通性の接着性タンパクであるインテグリン$\alpha_6\beta_4$，水疱性類天疱瘡抗原*180（BP180），水疱性類天疱瘡抗原230（BP230），プレクチン*，中間径フィラメント*です．

インテグリン$\alpha_6\beta_4$は，細胞膜を貫通して，ヘミデスモゾームの反対側の透明板と連続しています．インテグリン$\alpha_6\beta_4$は，基底板を構成するラミニン-5およびBP180と特異的に結合します．BP230およびプレクチンは，ヘミデスモゾームの細胞質表面にあるデンスプラークを形成し，このプラークには中間径フィラメントが関連タンパク（サイトケラチン5および14）に巻き付いて付着しています（**図1-25-C**）．

水疱性類天疱瘡抗原：自己免疫疾患で水疱を形成する類天疱瘡（bullous pemphigoid：BP）の標的抗原で，表皮基底細胞と基底膜を結合するヘミデスモゾームに存在する．分子量が180kDaのもの（BP180）と230kDa（BP230）のものがある．

プレクチン（plectin）：中間径フィラメント同士，中間径フィラメントと微小管，中間径フィラメントとミオシンフィラメント，それぞれの間を架橋するタンパクである．

中間径フィラメント（intermediate filament）：細胞骨格を構成する直径10nmの細胞内フィラメント．ケラチンフィラメント，ニューロフィラメント，デスミン，ビメンチンなどがある．

3 内側基底板

(1) 内側基底板の構造

付着上皮と歯との結合は，歯の表面には結合組織は存在しないため，内側基底板の構成成分は外側基底板のそれとは異なります．電子顕微鏡で観察すると，付着上皮と歯との間にはヘミデスモゾームと内側基底板が存在します．しかし，ヘミデスモゾームのデンスプラークは，結合組織との付着部におけるデンスプラークと比較すると，やや電子密度が低くなっています．基底板のうち，緻密板は明瞭ですが，その直下にはアンカーリングフィブリルは存在しません．透明板は，部分的に認められますが，全体的に不明瞭で，アンカーリングフィラメントも見られません（**図1-28**）．

(2) 内側基底板の構成成分

内側基底板には，Ⅳ型コラーゲンやパーレカンなどが存在しません．さらに，通常の上皮の基底膜にはさまざまなタイプのラミニンサブユニット（ラミニン-1，-5，-6および-10の4つ）が存在しますが，付着上皮の内側基底板ではこれら種々のタイプのサブユニットは存在せず，唯一ラミニン-5のみが存在します．

ラミニン-5のほか，インテグリン，BP230も存在しますが，Ⅳ型コラーゲン，Ⅶ型コラーゲン，ラミニン-1，パーレカン，エンタクチンは存在しません．このことが，外側基底板と内側基底板の構成成分の大きな違いです（**表1-5**）．

ちょっと詳しく！
インテグリン（integrin）

インテグリンは，αとβの2つの膜貫通性糖タンパクのサブユニットが1：1で静電気的に結合しているタンパク質である．インテグリンは，細胞接着性タンパクに対する細胞膜上のレセプタータンパクで，細胞外マトリックスや細胞表面の受容体に結合するサイトカインなどの情報伝達物質と結合する．αサブユニットとβサブユニットの組み合わせによって22種類のインテグリン分子種が知られている．このうち，内側基底板にのみ存在するラミニン-5と特異的に結合するインテグリンは，$\alpha_6\beta_4$と$\alpha_3\beta_1$である（**図1-27**）．

ちょっと詳しく！
接着性タンパク（ラミニン-5やインテグリン$\alpha_6\beta_4$）はどこで作られるのか？

ラミニン-5もインテグリン$\alpha_6\beta_4$も，上皮細胞によって作られる．分泌性で調節性タンパクであるラミニン-5は，不規則なリングを形成し，主として基底側の細胞質と細胞の外に局在している．一方，非調節性で膜貫通性タンパクであるインテグリンは，基底側細胞膜の中に存在している．

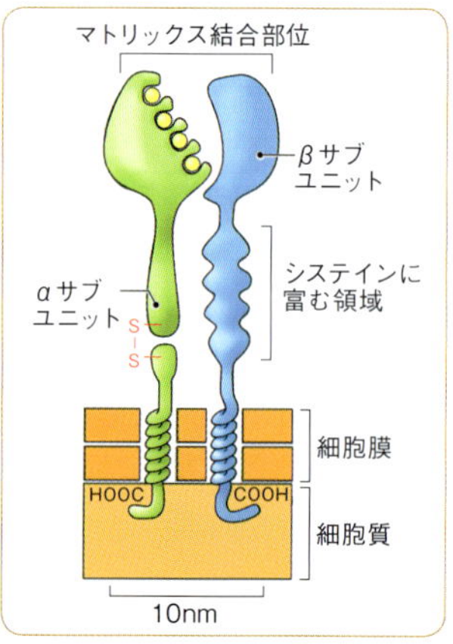

図1-27　インテグリンの分子構造を示す模式図
（文献[7]を一部改変）

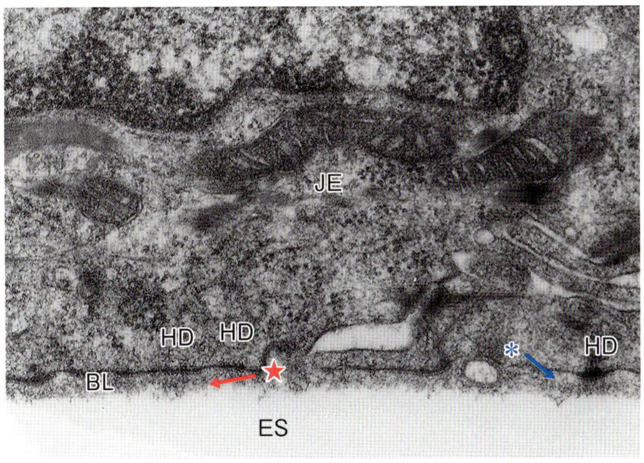

図1-28　内側基底板とヘミデスモゾームを示す電子顕微鏡写真

付着上皮（JE）とエナメル質（ES）との間にはヘミデスモゾーム（HD）と内側基底板（BL）が存在するものの，ヘミデスモゾームのデンスプラークは，結合組織との付着部におけるデンスプラークと比較すると，やや電子密度が低くなっている．内側基底板のうち，緻密板は明瞭であるものの（★），その直下にはアンカーリングフィブリル*は存在しない．透明板は部分的に認められるが（*），全体的に不明瞭で，明らかなアンカーリングフィラメント*も見られない．（文献[4, 6]より）

アンカーリングフィブリル：電子顕微鏡によって観察できる線維性の構造物で，基底板の中の緻密板から結合組織側に伸びる小線維をいう．その構成成分は，Ⅶ型コラーゲンである．

アンカーリングフィラメント：ヘミデスモゾームの部位で，基底板の緻密板とヘミデスモゾームの細胞膜との間を結ぶ微細線維で，電子顕微鏡によって観察できる．構成成分は，インテグリンと水疱性類天疱瘡抗原である．

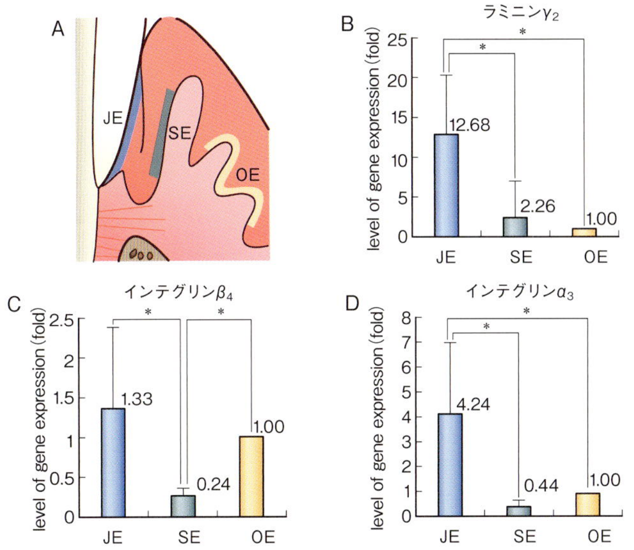

図1-29　ラミニン，インテグリンの発現率

A：試料採取部位を示す模式図．

付着上皮（JE），歯肉溝上皮（SE），歯肉口腔上皮（OE）の3カ所におけるラミニンγ_2（ラミニン-5のサブユニット）（B），インテグリンβ_4（C），インテグリンα_3（D）のmRNA発現レベルを比較した．

歯肉口腔上皮の外側基底板と比較すると，付着上皮の内側基底板におけるラミニンの発現は約12倍，インテグリンα_3は約4倍も高いレベルであった．（文献[4, 8]より）

表1-5　内側基底板と外側基底板の構成成分の違い

	内側基底板	外側基底板
ラミニン-5	○	○
インテグリン	○	○
BP230	○	○
ラミニン-1	×	○
Ⅳ型コラーゲン	×	○
Ⅶ型コラーゲン	×	○
パーレカン	×	○
エンタクチン	×	○

4 付着上皮の内側基底板には大量のラミニンが発現している

付着上皮の内側基底板には，Ⅳ型コラーゲン，Ⅶ型コラーゲン，ラミニン-1，パーレカン，エンタクチンなど接着に重要な成分が欠如しているのにもかかわらず，歯と接着できるのは大量のラミニン-5が（口腔上皮の基底板よりも約12倍高く）発現しているからです（**図1-29**）．Ⅳ型コラーゲンなどの不足を補って，ラミニン-5が付着上皮細胞と歯との強固な接着に寄与しているのです．

内側基底板とヘミデスモゾーム（**図1-30**）の構成成分を要約すると，次のようになります．①付着上皮とエナメル質は，ラミニン，インテグリン，BP230などによって接着している，②エナメル質側の付着上皮細胞と接する内側基底板には，Ⅳ型コラーゲン，Ⅶ型コラーゲン，ラミニン-1，パーレカン，エンタクチンは存在しない，③内側基底板では，大量（12倍）のラミニン-5が接着に重要な役割を果たしています．

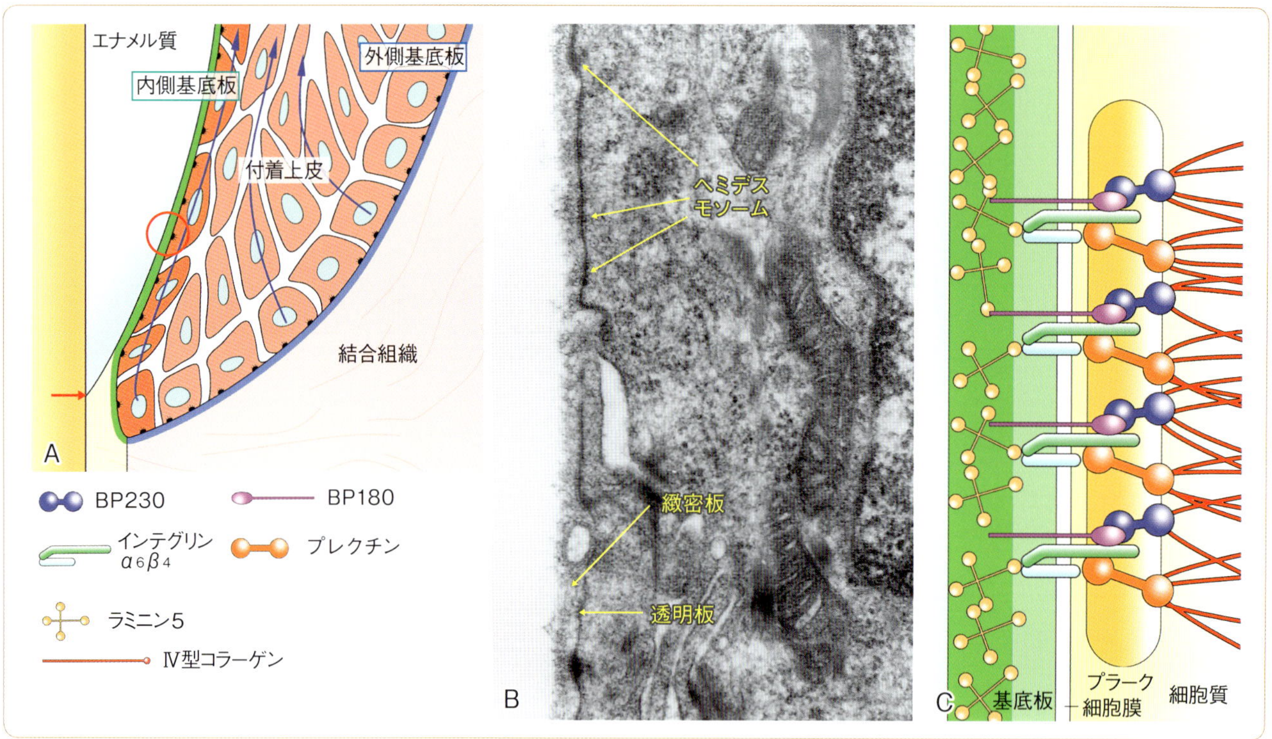

図1-30　内側基底板とヘミデスモゾームの構成成分

A, B：付着上皮とエナメル質は，ラミニン，インテグリン，BP230 などによって接着している．C：内側基底板と接するエナメル質側の付着上皮細胞には，Ⅳ型コラーゲン，Ⅶ型コラーゲン，ラミニン-1，パーレカンは存在しない．その代わりに，大量（約 12 倍）のラミニン-5 が付着上皮と歯との接着に重要な役割を果たしている．（文献[4, 6, 8]を一部改変）

ちょっと詳しく！ 付着上皮最表層の細胞は移動する

付着上皮最表層の細胞は，内側基底板を介して直接エナメル質と接着している．

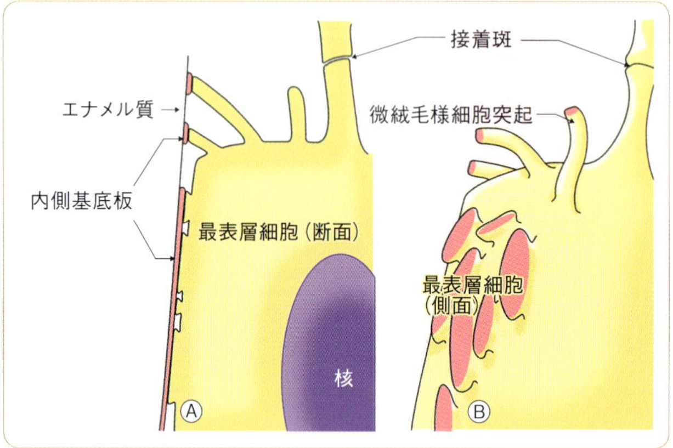

図1-31　付着上皮最表層細胞の微絨毛様細胞突起を示す模式図

A：付着上皮最表層細胞の断面像．付着上皮最表層細胞は，内側基底板を介してエナメル質と接着している．微絨毛様細胞突起も長い足を伸ばすようにその突起を伸ばしてエナメル質と接着している．

B：付着上皮最表層細胞のエナメル側面像．エナメル質側は平滑な外表を示す．細胞の側面には，多数の微絨毛様細胞突起が存在する．

（文献[4]を一部改変）

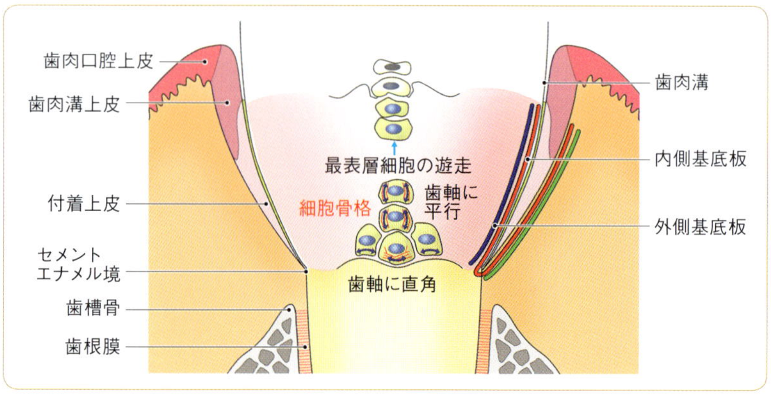

図1-32　付着上皮最表層細胞の遊走と細胞骨格の走行との関連を示す模式図

模式図の中央に示すように，付着上皮最表層細胞の細胞骨格はセメントエナメル境付近では歯頸線と平行に走行し，水平方向に収縮力を与えていると考えられる．セメントエナメル境から歯冠側に離れた細胞内では，歯頸線と垂直（歯軸に対して平行）に走行する細胞骨格が観察される．付着上皮最表層細胞は，歯面に付着しながら歯冠側へ移動し，歯肉溝で剥離脱落する．このような細胞骨格は，微絨毛様細胞突起の機能とともに，付着上皮最表層細胞の歯冠側への遊走に関わっていると思われる．

模式図の左側は，歯肉口腔上皮，歯肉溝上皮，付着上皮，歯槽骨，歯根膜を示している．模式図の右側の赤線は，（内側・外側）基底板を，緑線はラミニン-1 を，青線はラミニン-5 の発現を示している．

（文献[4]を一部改変）

最表層の細胞の表面を走査型電子顕微鏡によって観察すると，歯肉溝の部分では，シーツ状を呈する最表層の細胞は多角形の細胞に分離して，歯肉溝に剥離脱落する．また，最表層の細胞の表面には直径約0.23 μmの微絨毛様の細胞突起が多数観察される．細胞突起の太い先端部は，長い足を伸ばすようにエナメル質表面と接着している（図1-31）．

最表層の細胞の細胞骨格（アクチン線維の走行）を観察すると，歯冠側の細胞では歯軸に対して平行に走るアクチン線維が存在し，さらに歯頸部付近では歯軸に対して垂直（歯頸線に平行）に走行する線維が見られた．以上のことから，付着上皮最表層の細胞は微絨毛様の構造によって歯面に付着しながら，歯冠側へ移動することがわかった（図1-32）．

5 付着上皮は接着しながら移動する

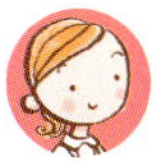

創傷治癒解析：上皮細胞を培養し，シート状に増殖した細胞集団を滅菌ピンセットで掻き取ると，細胞の存在しないゾーンができる．細胞の存在しない部位に向かって増殖・移動する細胞を分析する方法．

「付着上皮最表層の細胞は，エナメル質と接着しているのにその表面を移動している」のは，次のような機序によると考えられています．

培養細胞が増殖・移動する現象を創傷治癒解析（Wound Healing Assay）* によって調べると，細胞が移動する先端部分では細胞移動に関与するインテグリン（インテグリン α_3）が，また細胞が移動する後方部分では細胞接着と関係するインテグリン（インテグリン β_4）が強く発現していました（図1-33）．

この細胞接着と細胞移動の現象は，岩山を登るときの3点保持にたとえることができます．つまり，両足と左手をしっかり固定して（接着），右手を伸ばします（移動）．右手が岩をつかんだら，左手を伸ばします．両手と右足をしっかり固定して左足を上に引き上げます．固定（接着）にはインテグリン β_4 が，移動にはインテグリン α_3 が重要な役割を果たしていて，このようにして，付着上皮最表層の細胞はエナメル質の表面にしっかり接着しながら，移動していると考えられます（図1-34）．

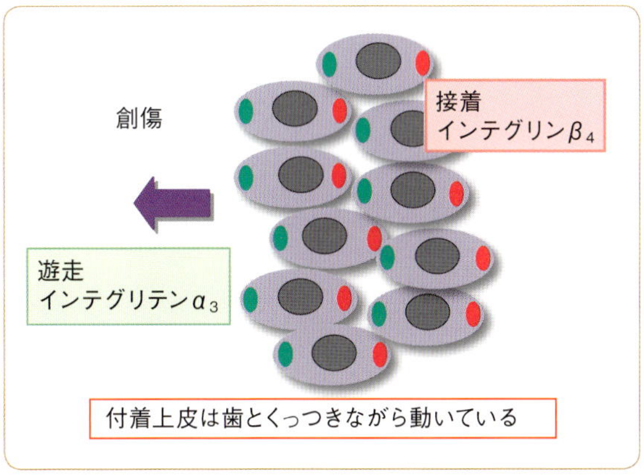

図1-33　付着上皮の接着・遊走機能とインテグリンの関係を示す模式図
培養細胞を滅菌ピンセットで掻き取ると，細胞が存在しない部位ができる（創傷：wound）．この細胞が存在しない傷に向かって細胞は移動（遊走）する．このとき，細胞移動の前方ではインテグリン α_3 が，後方ではインテグリン β_4 が強く発現する．インテグリン α_3 は細胞移動に，インテグリン β_4 は細胞接着に関わっていると考えられる．このことから，付着上皮の最表層の細胞は歯とくっつきながら動いていることが示唆される．
（文献[4, 8]を一部改変）

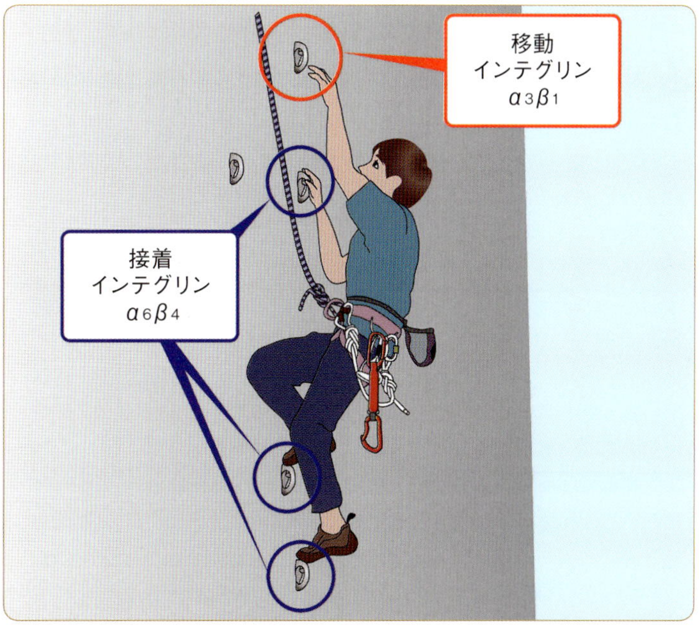

図1-34　細胞の接着と移動（イメージ）
細胞が接着しながら移動するという現象をイメージすると，岩山を登るときの要領と同じである．この移動は，高いターンオーバーによって歯肉組織の恒常性を維持するためである（p.16参照）．（文献[4, 8]を一部改変）

細胞の接着と移動におけるラミニンとインテグリンの関係

ちょっと詳しく！

ラミニン-5，インテグリン$\alpha_6\beta_4$およびインテグリン$\alpha_3\beta_1$は，付着上皮細胞によって作られるタンパク質である．細胞の接着と移動におけるこれらのタンパク質の関係を「たとえ話」で説明する．ラミニンという男の子とインテグリンという姉妹の話である．ラミニン君は，髪の毛が長い状態（分子量が大きいラミニン）で登場するが，プラスミンというヘアーカットの店で髪の毛をカットする（分子量が小さいラミニンに変わる）こともできる．インテグリン姉妹は，赤いリボンを付けた姉のインテグリン6ちゃんと青いリボンを付けた妹のインテグリン3ちゃんである．長髪のときインテグリン君は妹3ちゃんとデートをしてあちらこちらでショッピングを楽しむ（移動）．一方，ヘアーカットして髪の毛が短くなったラミニン君は，姉の6ちゃんとデートをしてレストランでゆっくり食事を楽しむ（接着）というイメージである．

ラミニン-5は，分泌された直後は処理されずに190kDaと分子量が大きく，インテグリン$\alpha_3\beta_1$とともに細胞の移動に関わる．インテグリン$\alpha_3\beta_1$がラミニン-5と接触することによってプラスミンの発現が促進される．プラスミンは，ラミニン-5の一部を切断し，それによってラミニンの分子量は160kDaとなり，インテグリン$\alpha_6\beta_4$とともにヘミデスモゾームを形成して接着する．

つまり，「分子量の大きいラミニン（190kDa）は，インテグリン$\alpha_3\beta_1$と結合して細胞移動に関わり，分子量の小さいラミニン（160kDa）はインテグリン$\alpha_6\beta_4$と結合して接着に関与する」ことになる（**図1-35**）．

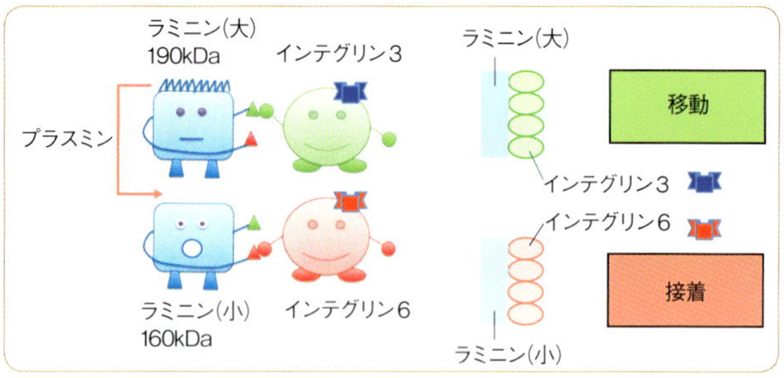

図1-35　細胞の接着と移動におけるラミニンとインテグリンの関係

Q-9　付着上皮の歯への接着と結合組織性付着の違いは？

A　付着上皮と歯は接着タンパクで接着し，結合組織性付着は「セメント質・歯根膜・歯槽骨」というユニットが形成されることです．

健常な歯肉における付着上皮と歯のエナメル質とは，内側基底板やヘミデスモゾームを構成する「ラミニンおよびインテグリンという接着性タンパク」のはたらきで接着しています．内側基底板とヘミデスモゾームから成る接着装置の幅が約200ナノメーター（nano meter）で，分子レベルでの結合ということができます（**図1-29, 30**）．

一方，結合組織性付着は，歯周治療後の露出した根面に，「セメント質・歯根膜・歯槽骨」というユニットが再生されることを意味しています．修復物を装着するための歯周処置から提唱された生物学的幅径（p.25）の説明でも，歯・歯肉線維による結合のことは便宜的に「結合組織性付着」と呼ばれています．しかし，歯・歯肉線維は歯肉の線維（歯槽上線維装置）の1つであり，歯周治療後の根面に現れた歯根膜由来の細胞がセメント質・歯根膜・歯槽骨を形成する結合組織性付着とは異なるものです．生物学的幅径の説明では，結合組織性付着ではなく，歯・歯肉線維による結合と呼びたいものです．再生歯根膜の幅が約0.3mm（1mmは1,000,000ナノメーター）なので，セメント質・歯根膜・歯槽骨から成る結合組織性付着の幅は，0.5～1mmという，いわば組織レベルでの結合です（**図1-36**）．

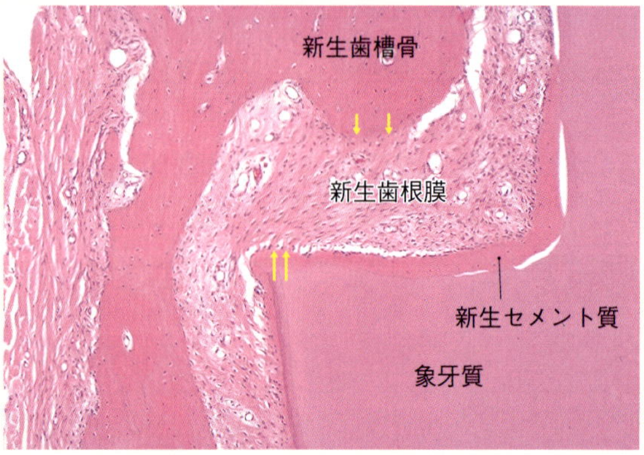

図1-36　結合組織性付着（HE染色）

実験的歯根窩洞形成後に形成された結合組織性付着．術後21日目．新生骨は窩洞の凹部に対応して増殖している．象牙質の表面は新生セメント質によって覆われている．新生骨と新生セメント質の間には新生歯根膜が認められる．新生セメント質および新生骨から歯根膜に連続するシャーピー線維（黄色矢印）が観察できる．
（文献[1,4]より）

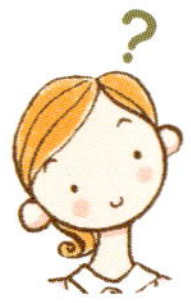

Q-10 歯肉の幅─歯肉の生物学的幅径（biologic width）とは？

A 歯槽骨縁上の付着上皮による結合と，歯・歯肉線維による結合をあわせた約2mmの幅を，生物学的幅径といいます．

付着上皮による結合は，便宜的に上皮性付着とも呼ばれ，セメントエナメル境から歯肉溝までの垂直距離約1mmを指します．歯・歯肉線維による結合は，便宜的に結合組織性付着とも呼ばれ，歯槽骨縁上のセメント質と歯肉線維による結合組織性付着の部分で，セメントエナメル境から歯槽骨縁までの垂直距離約1mmを指します．付着上皮による結合（上皮性付着）と歯・歯肉線維による結合（結合組織性付着）をあわせた約2mmの幅は，健常な歯肉において，常に一定に保たれているべきであるという臨床的な考え方です．これに，歯肉溝の幅（約1mm）を加え，あわせて約3mmとする考え方もあります（**図1-37**）．この生物学的幅径の部分に，う蝕，破折線，修復の際のマージンが及ぶと，「生物学的幅径が侵されている」ことになり，健康な歯周組織を維持することが困難であるとされています．

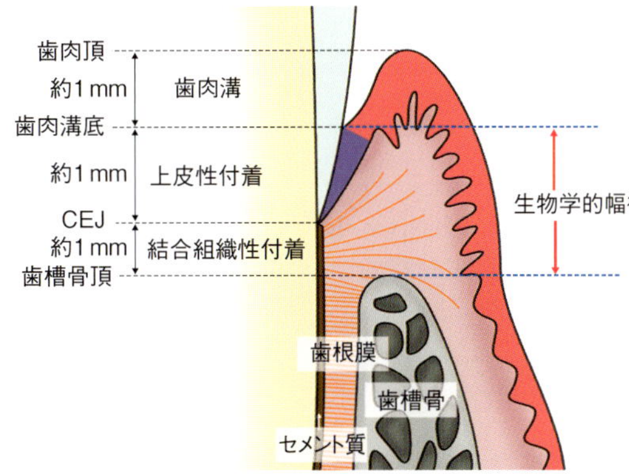

図1-37 歯肉の生物学的幅径を示す模式図
歯槽骨縁上の付着上皮による結合（上皮性付着）と歯・歯肉線維による結合（結合組織性付着）をあわせた約2mmの幅を生物学的幅径という．

6 歯・歯肉接合と上皮性付着

これまで述べてきた，歯のエナメル質と付着上皮との接着や移動は正常歯肉におけるしくみとはたらきで，正しくは「歯・歯肉接合部の構造と機能」というべきものです．健康な歯肉の付着上皮がエナメル質とくっついている状態は，「歯・歯肉接合」と呼ばれ，はるか昔から数多くの研究がなされてきました．分子レベルでの研究結果が明らかになったのは，十数年前のことです．

一方，上皮性付着という考え方は，Melcherの仮説に基づいて想定された歯周組織の再生の1つの形です．その後臨床的には，生物学的幅径などさまざまな現象の説明に使用されていますが，上皮性付着と結合組織性付着については後出「歯周病の治癒」で解説しています（p.99参照）．つまり，歯周治療の後に歯根表面に長い付着上皮が形成されて治癒することを意味します．歯周治療後のセメント質表面に長い付着上皮の形成が確認され，さらに「歯・歯肉接合」の場合と同じように，上皮（長い付着上皮）と歯（セメント質）は，ラミニンとインテグリンという接着性タンパクによって接着していることが実験で証明できたのはつい最近（2008年，文献[4]）なのです．

正常な歯肉の付着上皮が，エナメル質とくっつくのも，歯周治療後に形成された長い付着上皮がセメント質とくっつくのも，ラミニンとインテグリンという接着性タンパクによるという共通点はありますが，両者の条件と背景は大きく異なりますので，同じことではないと理解すべきでしょう．

5. 非分化状態の維持（非角化）

付着上皮が非角化の状態を維持しているのは，内側基底板を形成し，歯の表面と接着するためと考えられます．歯肉上皮は角化するためには接着できないし，接着するためには角化できません．歯肉口腔上皮の角化能は，歯肉溝の環境によって調節されていると考えられています．

付着上皮は，非角化上皮細胞から成り，未分化な状態を保っています．同時に，歯と接着し，高いターンオーバーで新しい細胞に置き換わっています．これらの特徴は，付着上皮細胞に含まれるサイトケラチン・サブタイプの分布と密接に関連しています．サイトケラチンというタンパクの発現は，上皮細胞の分化の度合いを証明しています（**表 1-6**）．

表 1-6　歯肉上皮の分化・機能・サイトケラチン分布

	角化様式	分化程度	防御の担い手	他の機能	サイトケラチン分布	
歯肉口腔上皮	角化	高分化	ケラチン セラミド	機械的圧力からの保護	基底層	CK5，CK14
					中間層	CK1，CK6，CK10，CK16
歯肉溝上皮	非角化	中分化	歯肉溝滲出液		基底層	CK5，CK14，CK19
					中間層	CK4，CK13，CK16
付着上皮	非角化	未分化	歯肉溝滲出液	歯との接着 高いターンオーバー率 非分化状態の維持 白血球遊走の通路	基底層	CK5，CK14，CK19
					中間層	CK8，CK13，CK16，CK18，CK19

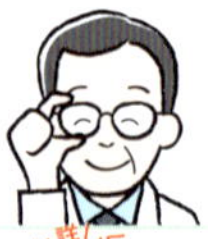

ちょっと詳しく！

歯肉上皮のサイトケラチン分布（表 1-6）

歯肉上皮細胞の中間径フィラメントは，サイトケラチン（cytokeratin：CK）というタンパクから成っている．歯肉上皮のうち，歯肉口腔上皮では分化（角化）した細胞の指標となるサイトケラチンが，そして付着上皮では未分化な細胞の指標となるサイトケラチンが発現する．

角化上皮である歯肉口腔上皮の基底細胞に発現するサイトケラチンはCK5，CK14である．有棘細胞（中間層）にはCK1，CK6，CK10，CK16が存在する．非角化上皮である歯肉溝上皮では，歯槽粘膜や付着上皮と同様，基底細胞ではCK5，CK14，CK19が発現し，中間層細胞ではCK4，CK13，CK16が存在する．

一方，非角化で未分化な付着上皮の基底層ではCK5，CK14，CK19が存在し，表層の細胞ではCK8，CK13，CK16，CK18が発現する．

6．白血球遊走のための通路（拡大した細胞間隙）

1 細胞間隙の拡大

デスモゾームは，細胞と細胞を機械的に結合しているので，その数が多ければ細胞と細胞の間は狭く，逆に少なければ細胞間隙は広くなります．デスモゾームは，歯肉口腔上皮や歯肉溝上皮ではよく発達していますが，付着上皮では少ないのです．その結果，付着上皮では細胞間隙が著しく拡大しています．

2 好中球と歯肉溝滲出液の通路

付着上皮の拡大した細胞間隙を通って，1分間に3万個というおびただしい数の好中球が歯肉溝へ遊走します（p.7 **図 1-6，7** 参照）．これらの好中球は，付着上皮直下の結合組織内に局在する歯肉血管叢を構成する有窓性毛細血管から遊出したものです（p.10 **図 1-10** 参照）．

要約すると，付着上皮の細胞間隙が拡大していることは，付着上皮には生理学的透過性関門が存在しないことを意味し，好中球遊走のためのスペースとなっていて，同時に歯肉溝滲出液の通路にもなっています（p.9 歯肉の血管参照）．

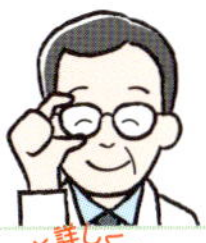

ちょっと詳しく！なぜ付着上皮の細胞間隙は拡大しているのか？

歯肉上皮における10μm平方あたりのデスモゾームの数は，歯肉口腔上皮では66個であるのに対し，付着上皮ではその約1/5の14個しかない（**図1-38**）．そのため付着上皮では，細胞と細胞の機械的結合が弱く，歯肉口腔上皮よりも約2.5倍も細胞間隙が広くなっている（**図1-39**）．

これと関連して，付着上皮内細胞内の細胞骨格として重要な中間径フィラメントの量も歯肉口腔上皮のそれと比較して少ない．形態計測学的研究によると，上皮細胞質1 cm^3あたりのフィラメントの占める容積密度は付着上皮では70～90 mm^3であるのに対し，歯肉口腔上皮のそれは150～280 mm^3であり，1/2～1/3にしか満たない．このように，付着上皮細胞内では中間径フィラメントの量が少ないということも，間接的に付着上皮細胞間隙の拡大と関連していると考えられる．

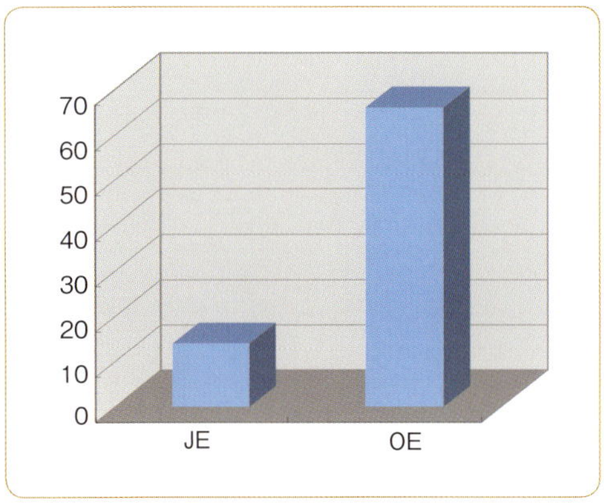

図1-38　デスモゾームの密度

単位面積（10μm平方）あたりのデスモゾームの数は，歯肉口腔上皮（OE）での66個に対し，付着上皮（JE）ではその約1/5の14個しかない．

（文献[1, 4]より）

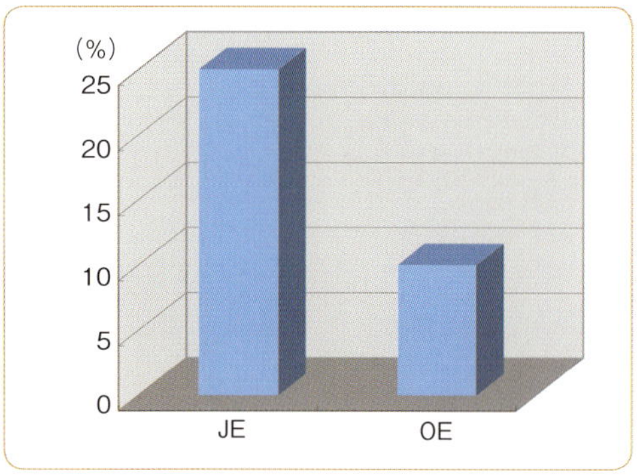

図1-39　細胞間隙の占有率

上皮組織における細胞間隙の占める割合は，口腔上皮（OE）では約10%であるのに対し，付着上皮（JE）ではその約2.5倍の約25%である．これは，単位面積あたりのデスモゾームの数が付着上皮において少ないためである．

（文献[1, 4]より）

7．機械的圧力から歯肉組織を守る保護機構

咀嚼圧など機械的圧力が，常に歯肉組織にかかっています．これらの圧力から組織を守っているのは，歯肉上皮と歯肉結合組織です．前者では細胞内に存在する中間径フィラメントとデスモゾームが重要なはたらきをしています．すなわち，細胞に加わった力を組織全体に分散したり，ストレスによって細胞や細胞膜が変形したりダメージを受けないように保護しているのです（**図1-40**）．

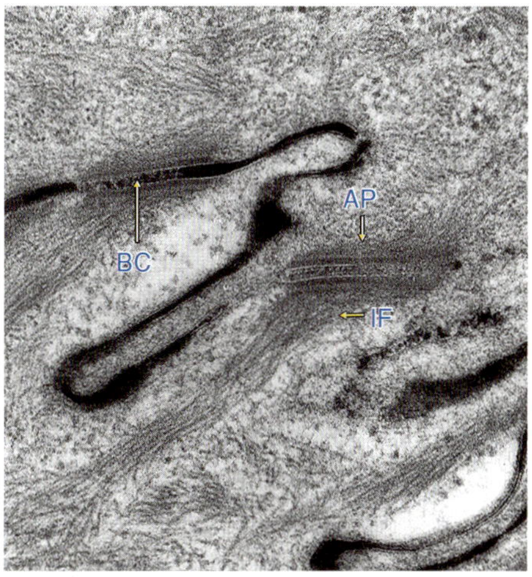

図1-40　デスモゾームの構造．電子顕微鏡写真（ランタン浸漬法）

デスモゾームには，細胞質側のデンスプラーク（高密度円板）（AP）と呼ばれる電子密度の高い部分に細胞内の中間径フィラメント（IF）が入っている．デスモゾームの細胞間の構造は，架橋結合（BC）が観察される．（文献[4]より）

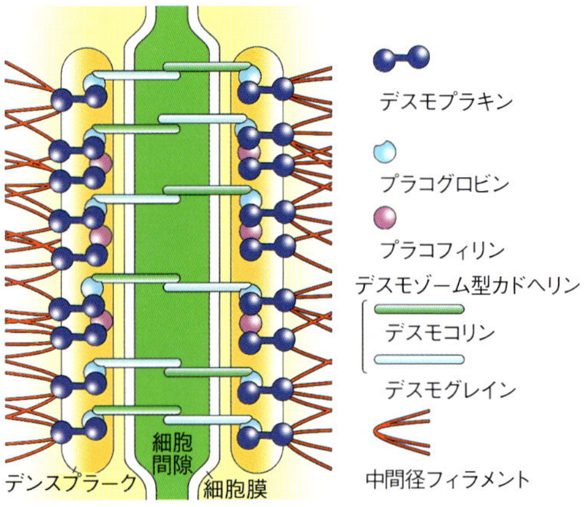

図1-41　デスモゾームを構成する分子（模式図）

デスモゾームは，中間径フィラメントを主体とする細胞内骨格系と結合している．この細胞内骨格系は核の表面と相互に作用し合っている．デスモプラキンは，プラコグロビンとも結合している．デスモプラキンおよびプラコグロビンは電子密度の高い，付着タンパクからなるデンスプラーク（高密度円板）を形成する．細胞間の架橋結合を構成しているのは，デスモゾーム型カドヘリンのデスモグレインとデスモコリンである．（文献[8]より）

デスモゾームは，細胞内の中間径フィラメントと結合することにより，1つの細胞に加わった機械的な力を組織全体に分散させ，またストレスを受けたときの変形やダメージから細胞膜を保護しています．

さらに，歯肉結合組織（歯肉固有層）には，肉芽組織内に匹敵するほど大量のコラーゲンが蓄積されています．これらのコラーゲンの存在によって，歯肉は機械的圧力から守られています．歯肉コラーゲンの代謝が活発であることも，さまざまな侵襲から歯肉組織を保護するのに役立っているのです．

歯肉の色・形状と異常の見分け方は？

1. 軟らかい歯肉と硬い歯肉の違い

炎症などの病態に伴い，歯肉は浮腫状であったり線維状を呈したりします．浮腫状の歯肉は，急性炎症で見られる軟らかい歯肉です．特に血管拡張・透過性亢進による炎症性浮腫が強く現れた場合に観察されます．線維状の歯肉は，炎症の経過が長い場合（慢性炎症）に見られる，硬い歯肉です．

2. 歯肉の色

健常な歯肉の色は，ピンク色をしています．歯肉が赤い色に変化する主な原因は，炎症と循環障害です．黒い色の変化は，色素の沈着が疑われますし，白い色の変化は上皮の過形成やカンジダの感染などが原因です．

1 赤い色の歯肉―炎症に伴う歯肉色調の変化

歯肉に炎症があると赤く見えるのは，付着上皮直下の歯肉血管叢に10倍以上の血液が入ってくるからです．つまり，臨床的には炎症によって拡張し，血液が充満した血管網を「歯肉の色」として外から観察していることになります（**図1-42**）．

一般に，歯肉の色は，充血があると赤く見え，うっ血があると赤紫に見え，貧血があると白っぽく見えます．つまり，組織に入ってくる血液（動脈血）が増加（充血）すると歯肉は赤く見え

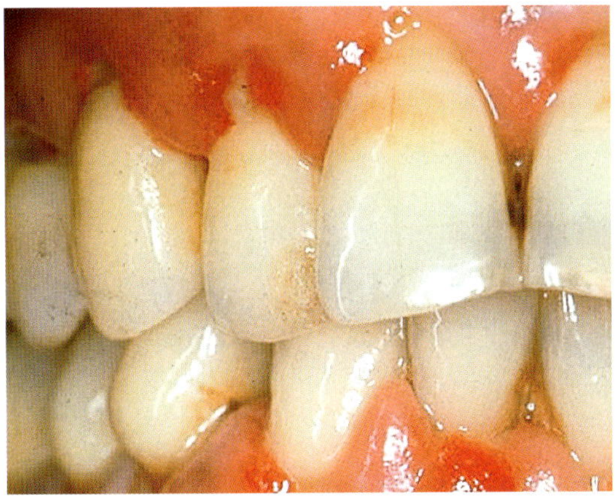

図 1-42　炎症による歯肉の色の変化
発赤・腫脹を示す歯肉.

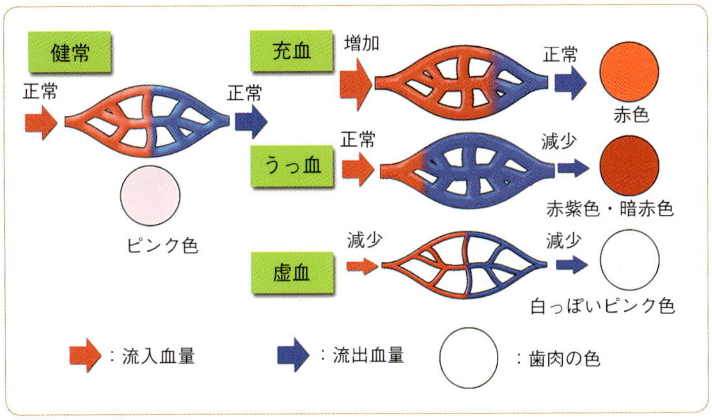

図 1-43　血液循環と歯肉の色
健常な歯肉の色は，歯槽粘膜と比べるとやや不透明だがきれいなピンク色に見える．このとき，組織内に入ってくる血液量（流入血量）も出ていく血液量（流出血量）も正常である．しかし，充血があると赤く見え，うっ血があると赤紫（または暗赤）に見え，貧血があると白っぽいピンク色に見える．充血では組織に入ってくる動脈血液が増加し，出て行く血液が正常な場合に起こる．うっ血は入ってくる血液量は正常だが，組織から出ていく血液が減少して組織内の静脈血液量が増加する状態である．虚血または局所の貧血は組織に入ってくる血液が減少したり，出ていく血液が減少（または相対的に増加）している状態である．

ます．また，組織から出ていく血液（静脈血）が少なく，組織内の血液量が増加（うっ血）すると，歯肉は赤紫に見えるのです．組織に入ってくる血液が減少したり，出ていく血液が増加すると組織内の血液量は減少し（虚血または局所の貧血），歯肉は白っぽく見えます（**図 1-43**）.

❷黒い色の歯肉―色素沈着による歯肉色調の変化

まれにですが，臨床的に黒い色の斑点が歯肉に現れることがあります．黒色の色素には，①からだの外から歯肉に入ってきたもの（外来性色素）と，②歯肉の細胞が作ったもの（内因性色素）

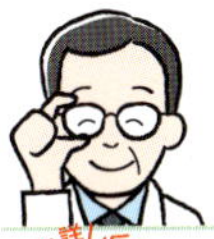

ちょっと詳しく！

歯肉血管叢

歯肉血管叢は，歯動脈の枝であり，細動脈（直径7 μm）から毛細血管ループを経て細静脈（直径約35 μm）へとつながっている．歯肉血管叢は，薄いネット状の血管が歯を取り巻くように配列している．通常の組織切片で観察すると小さな血管の断面として見られるにすぎないが，歯肉の表面が見られるように角度を90度変えてみると，非常に密な血管のネットワークとして観察できる（**図 1-44**）.

プラークコントロールが不十分な場合，歯肉縁に沿って帯状の発赤が臨床的にしばしば見られるのは，この歯肉血管叢に入ってくる血液が増加した状態を外から観察しているからである．

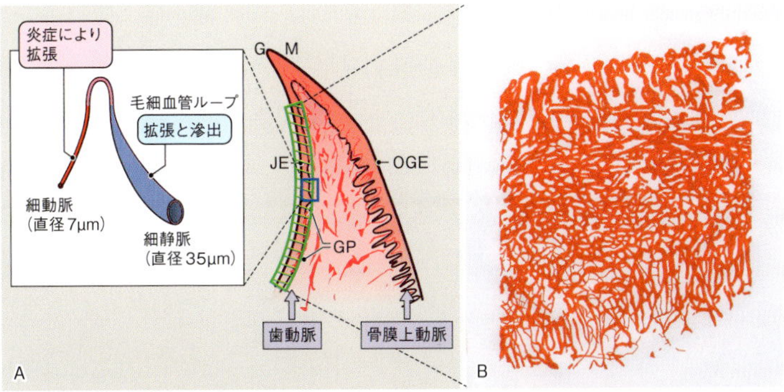

図 1-44　歯肉血管叢（血管墨汁注入標本トレース図と模式図）
A：付着上皮直下の血管叢は歯動脈の枝であり，歯肉口腔上皮直下に分布する血管網は骨膜上動脈の枝である．歯肉固有層の付着上皮側（内側）および口腔上皮側（外側）に分布している終末毛細血管に血管拡張と充血が起きる．毛細血管ループの部分を切線方向から見ると，直径7 μmの細動脈と直径35 μmの細静脈が非常に密なネットワークを形成している．
B：墨汁注入標本のトレース図．プラーク由来の起炎物質や抗原物質が歯周組織に侵入すると，局所（歯肉血管叢の毛細血管ループ）では循環障害と滲出が起きる．特に，炎症時局所に流入する血液量は通常の10倍以上になるといわれている．これによって発赤や熱感の臨床症状が現れるが，臨床的に歯肉が赤く見えるのは付着上皮側（内側）の終末毛細血管に強い充血が起こり，それを外側から透過して見ているのであろう．
（文献[3]を一部改変）

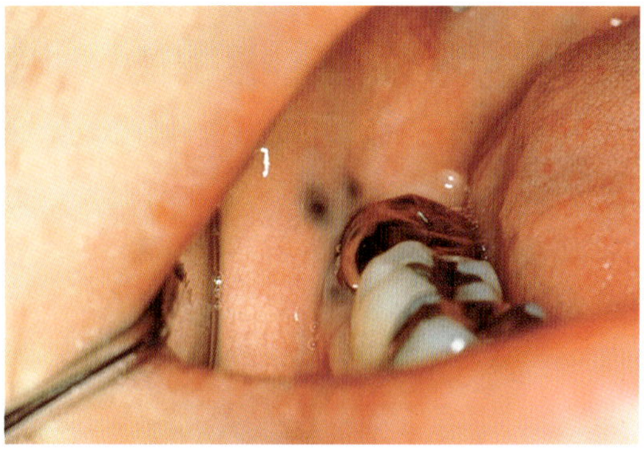

図1-45　アマルガム沈着を示す口腔内写真
アマルガムなど充填・補綴のための金属の破片が歯肉組織内に埋め込まれ，外因性色素沈着として発見されることがある．(文献[4]より)

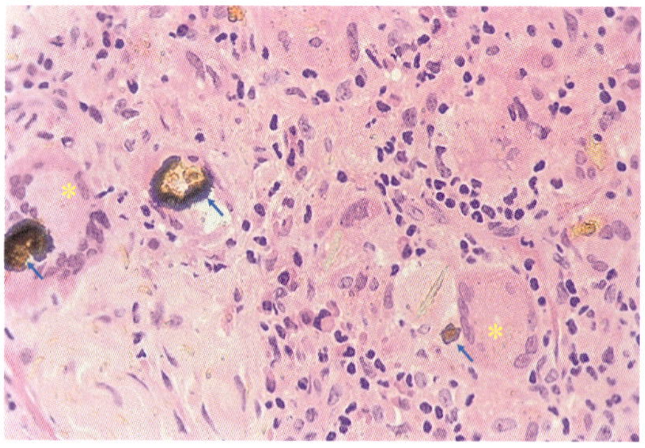

図1-46　アマルガム沈着を示す病理組織像 (HE染色)
充填されたアマルガムが歯肉組織内に侵入し，異物巨細胞 (黄色の＊) に貪食され，青みがかった灰色の色素沈着の縁取りを示す (青色矢印)．アマルガム入れ墨と呼ばれている．(文献[4]より)

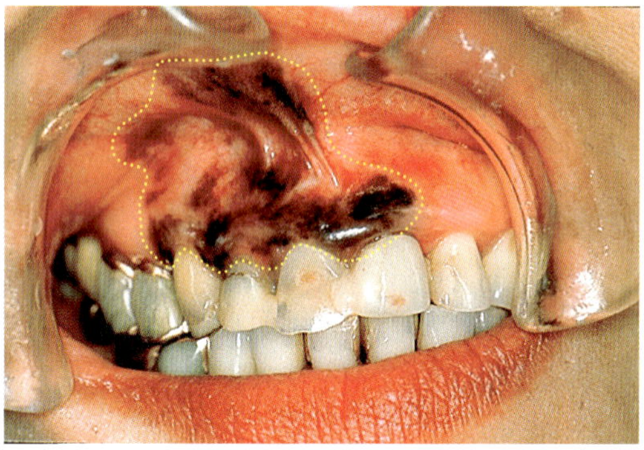

図1-47　メラニン沈着症を示す口腔内写真
メラニン沈着症は，前歯部歯肉に斑状の褐色ないしは黒色の色素沈着として認められる (点線で囲んだ部)．(文献[4]より)

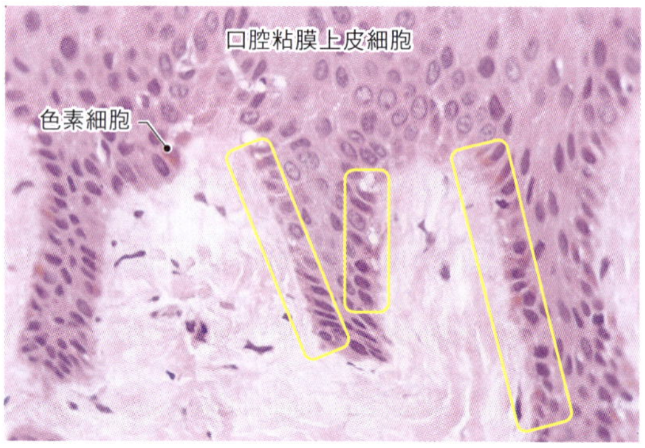

図1-48　メラニン沈着症を示す病理組織像 (HE染色)
病理組織学的には，口腔粘膜上皮の基底細胞に褐色色素の沈着として見られる．通常口腔粘膜では，基底細胞7個に1個の割合で，色素細胞が存在する．(文献[4]より)

があります．

外来性の色素沈着として歯肉にみられる色素は，アマルガムによるものです (**図1-45**)．充填されたアマルガムが歯肉組織内に侵入し，青みがかった灰色の色素沈着の縁取りを示し，アマルガム入れ墨と呼ばれています (**図1-46**)．充填・補綴のための金属の破片が歯肉組織内に埋め込まれ，色素沈着として発見されることもあります．

歯肉または口腔粘膜に見られる内因性色素で重要なのは，メラニンです．

メラニン沈着症は，斑状の褐色ないしは黒色の色素沈着として，前歯部歯肉に好発します (**図1-47**)．頬粘膜，口唇，口蓋にも見られます．臨床的に，喫煙者の歯肉には，しばしばメラニン色素の沈着のあることが報告されています．これは，喫煙による熱刺激またはニコチンによる作用が，歯肉粘膜に加わった結果と考えることができます．禁煙によって，色素沈着が軽減することもあります．この場合，マクロファージがメラニンを貪食して，メラノファージ melanophageとなり，メラニンを処理するからです．

病理組織学的には，基底細胞に褐色色素の沈着として見られます (**図1-48**)．通常，口腔粘膜では，基底細胞7個に1個の割合で，メラニン細胞が存在します．メラニン沈着症の場合，数の変化は明瞭でなく，沈着量が増加している場合が多いとされています．

ちょっと詳しく!

歯肉メラニンの産生

メラニンは神経稜に由来する色素細胞内で，メラノゾームという小さな構造体として作られる．色素細胞は，MSH（色素細胞刺激ホルモン*）によって活性化され，メラニンを産生する．炎症，紫外線，チロシナーゼ*が存在すると，チロシン*はDOPA（3，4-Dihydroxyphenylalanine）*に変化し，さらにチロシナーゼまたはDOPA酸化酵素の存在下で，メラニンが産生される（図1-49）．

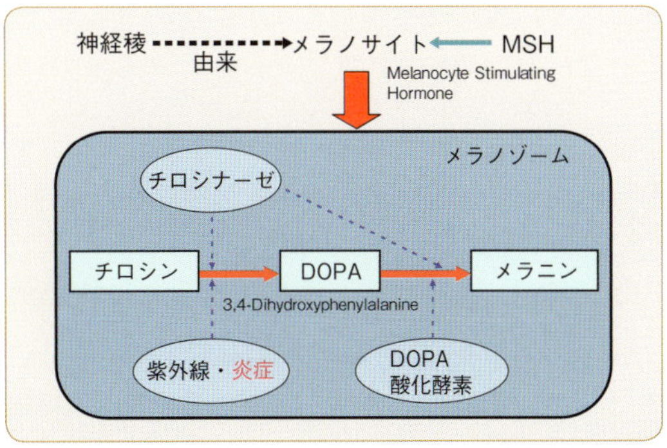

図1-49　メラニン色素の形成を示す模式図
メラニンは，色素細胞内のメラノゾームという小さな構造物として作られる．（文献[4]より）

❸白い色の歯肉—白板症

歯肉の粘膜が，厚くなって白く見えることがあります（図1-50）．これを，白板症といいます．粘膜上皮の表層が異常に角化したり（過角化症），上皮層が厚くなり（棘細胞症），光の反射・屈折が変化するために白く見えます．白色の角化した上皮は，ガーゼでこすっても剝がれてきません．この白色の病態を組織学的に調べると，多くは表層が異常に角化し，上皮層が厚くなった（過形成上皮）ために生じたことがわかります（図1-51）．しかし，中には細胞が異常に増殖して，がんの前段階の状態（異型上皮）や上皮内癌を示すこともありますので，その場合は口腔外科専門医に相談する必要があります．

カンジダ症（*Candida albicans*の感染）でも，口腔粘膜に白い斑点を認めることがあります．この白苔は，ガーゼでこすると簡単に剝がれてくるため，白板症の粘膜とは容易に区別できます．カンジダ症は，不潔な義歯にも繁殖しますし，エイズの口腔内症状の一つとしても注目されています．

色素細胞刺激ホルモン：色素細胞を刺激する下垂体ホルモンの一つ．

チロシナーゼ：銅を含む酵素で，チロシンをキノン誘導体（メラニンの前駆体）に変化させる．

チロシン：芳香族アミノ酸の一つで，メラニンの前駆体．

DOPA（3，4-Dihydroxyphenylalanine）：チロシンの酸化によって生じるメラニンの前駆体．

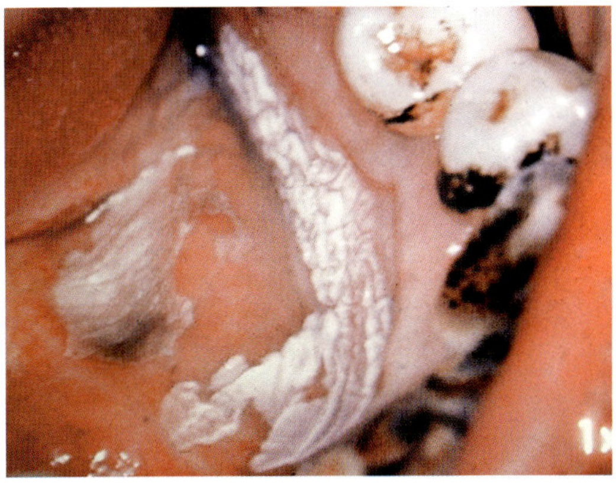

図1-50　白板症を示す口腔内写真
歯肉および口腔底粘膜が厚くなって白く見えているのが白板症である．

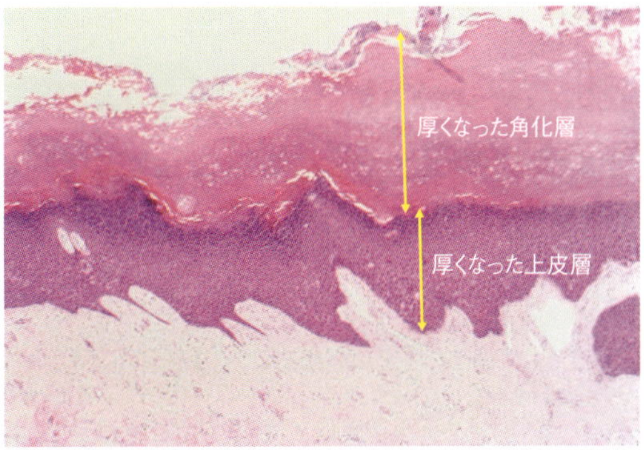

図1-51　白板症を示す病理組織像（HE染色）
異常に厚くなった角化層と厚くなった上皮層が認められる．

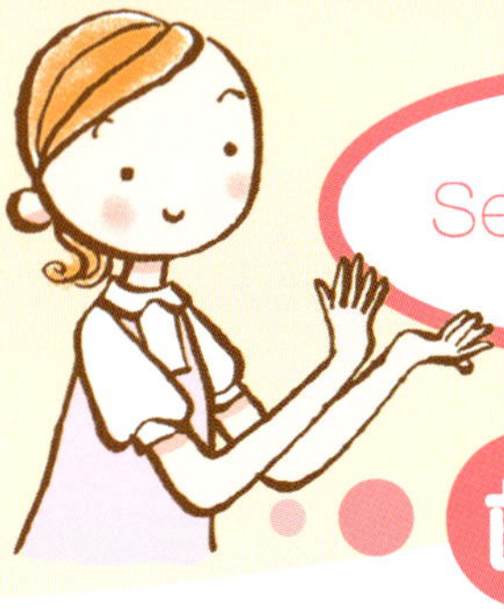

Section 2 歯槽骨

歯槽骨はどのような構造になっているの？

歯槽骨は，歯根が顎骨内に埋入している部分で，解剖学的には上顎は歯槽突起，下顎では歯槽部と呼ばれています．歯槽骨は，上顎骨や下顎骨の体部と連続的に移行しており，歯槽骨を構造的に区別することはできません（**図1-52**）．

1．固有歯槽骨と支持歯槽骨

歯槽骨は，固有歯槽骨と支持歯槽骨から成っています．歯槽の内壁を構成しているのが，固有歯槽骨（線維束骨：束状骨）です．支持歯槽骨は，固有歯槽骨に隣接する骨髄内の海綿骨と歯槽骨の最外側を構成する緻密な皮質骨から成っています．

固有歯槽骨は，歯根膜と連絡するシャーピー線維を埋入しているため，線維束骨または束状骨ともいいます．臨床的には，X線不透過像の歯槽硬線（いわゆる白線）として見られます．

支持歯槽骨のうち，中心部の海綿骨は歯槽骨の厚さによって欠如することがあります．支持歯槽骨のほとんどは，同じ円状の層板をもつ層板骨でできています．皮質骨は，さまざまな厚さのハバース層板骨から成り，ハバース系の骨単位はオステオンと呼ばれています（**図1-53**）．

骨は，無機性基質（67%）と有機性基質（33%）から成る石灰化結合組織です．無機性基質は，すべてハイドロキシアパタイトであり，有機性基質の主なものはI型コラーゲンです．

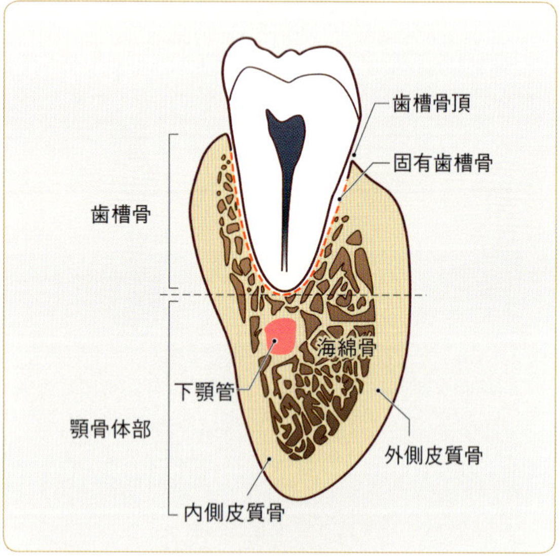

図1-52　ヒト下顎骨横断像を示す模式図
歯槽骨（歯槽突起または歯槽部）は，歯根が顎骨内に埋入している部分をいう．上顎骨や下顎骨の体部と連続的に移行しているので，構造的に歯槽骨と顎骨体部を区別することは難しい．歯根外側の白い線は歯根膜を示し，赤い点線は固有歯槽骨を示す．（文献[3]より）

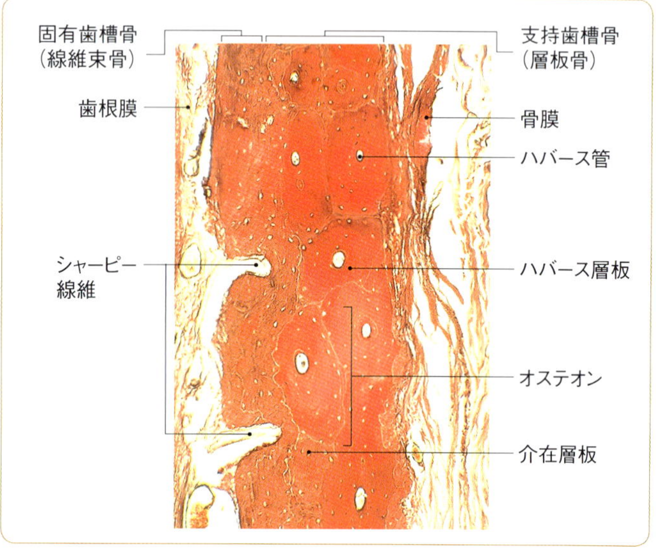

図1-53　歯槽骨の構造を示す光学顕微鏡写真
歯槽骨（歯槽突起または歯槽部）は，歯槽の内壁を構成する支持歯槽骨（層板骨）から成る．固有歯槽骨は，歯根膜と連絡するシャーピー線維が埋入されている．支持歯槽骨は層板骨でできており，さまざまな厚さのハバース層板が見られる．（文献[4]より）

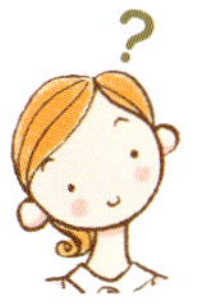

Q-1 抜歯後の歯槽骨吸収を防ぐ方法はあるの？

A 抜歯後の歯槽骨吸収を防ぐことは，難しいといえます．

「歯槽骨は歯依存性の組織であり，固有歯槽骨は歯根膜依存性の組織である.」つまり，歯槽骨は歯の発生に伴って形成され，歯が喪失されると次第に退縮し，消失します．固有歯槽骨は，歯根膜の発生に伴って作られ，歯根膜が消失すると固有歯槽骨も失われます（**図1-52**参照）．

事実，実験的に動物の乳歯胚および永久歯胚を除去すると歯槽骨は形成されません．歯胚の先天性欠如または無形成によって生じる無歯症の患者でも，歯槽骨の形成は見られません．

このような歯槽骨の生物学的特性から考えると，抜歯後の歯槽堤が退縮したり，歯根膜が壊死に陥るとアンキローシス（骨性癒着）を生じるのは極めて自然なことといえます．

2．歯槽骨の局所解剖学的特徴

上下顎の歯槽突起では，切歯，犬歯，小臼歯はかなり唇側に傾斜していて，その歯根は中心をはずれて位置しています．すなわち，歯槽突起の唇舌的な幅に対して相対的に唇側に突出しています．この「ずれ」のため，3つの構造的・局所解剖学的特徴，つまり①歯槽隆起，②薄い唇側の骨壁，③裂開と開窓の存在が生じます．

1 歯槽隆起

唇側に突出した歯の歯槽は，歯槽突起の唇側表面にさまざまな大きさのふくらみを形成します．この歯槽隆起は，特に犬歯で顕著で，下顎より上顎で明瞭です．

2 薄い唇側の骨壁

骨壁の厚みは，約0.1mmしかありません．歯槽隆起には，固有歯槽骨と外側皮質骨を分ける海綿骨は存在しません．代わりに固有歯槽骨と外側皮質骨が癒合した結果，歯根全体にテーパー状の薄い緻密骨が唇側に存在するだけです．

3 裂開と開窓の存在

裂開とは，歯根のある部分が骨によって完全に被覆されていない状態をいいます．裂開は，下顎歯の約14%に見られ，その距離は歯根の1/2に及ぶこともあります．開窓は，損傷を受けていない歯槽骨頂より下に発生するもので，窓が開いているように歯根が骨によって被覆されていない状態を意味します．歯根が露出する開窓の大きさはさまざまで，17～20%の頻度で頬側に発現し，舌側に起こることは極めて稀です．上顎，下顎とも，前歯部に多く見られます（**図1-54**）．

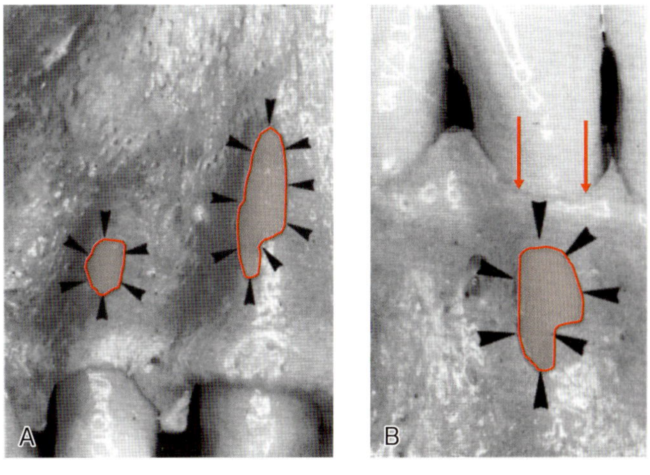

図1-54　上顎歯槽骨（A），下顎歯槽骨（B）に見られた開窓
開窓は，黒色の矢尻印で囲まれた部分（赤色の囲み）である．図Bの赤い矢印の部分に歯周炎が起こり，この部の歯槽骨が吸収され開窓部と連続すると，歯肉を裏打ちする歯槽骨は広範囲にしかも急激に失われることになる（文献[3]より一部改変）

3. 骨芽細胞，骨細胞，破骨細胞

歯槽骨で見られる細胞成分は，①骨芽細胞，②骨細胞，③破骨細胞です．

1 骨芽細胞

骨芽細胞は，骨基質の有機成分を合成して分泌する細胞で，類骨組織*を介して骨の表面に単層配列しています．骨芽細胞は，歯根膜に面した歯槽骨表面に存在し，細胞と細胞の間にはシャーピー線維が認められ，歯根膜の線維とつながっています（図1-55-A）．

電子顕微鏡で見ると，骨基質を形成している骨芽細胞内には，豊富な粗面小胞体が存在し，核の近くにはよく発達したゴルジ装置*が観察されます（図1-55-B）．

類骨組織：石灰化する前の骨組織のことで，線維（1型コラーゲン）と基質（コンドロイチン硫酸など）から成る．

ゴルジ装置：細胞小器官の1つで，小胞体から送られてきたタンパクを選別したり糖などを加えるはたらきをもつ．

(1) 骨芽細胞の分化・発生と転写因子（Cbfa-1とOsx）

骨芽細胞は，間質幹細胞（間葉系幹細胞）という未分化（未熟）な細胞から分化（変化）した細胞です．つまり，間質幹細胞が骨原性細胞，前骨芽細胞になり，そして骨芽細胞という成熟した細胞に分化します．この骨芽細胞の分化・発生には，さまざまな成長因子と転写因子が関与してい

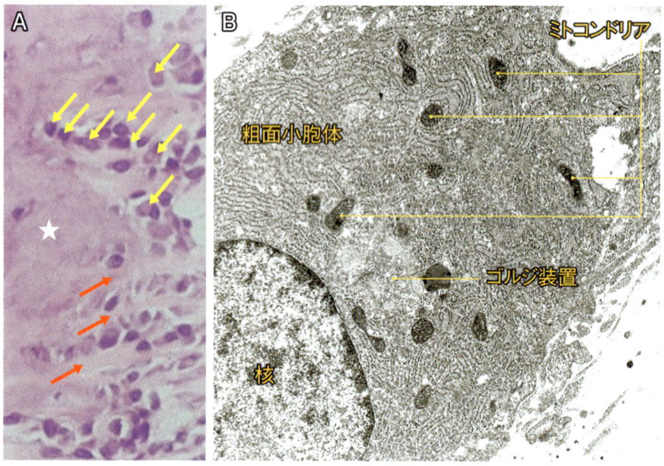

図1-55　骨芽細胞の構造
A：光学顕微鏡写真：多数の骨芽細胞が骨組織（☆印）の表面に配列している（黄色の矢印）．骨基質から歯根膜に向かって太いシャーピー線維が伸びている（赤い矢印）．B：電子顕微鏡写真．骨芽細胞は，骨基質の有機成分を合成，分泌する細胞で，基質を形成している骨芽細胞内には，豊富な粗面小胞体が存在し，核の近傍にはよく発達したゴルジ装置，ミトコンドリアが観察される．（文献[4]より）

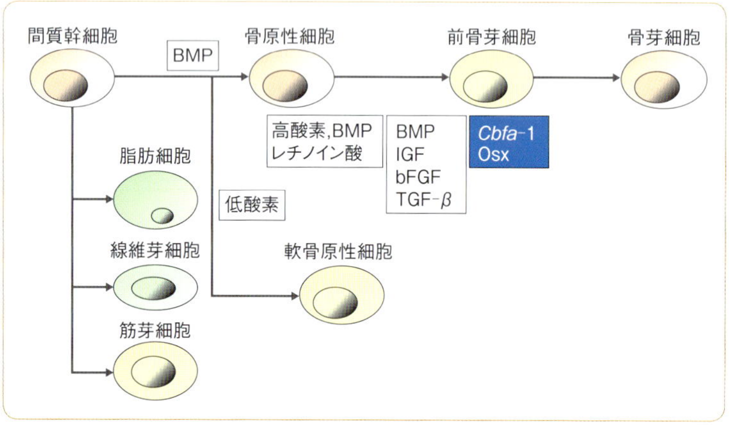

図1-56　骨芽細胞の分化・発生と転写因子の関係を示す模式図
骨芽細胞の分化の過程で，骨誘導タンパク（BMP），インスリン様成長因子（IGF），塩基性線維芽細胞成長因子（bFGF），形質転換成長因子（TGF-β）などの成長因子に加えてCore-binding factor-1（Cbfa-1）およびOsterix という転写因子が重要なはたらきをしている．（文献[4, 9, 10]を一部改変）

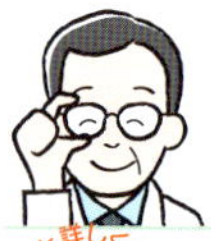

ちょっと詳しく！ 歯槽骨に含まれる非コラーゲン性タンパク

歯槽骨には，コラーゲン以外の有機性基質が少量含まれている（基質全体の約5%）．これらの非コラーゲン性タンパクには，❶骨シアロタンパク質，❷オステオポンチン，❸オステオカルシン，❹オステオネクチン，❺骨酸性糖タンパク質，❻象牙質基質タンパク質，❼象牙質シアロリンタンパク質，❽細胞外基質リンタンパク質などがある．骨芽細胞の成熟・分化に重要なはたらきをしている．

ます．成長因子*としては，骨誘導タンパク（BMP），インスリン様成長因子（IGF），塩基性線維芽細胞成長因子（bFGF），形質転換成長因子（TGF-β）が重要です．また，転写因子*としては，Core-binding factor-1（Cbfa-1）およびOsterix（Osx）が不可欠です（**図1-56**）．

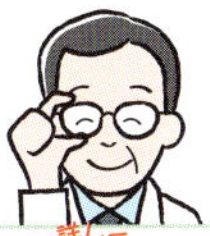

ちょっと詳しく！

成長因子と転写因子

骨芽細胞の分化・発生の過程で，間質幹細胞（間葉系幹細胞）からは骨原性細胞のほかに軟骨細胞，脂肪細胞，線維芽細胞，筋芽細胞が作られる．間質幹細胞は骨誘導タンパクの作用によって骨原性細胞および軟骨原性細胞に分化し，低酸素状態で軟骨細胞へ分化する．一方，高酸素状態，骨誘導タンパク，レチノイン酸によって前骨芽細胞となる．この細胞の増殖には骨誘導タンパク（BMP），インスリン様成長因子（IGF），塩基性線維芽細胞成長因子（bFGF），形質転換成長因子（TGF-β）の成長因子が関与する．さらに，骨芽細胞の分化・機能発現には，転写因子Cbfa-1とOsxが必須である．つまり，どちらの転写因子も欠損すると骨が形成されない．Cbfa-1は，骨誘導タンパクファミリーから作られる．このように，転写因子の発現順序によって，骨形成の分化の順番が決定される．（**図1-56**参照）．

(2) 骨芽細胞の成熟に伴う増殖と分化の相関

骨芽細胞が増殖，分化，成熟して機能を発現する過程は，増殖期，マトリックス（基質）形成期，石灰化期の3つの時期に分けられます．増殖期ははじめの約10日で，細胞増殖が活発に行われ，同時にⅠ型コラーゲン*やフィブロネクチン*が分泌されます．マトリックス（基質）形成期は次の約10日間で，アルカリフォスファターゼ活性の上昇，オステオポンチン*の発現が見られます．石灰化期は20日以降で，オステオカルシン*が発現し，骨基質に無機質が形成されます（**図1-57**）．

骨芽細胞が分泌する基質は主としてコラーゲンですが，フィブロネクチン，オステオポンチン，オステオカルシンなどの非コラーゲン性タンパクも産生します．

2 骨細胞

骨芽細胞は，自分が作った骨基質によって取り囲まれ，骨細胞となります．骨組織内に埋入された骨細胞には，長さ4μm以下の小さなものと，不規則で長さ4μm以上の腫大したものがあります．歯槽骨の海綿骨梁では小さな骨細胞のほうが多く，成熟した骨細胞の密度は約6,000個/cm^{3}です．骨細胞は，隣り合った骨細胞や骨芽細胞と連絡しあって，血中のカルシウムを調節し，骨の活性を維持するはたらきをしています．特に，カルシウムを絶え間なく血流に注ぎ込むこと（カルシウムポンプ）によって骨の過剰な石灰化を防いでいるといわれています．

3 破骨細胞

破骨細胞は，骨を吸収する多核の巨細胞です．光学顕微鏡のレベルでは，好酸性の細胞質内に多数の核を有し，電子顕微鏡で見ると，1つの細胞内に数個の核が存在し，細胞質には多くのミトコンドリアが散在しています（**図1-58**）．破骨細胞は，骨芽細胞とともに骨吸収と骨添加を繰り返す骨のリモデリングに不可欠の重要な細胞です．

(1) 破骨細胞の分化

破骨細胞の分化と調節には，「破骨細胞分化因子」（RANKとRANKL）と「破骨細胞分化抑制因子」（オステオプロテゲリン osteoprotegerin）が必須です．

骨を吸収する破骨細胞は，全身を循環する単核細胞（単球，マクロファージ）から作られます．①単核細胞は，骨吸収が起こる部位に化学的に引き寄せられます．②骨芽細胞（または骨髄間質細胞）が，マクロファージ・コロニー刺激因子（単核細胞から破骨細胞への分化を促進する増殖因子：M-CSF）を産生します．③「破骨細胞分化因子」（RANKとRANKL）によって破骨細胞が作られます．

破骨細胞の形成を抑制するのが，破骨細胞分化抑制因子です（**図1-59**）．

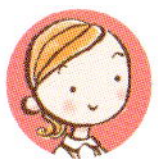

成長因子：成長因子ともいう．細胞の増殖や分化を促進するタンパクのこと

転写因子：DNAに特異的に結合し，遺伝子の転写を制御するタンパクのこと

Ⅰ型コラーゲン：30種類以上あるコラーゲンタンパクの1つで，皮膚，靭帯，骨などに含まれている．細線維を形成する線維性コラーゲンである．骨に存在するⅠ型コラーゲンは骨に弾力性をもたせるはたらきをしている．

フィブロネクチン：細胞外基質を構成する糖タンパクで，線維芽細胞などによって作られる．細胞の接着や分化において重要な役割をしている．

オステオポンチン：骨に含まれる非コラーゲン性タンパクの1つで，骨芽細胞や破骨細胞が分化したり機能発現するときにはたらく．

オステオカルシン：骨に含まれる非コラーゲン性タンパクの1つで，骨芽細胞によって作られる．骨の石灰化やカルシウムイオンの恒常性維持にはたらく．

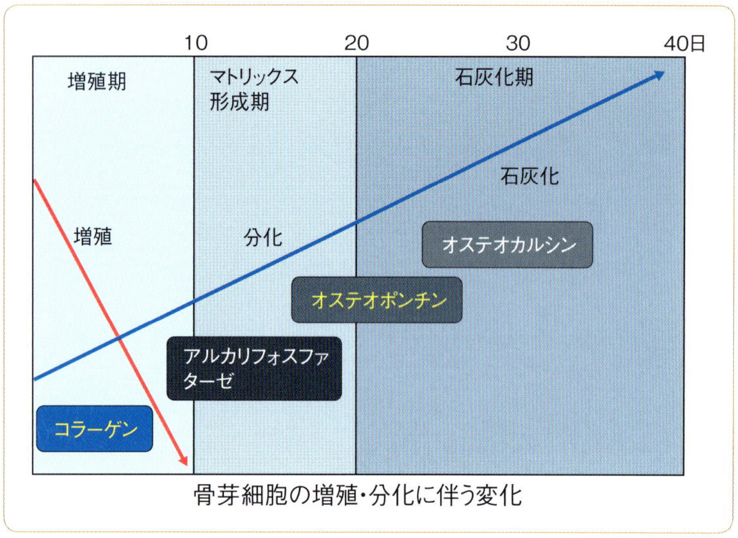

図1-57　骨芽細胞の成熟に伴う増殖，分化，機能発現との相関を示す模式図

骨芽細胞の成熟・機能発現は，3つの時期に分けられる．最初の約10日は増殖期で，細胞増殖ははじめ活発で次第に低下する．次の10日間は基質形成期で，アルカリフォスファターゼ活性の上昇，オステオポンチンの発現が見られる．20日以降は石灰化期で，オステオカルシンが発現し，無機質が形成される．図中の赤い線は増殖能を，青い線は分化能を示す．（文献[4]より）

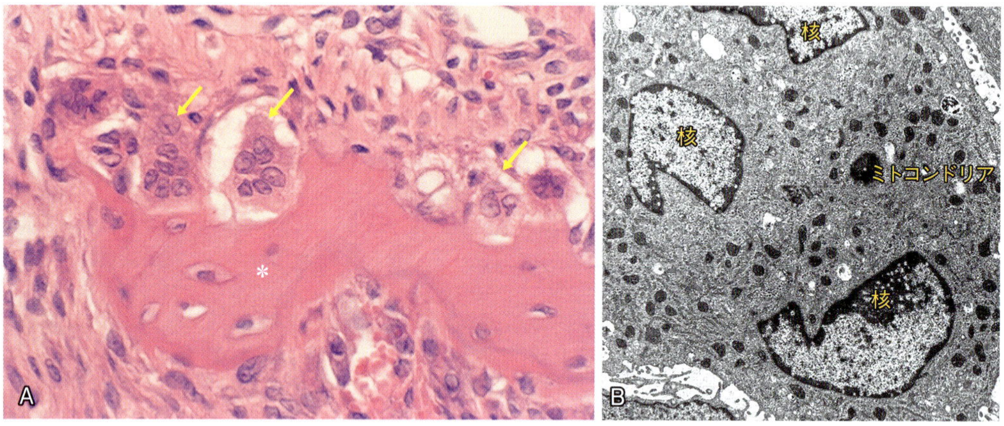

図1-58　破骨細胞の構造

A：光学顕微鏡写真．歯槽骨（＊印）表面に破骨細胞（黄色矢印）が出現している．好酸性の（ピンク色に染まる）細胞質内に多数の核が存在する．

B：電子顕微鏡写真．破骨細胞は，少なくとも3つの核を有し，細胞質には多くのミトコンドリアが散在している．（文献[4]より）

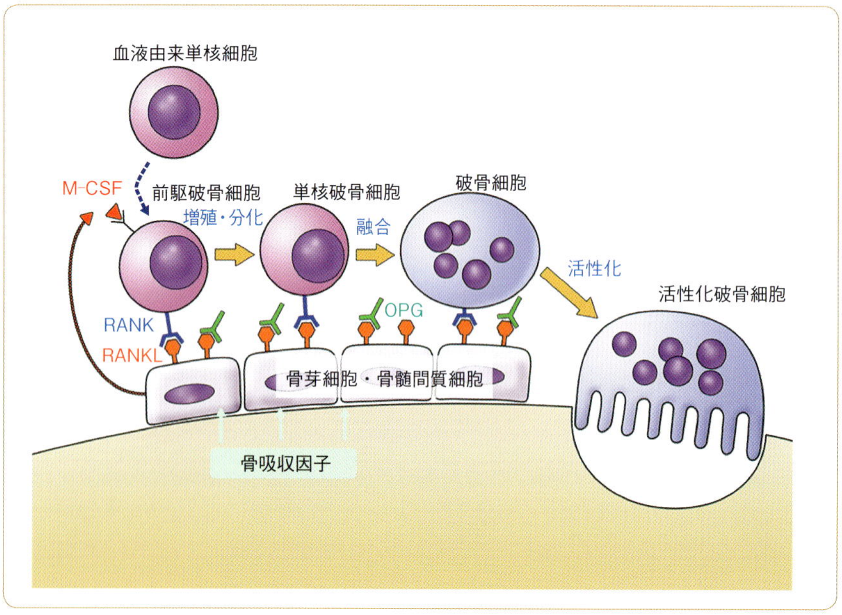

図1-59　破骨細胞による骨吸収メカニズムを示す模式図

破骨細胞は，血液由来の単核細胞（単球，マクロファージ）から作られる．マクロファージ・コロニー刺激因子（M-CSF）が，単核細胞から単核破骨細胞や骨細胞への分化を促進する．破骨細胞が形成されるために重要な因子はRANKとRANKLである．

骨芽細胞が分泌するオステオプロテゲリン（OPG）は，RANKLに対する「おとり」であり，破骨細胞の分化を妨げる．

（文献[11]を一部改変）

Q-2 応力によって骨増生は起きるの？

A ピエゾ電流が発生するためと考えられています．

ブリッジのポンティック直下の骨が増生することがあるという臨床的報告があります．なぜ骨が増生するのか，その理由は科学的に証明されていませんが，1つの仮説が出されています．

支台歯に咬合圧が加わると，その力は歯根膜を介して歯槽骨に伝えられ，力が分散されると考えられます．支台歯の周辺に比較的しっかりした緻密骨（固有歯槽骨，歯槽硬線）が存在すると，緻密骨内にも圧力が伝わります．骨組織が力学的な圧力によって，わずかなひずみを受けると，骨の表面に＋（プラス）と－（マイナス）の電極が生じます．これをピエゾ反応またはピエゾ電流といいます．－（マイナス）の荷電は骨膜内に存在する骨芽細胞を活性化し，骨が形成されます．支台歯に加わった力がポンティック直下の骨にまでひずみとして伝達され，ピエゾ電流が発生するためには，支台歯周囲に緻密骨が形成されていることが重要な条件と思われます．（**図1-60**）

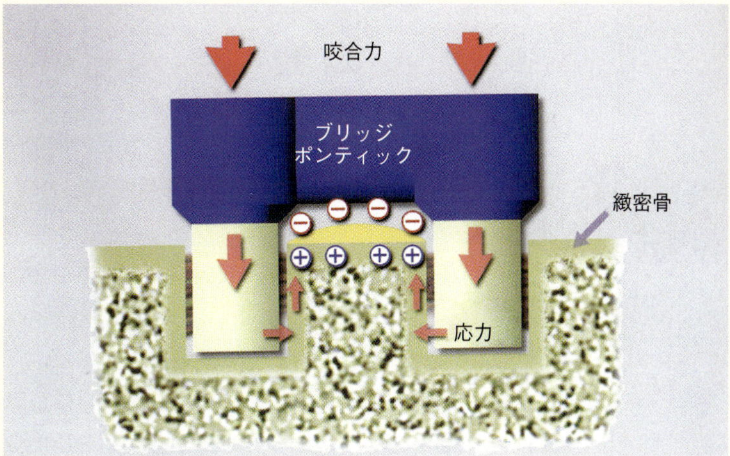

図1-60　ブリッジポンティック下における骨増生の機序（仮説）
支台歯に加わった力（咬合圧）は，歯根膜を介して歯槽骨に伝えられる．支台歯周辺の緻密骨（固有歯槽骨；歯槽硬線）にも咬合圧が伝わる．骨組織がわずかなひずみを受けると，骨の表面にピエゾ電流が生じ，これが骨膜内の骨芽細胞を刺激して骨が形成される．（文献[12]より）

ちょっと詳しく！ 破骨細胞分化因子と破骨細胞分化抑制因子

破骨細胞の分化は，破骨細胞分化因子によって引き起こされる．破骨細胞分化因子は，間質細胞や骨芽細胞の細胞膜上に発現するRANKLと，破骨細胞前駆細胞の細胞膜上に発現するRANKである．RANKはReceptor Activator of nuclear factor-κBの略で「核因子-κB活性化受容体」の意味であり，RANKLはRANKリガンド（受容体と特異的に結合する物質）の略である．

一方，破骨細胞分化抑制因子は破骨細胞の分化を妨げるオステオプロテゲリンである．オステオプロテゲリンは，腫瘍壊死因子レセプターのスパーファミリーに属する糖タンパクで骨芽細胞によって分泌される．

歯槽骨にはどのような機能があるの？

1．歯槽骨の機能

歯槽骨は歯根膜を介して歯を支持するだけでなく，歯の成長，萌出，運動，咬耗，歯の喪失など三次元的な移動・傾斜などの歯の位置の変化にダイナミックに適応することが重要な機能です．

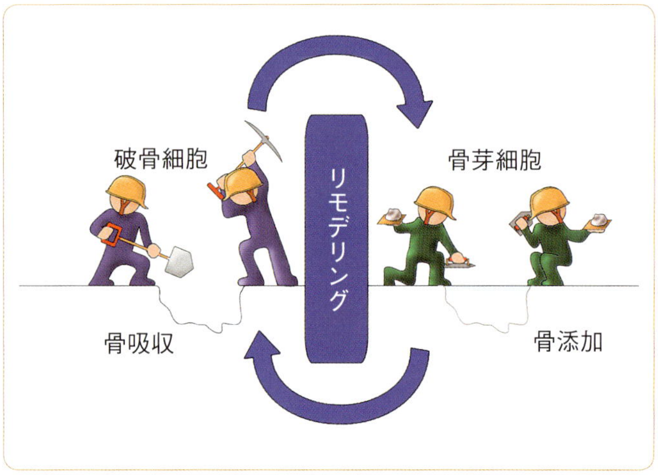

図1-61　骨のリモデリング
歯槽骨は身体の他の部位の骨と同様，常に骨吸収と骨添加が繰り返されて，常に新しい骨に置き変わっている．この改造現象をリモデリングといい，骨吸収には破骨細胞が，骨添加には骨芽細胞がはたらいている．

2. 骨のリモデリング

歯槽骨は身体の他の部位の骨と同様，常に骨吸収と骨添加が繰り返されて，常に新しい骨に置き変わっています．この改造現象をリモデリングといい，骨芽細胞と破骨細胞がはたらいています（**図1-61**）．

このように骨は，常に新陳代謝を繰り返し，古い骨を壊し新しい骨を作っています．1年間に身体の20～30%の骨が新しいものに入れ代わるといわれています．ほぼ4年ごとに全身の骨はリフォームされていることになります．

このようにしなければ，硬くて強い骨を何十年もの長い間維持することはできません．硬くてしなやかな，しかも骨折などに迅速に反応するために，常に新しい骨を全身に供給するために骨のリモデリングは起こっています．

前述のように，歯槽骨においても歯根膜を介して歯を支持するだけでなく，歯の成長，萌出，運動，咬耗，歯の喪失，矯正による歯の移動などによって微妙に変化する歯の位置に適合しなければなりません．このために，歯槽骨はからだの他の部位の骨と同様，リモデリングが起きているのです．

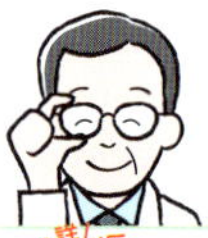

ちょっと詳しく　歯槽骨のリモデリング

咬耗などにより1年間に失われるエナメル質は，1歯あたり8～72μmといわれている．歯根膜の幅が150～380μmであるから，歯は1年間で随分移動していることになる．骨のリモデリングは，このような咬合に伴う歯の近心方向および咬合面方向への生理的な移動に密接に関連している．

歯槽骨におけるリモデリング率を調べた結果では，ハバース管で全体の10～20%，内骨膜で全体の20～30%と特に高い値であったと報告されている．また，歯の成長期，乳歯の萌出時，永久歯との交換の時期には，特に顕著なリモデリングが見られる．

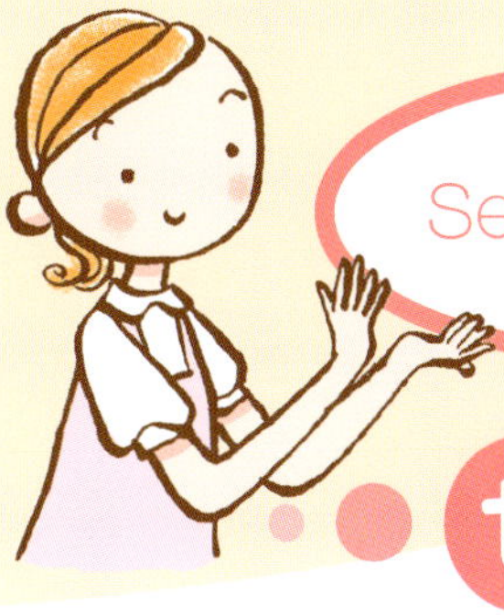

Section 3 セメント質

セメント質はどのような構造になっているの?

1. セメント質の特徴

セメント質は，歯根象牙質の表面を覆う硬組織であり，歯根膜を介して歯を歯槽窩に付着させることにより歯を支持しています．セメント質は，ルートプレーニングなど歯科衛生士の日常臨床と密接に関係する身近な組織です．組織学的に，セメント質は骨に類似していますが，血管も神経もないことが骨と異なる点です（**図1-62**）．

セメント質は，エナメル質や象牙質と比べると軟らかく，無機質の含有率は約65%です．無機質の大部分は，ハイドロキシアパタイトによって占められています．無機質が沈着していない状態のセメント質をセメント前質または類セメント質といいます．

セメント質を構成する有機質のほぼ90%はコラーゲンで，さらにヒトではセメント質のコラーゲンのタイプはⅠ型のみです．

2. 無細胞性セメント質と細胞性セメント質

セメント質は，その構造から，無細胞性セメント質と細胞性セメント質に大別されます．さらに，その機能から，①無細胞性無線維性セメント質，②無細胞性外部性線維性セメント質，③細胞性混合重層性セメント質，④細胞性固有線維性セメント質，に分けられます（**表1-7**）．無細胞性外部性線維性セメント質は歯頸部付近に存在し、細胞性混合重層性セメント質は根尖部および根分岐部に認められます．

表1-7　セメント質の分類

細胞性セメント質	細胞性セメント質
無細胞性無線維性セメント質	細胞性混合重層性セメント質
無細胞性外部性線維性セメント質	細胞性固有線維性セメント質

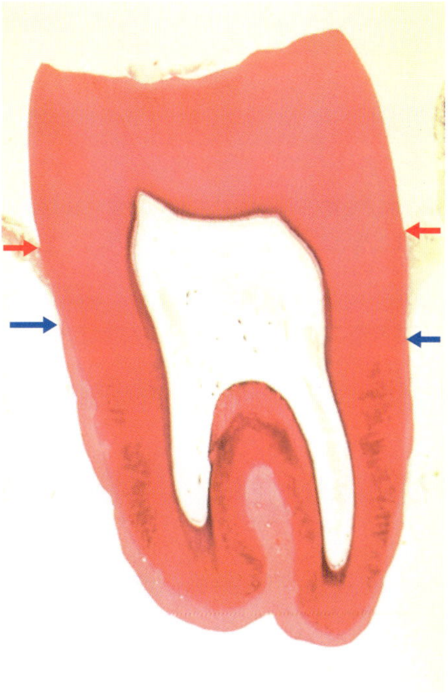

図1-62　セメント質の組織像
セメント質の厚さは，セメント質の種類によって異なり，一定ではない．
歯頸部付近には，無細胞性外部性線維性セメント質が存在するが，厚さは約30～230 μmで非常に薄い（赤色矢印）．
根尖部周囲には，細胞性混合重層性セメント質が添加されるが，厚さは100～1,000 μmで無細胞性外部性線維性セメント質の3～4倍もある（青色矢印）．（文献[4]より）

セメント質の発生

セメント質は歯小嚢から発生する．まず，内エナメル上皮と外エナメル上皮が1つになって結合組織中に増殖し，ヘルトヴィッヒ上皮鞘を形成する．これが歯乳頭の細胞を誘導し，象牙芽細胞に分化させる．象牙芽細胞によって象牙質が形成されると，今度は象牙質が歯小嚢の細胞を誘導し，セメント芽細胞に分化させる（**図1-63**）．

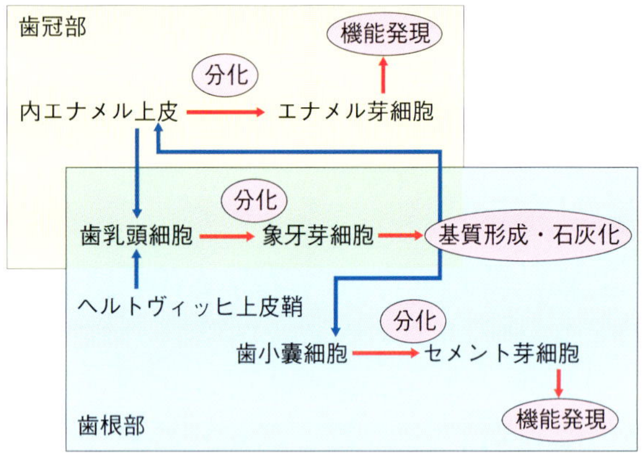

図1-63　セメント質の発生と分化

歯冠部でのエナメル質と歯冠部象牙質の発生と分化は，「内エナメル上皮の誘導による歯乳頭細胞から象牙芽細胞への分化，象牙質基質の誘導による内エナメル上皮からエナメル芽細胞への分化」，で説明される（図上半分の黄色のシート部）．

一方，歯根部におけるセメント質と歯根部象牙質の発生と分化は，「内エナメル上皮と外エナメル上皮が1つになって結合組織中に増殖し，ヘルトヴィッヒ上皮鞘を形成する．これが，歯乳頭細胞を誘導し，象牙芽細胞に分化させる．象牙芽細胞によって象牙質が形成されると，象牙質が歯小嚢細胞を誘導し，セメント芽細胞に分化させる．セメント芽細胞の機能が発現してセメント質を形成する」と説明できる（図下半分の青色のシート部）．（文献[4]より）

Q-1 セメント質の厚さは一定なの？

A セメント質の種類によって厚さは異なります．

セメント質の厚さは，セメント質の種類によって異なり，一定ではありません．

無細胞性無線維性セメント質は，細胞もコラーゲン線維も含まれていません．厚さは1～15μmと極めて薄いものです．

無細胞性外部性線維性セメント質は，ほとんどの部分が密集したシャーピー線維の束から成り，歯根の歯頸側1/3の部分に見られます．厚さは約30～230μmです．

細胞性混合重層性セメント質は，細胞と線維（シャーピー線維，固有線維）を含むセメント質で，セメント質の層が数層から数十層重なっています．厚さは100～1,000μm，あるいはそれ以上で，根尖側1/3および根分岐部に見られます．

細胞性固有線維性セメント質は，歯根の吸収窩を満たすセメント質で，厚さは吸収の深さによってさまざまです．セメント質は加齢に伴って厚さを増します．特に，細胞性（混合重層性）セメント質が大量に作られてセメント質を厚くします（p.42参照）．

3．セメント質を構成する細胞

1 セメント芽細胞

セメント芽細胞は，セメント質と歯根膜との境界面に存在し，セメント質形成に関与する細胞です．しかし，セメント芽細胞はセメント質表面の全体を完全に覆うようには存在していません．骨芽細胞が骨組織表面を常にシールしているのと大きく異なります．骨芽細胞と同様，セメント芽細胞は，8～12μmの大きさで立方形を呈しています（**図1-64**）．

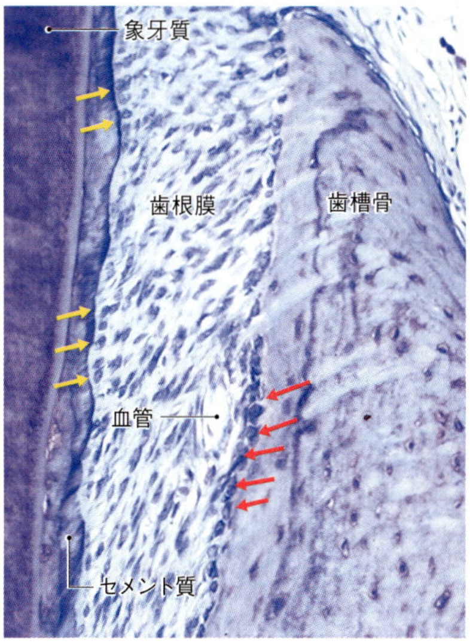

図 1-64 セメント芽細胞
セメント芽細胞は，セメント質と歯根膜の境界面に認められる（黄色の矢印）が，セメント質表面の全体をシールするようには存在していない．セメント芽細胞は 8～12 μm の大きさで，立方形を呈している．赤色の矢印は，歯槽骨表面の骨芽細胞を示す．（文献[4]より）

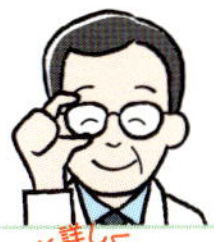

ちょっと詳しく！

セメント芽細胞

異なる種類のセメント芽細胞が知られている．1つはヘルトヴィッヒ上皮鞘*に由来するセメント芽細胞で，これは無細胞性セメント質を産生する．もう1つは歯小嚢由来のセメント芽細胞で，これは細胞性セメント質を形成する（**表1-8**）．

表 1-8 セメント芽細胞の種類

	由来	産生するセメント質
セメント芽細胞 1	ヘルトヴィッヒ上皮鞘	無細胞性セメント質
セメント芽細胞 2	歯小嚢	細胞性セメント質

ヘルトヴィッヒ上皮鞘：エナメル質の形成に関わっていた内エナメル上皮と外エナメル上皮が1つになった細胞集団で，歯根の外形を決めるはたらきをし，最後はマラッセ上皮遺残として歯根膜の中に残る．

2 セメント細胞

セメント細胞は，セメント芽細胞から作られ，セメント芽細胞が産生したセメント質に取り囲まれています．構造的，機能的には骨細胞に似ていて，細胞性セメント質（細胞性混合重層性セメント質や細胞性固有線維性セメント質）の中に認められます．セメント質は，数層から十数層のセメント質が重なり合った構造を呈しています．隣接するセメント質層は，厚さ数μmの層板間層によって仕切られています（**図 1-65-A**）．

ボディアン染色で観察すると，セメント細胞はセメント小腔中に認められ，細く複雑な突起を周囲に伸ばしています．不規則に分岐する突起は，隣接するセメント小腔から伸びた突起と互いに連絡する像も観察されます（**図 1-65-B**）．

セメント質にはどのような機能があるの？

1．セメント質の機能

セメント質の主な機能は，歯根膜シャーピー線維を介して固有歯槽骨に歯を固定することです． この機能を十分に果たしているのが，無細胞性外部性線維性セメント質です．細胞成分を含む細胞性混合重層性セメント質は，セメント質溶解に関連して恒常性維持に関わっています．歯根の外部吸収，歯槽内の歯根破折および歯根端切除術後の根尖孔の閉鎖など，セメント質の修復過程で重要な役割を果たしています．

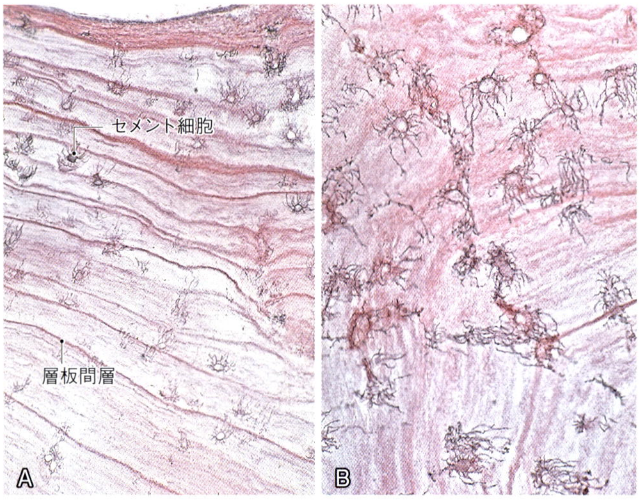

図1-65　細胞性混合重層性セメント質内のセメント細胞
A，セメント質は，数層から十数層のセメント質が重なり合った構造を呈する．隣接するセメント質層は，厚さ数μmの層板間層によって仕切られている．セメント細胞は，セメント小腔中に認められる．
B，セメント小腔中のセメント細胞は，細く複雑な突起を周囲に伸ばしている．不規則に分岐する突起は，隣接するセメント小腔から伸びた突起と互いに連絡する像も観察される．
（A, Bともボディアン染色）（文献[4]より）

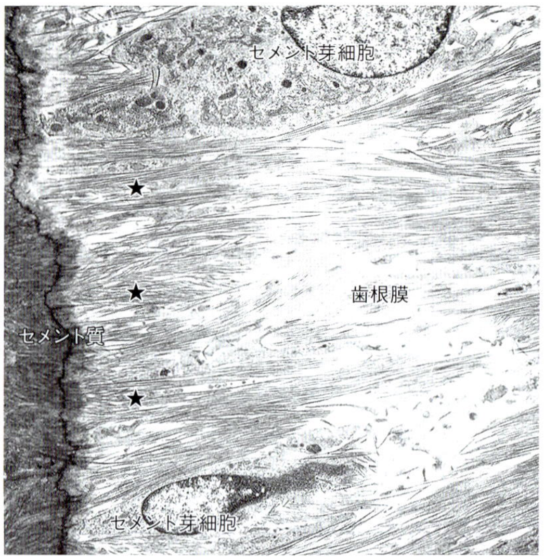

図1-66　シャーピー線維とセメント芽細胞の電子顕微鏡写真
セメント質から歯根膜へ走行するシャーピー線維（★）は，セメント質中に垂直に埋入され，歯根膜の中のコラーゲンと連続している．シャーピー線維は，歯小嚢と歯根膜線維芽細胞によって形成される．セメント芽細胞の細胞内には，豊富な小器官が観察される．（文献[4]より）

2. セメント質の添加

セメント質の添加は，咬合機能を営んでいる歯のみならず，埋伏歯にも同様に認められることから，セメント質の厚さの増加は咀嚼機能の結果というより，むしろ歯の加齢に直接関係していると考えられています．加齢に伴うセメント質の添加は，主として細胞性セメント質が関連しているといわれています．

一方，歯周外科処置後のセメント質添加も，新しいセメント質のシャーピー線維が新生歯根膜と結合することによって，強固で機能的な付着構造（結合組織性付着）を獲得することが臨床的に重要です．（**図1-66**）．炎症によってセメント質はどうなるかについてはp.75「6．歯周炎によるセメント質の変化」の項で詳しく説明してあります．炎症による変化を要約すると，セメント質に埋入しているシャーピー線維が断裂したり，セメント質の変性や壊死が引き起こされます．

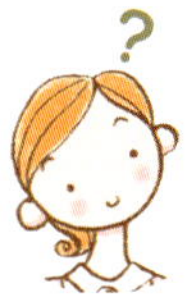

Q-2　セメント質の添加はなぜ起きるの？

A 線維性付着に必要な活性の高いセメント質を維持するためです．

セメント質の表層は，若くて活性が高いですが，深部は活性が低くなっています．活性が低いセメント質では，シャーピー線維による強固な線維性付着を得ることは難しいのです．そのため，セメント質では持続的に添加が起きることによって，生活力の低い石灰化したセメント質の層が新しい層によって覆われ，その結果高い生活力をもつ新しい層と生きている未石灰化の線維性付着が常に維持されていると考えられます．

セメント質の添加は，咬合機能を営んでいる歯に限らず，埋伏歯にも同様に認められることから，セメント質の厚さの増加は咀嚼機能の結果ではなく，歯の加齢に直接関係していると考えられています．加齢に伴うセメント質の添加は，主に細胞性セメント質によるといわれています．

歯周外科治療後に，より多くのセメント質が添加されることがありますが，それは外科的な処置によって歯根膜の細胞が刺激され，6倍も増殖能が高くなり，大量に増殖した歯根膜由来の未分化間葉細胞がセメント芽細胞に分化して多くのセメント質が作られるためと考えられます．

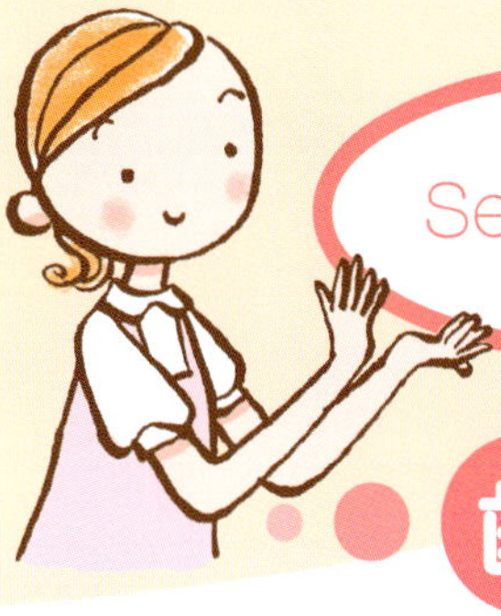

Section 4 歯根膜

歯根膜はどのような構造になっているの？

歯根膜は、歯周組織の再生，歯の移植・再植，萌出，矯正学的歯の移動など日常歯科臨床において中心的な役割を果たしている組織といえます．歯根膜は大変小さな組織ですが，驚くほど優れた機能をもっています．臨床の現場で，治療効果を正しく検証するためにも，健康な歯と口を維持するためにも，歯根膜のしくみとはたらきをよく理解しておくことが必要です．

近年広く応用されるようになったインプラントには，この歯根膜がありません．歯根膜について知ることは，その機能をもっていないインプラントの問題点を理解し，トラブルを回避するなど正しくインプラントをケアすることにもつながります．

1. 歯根膜の幅

歯根膜は，歯のセメント質と歯槽骨を結ぶ線維性の結合組織です．歯根膜の幅には，次のような特徴があります．

(1) その幅はヒトで0.15から0.38mmである．

(2) 一般に歯頸部と根尖部で幅は広く，根中央部では狭くなっている．

(3) 歯根膜の幅は，加齢に伴って減少する．

(4) 過剰な力を受けている場合には，幅は広くなる．

(5) 埋伏歯のように全く咬合圧を受けていない場合は，幅は狭くなる．

したがって，臨床的にはX線写真上の歯根膜の幅から，その歯の機能状態を知ることができます．また，意図的歯牙移植を行う場合には，根中央部で歯根膜の幅が狭くなっていることに十分留意する必要があります．

2. 歯根膜の構成成分

歯根膜を構成する成分は，**表1-9**のようにまとめることができます．

表1-9　歯根膜の構成成分

細胞成分		細胞外質	その他
①線維芽細胞	⑤破骨細胞	①コラーゲン線維	①血管
②骨芽細胞	⑥破セメント細胞	②オキシタラン線維	②リンパ管
③セメント芽細胞	⑦マラッセ上皮遺残	③細胞・線維外基質	③神経
④破線維細胞	⑧未分化間葉細胞		

3. 歯根膜の細胞

1 歯根膜の細胞成分

歯根膜には，①線維芽細胞，②骨芽細胞，③セメント芽細胞，④破線維細胞，⑤破骨細胞，⑥破セメント（破歯）細胞，⑦マラッセ上皮遺残，⑧未分化間葉細胞の細胞成分が存在します（**図1-67**）．

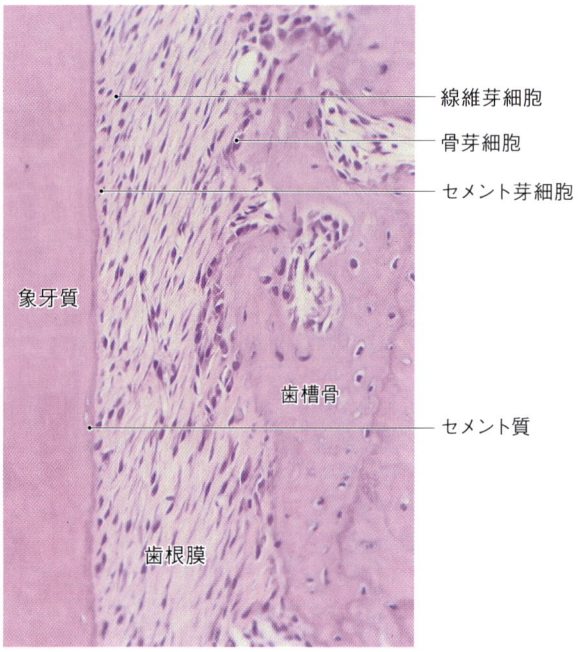

図 1-67　歯根膜の組織像
歯根膜には，線維芽細胞，骨芽細胞，セメント芽細胞，破線維細胞，破骨細胞，破セメント（破歯）細胞，マラッセ上皮遺残の細胞成分が存在する．（HE 染色）（文献[4]より）

Ⅰ型コラーゲン：代表的な線維性コラーゲン．骨，皮膚，歯根膜などに存在する．（p.35 参照）
Ⅲ型コラーゲン：線維性コラーゲンで，Ⅰ型コラーゲンが存在する組織に認められる．細胞の足場をつくるはたらきがあり，創傷治癒時に増える．

ちょっと詳しく! 線維芽細胞

歯根膜を構成する細胞成分で特に重要なのは，線維芽細胞である．通常紡錘形を呈し，歯根膜主線維の走行に平行して線維の間に存在する．線維芽細胞の細胞内には，よく発達した粗面小胞体やゴルジ装置が観察される．（**図 1-68**）．歯根膜線維芽細胞は，主としてⅠ型コラーゲン*と少量のⅢ型コラーゲン*を産生する．

芽細胞は主としてⅠ型コラーゲンと少量のⅢ型コラーゲンを産生する．

歯根膜の線維芽細胞は高いアルカリフォスファターゼ活性を示し，オステオネクチンやオステオカルシンなどの骨形成タンパクの発現をみることから，骨およびセメント質形成能を有している細胞であると考えられている．この点でも歯根膜の線維芽細胞は，歯肉や皮膚の線維芽細胞とは機能的に大きく異なっており，歯周組織の再生に重要な役割を果たすことができると考えられている．

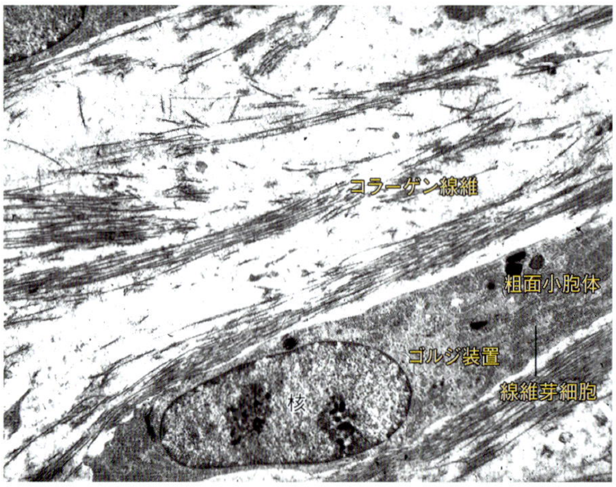

図 1-68　線維芽細胞の電子顕微鏡写真
歯根膜を構成する線維芽細胞は，通常紡錘形を呈し，歯根膜主線維に平行して走行するコラーゲン線維の間に存在する．線維芽細胞はコラーゲン合成細胞であるので，細胞内にはよく発達した粗面小胞体やゴルジ装置が観察される．（文献[4]より）

ちょっと詳しく！ 破線維細胞

コラーゲン細線維を選択的に細胞内に取り込んで，これを分解する細胞，つまり線維を食べる細胞をいう（**図1-69-A**）．歯根膜の線維芽細胞は，コラーゲンや基質を産生するだけでなく，一度形成したコラーゲンを貪食・消化することができる（**図1-69-B**）．線維芽細胞が自分で作ったコラーゲン線維を，破線維細胞が自分で食べて処理しており，一つの細胞がコラーゲン線維を合成するはたらきと貪食・吸収するはたらきを併せもっていると考えられている．

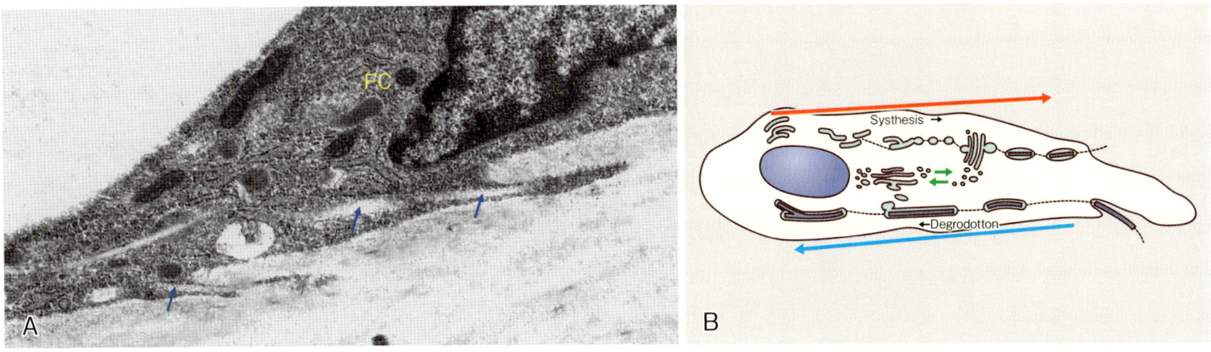

図1-69　破線維細胞
A：破線維細胞によるコラーゲン線維貪食の電顕微鏡写真．破線維細胞（FC）内には，コラーゲン線維を貪食した像（↑）が見られる．（文献[4]より）
B：コラーゲンの産生と貪食を示す模式図．線維芽細胞は，コラーゲンや基質を産生する（Synthesis：赤色の線で示す過程）だけでなく，一度形成したコラーゲンを貪食・消化する（Degradation：青色の線で示す過程）ことができる．（文献[1]を一部改変）

ちょっと詳しく！ マラッセ上皮遺残

結合組織成分から成る歯根膜中で唯一の上皮成分が，マラッセ上皮遺残である．マラッセ上皮遺残は，数個〜十数個の上皮細胞の塊として，限りなくセメント質に近い歯根膜の中に局在する．マラッセ上皮遺残はヘルトヴィッヒ上皮鞘に由来する細胞である（**図1-70**）．マラッセ上皮遺残は増殖して，歯根嚢胞の嚢胞腔を裏打ちする上皮となることが知られている．そのほかに歯根膜の幅を一定に保つ恒常性維持のはたらきがあるのではないかと推測されている．

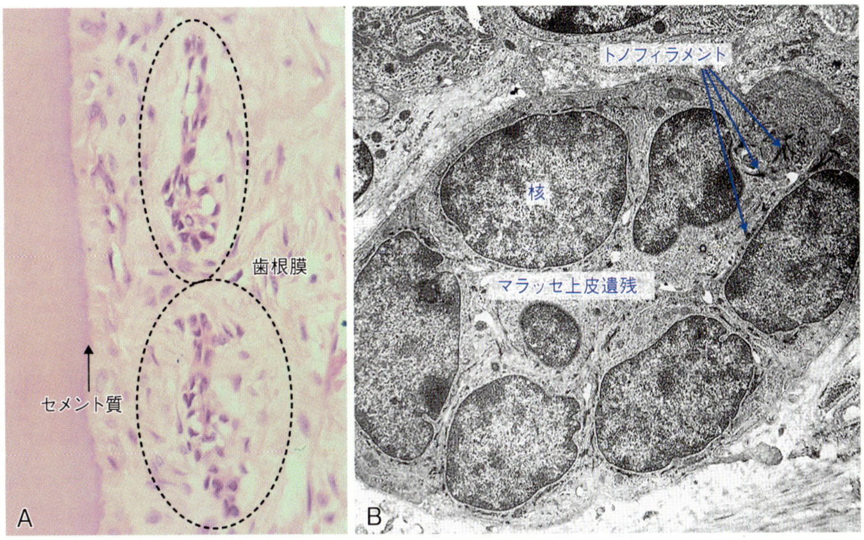

図1-70　マラッセ上皮遺残
A：歯根膜のセメント質の近傍に，20〜30個の上皮細胞が島状に集合している（点線の◯で囲んだ部）のが観察できる．（HE染色）
B：電子顕微鏡写真．マラッセ上皮遺残の細胞は不正形で，大きな核をもっている．ところどころにトノフィラメントが存在する．（文献[4]より）

4. 歯根膜線維

1 コラーゲン線維

歯根膜に存在する線維の大部分は，コラーゲンです（**図1-71**）．Ⅰ型コラーゲンは，代表的な間質コラーゲンで，Ⅲ型とともに結合組織内に広く分布しています．特に，骨，象牙質，腱，および靭帯ではほとんどがこのⅠ型コラーゲンです．

歯根膜のコラーゲン代謝は，非常に活発で，ラット歯根膜におけるコラーゲンの半減期は24

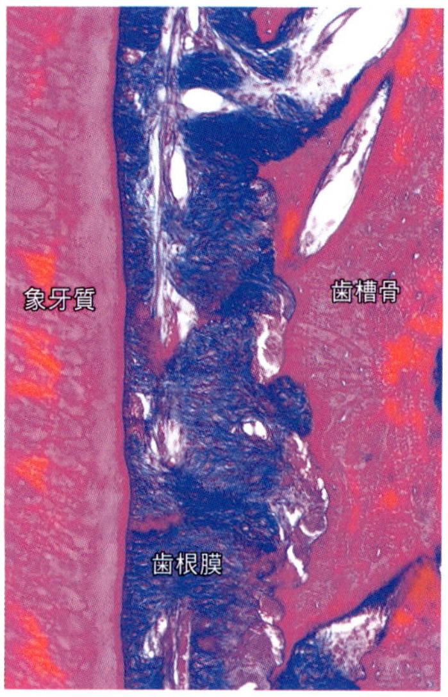

図1-71　歯根膜の組織像
歯根膜における線維の大部分は，コラーゲンである．Azan染色によって，歯根膜中のコラーゲン線維は青色に染まる．(Azan染色) (文献[4]より)

時間以内であるとされ，そのターンオーバーは歯肉や皮膚の5～15倍も速いといわれていて，歯根膜が極めて活性の高い組織であることがうかがえます．

これは，歯根膜の線維芽細胞がコラーゲンや基質を産生するだけでなく，一度形成したコラーゲンを貪食・消化することができるからと理解されています(**図1-69参照**)．

2 オキシタラン線維

オキシタラン線維は，弾力性のある線維で，網目状に歯根の周りを取り囲んでいます．これによって，歯に加わるいろいろな方向からの力を感知して，歯根膜内の血流を調節していると考えられています．

オキシタラン線維は，未熟な弾性線維と構造的に似ていて，非コラーゲン性歯根膜タンパクの約20%を占めています．オキシタラン線維は，弾性染色で染め出されます．乳歯にも永久歯にも認められます．

オキシタラン線維は，歯根周囲を取り巻いて分岐し，網目を形成しています．この線維のネットワークは，歯根中央から根尖1/3の部位に局在していて，この位置は歯の移動に対する支点の付近であることから，どのような方向からの応力にも感知できるので理想的な配列であると考えられています．

5．歯根膜の血管，リンパ管，神経

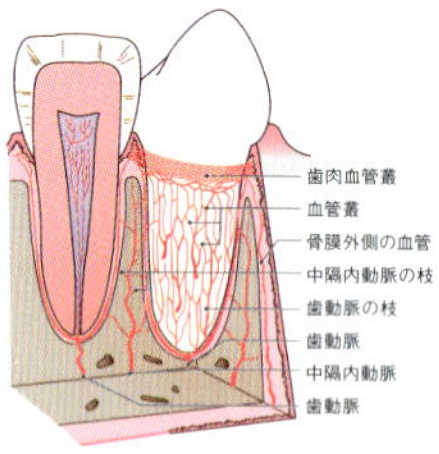

1 血管

歯周組織に供給される脈管は，上顎の上歯槽動脈と眼窩下動脈および下顎の下歯槽動脈です．さらに，歯根膜に分布する血管は，①歯動脈の枝，②歯槽間・根間動脈の枝，③骨膜上動脈の枝，なのです(p.10**図1-10**参照)．

歯動脈の枝は，根尖部歯根膜に始まり，歯根膜内で分岐吻合し，付着上皮直下で歯肉血管叢を形成します．

歯根膜の血管の特徴は，以下のとおりです．

(1) 血液供給は，側切歯で最も少なく，第二大臼歯で最も多い．
(2) 単根歯の血液供給は，歯頸部1/3で最も多く，中央1/3で最も少ない．
(3) 近遠心面は，頬舌面よりわずかに血液供給が多い．
(4) 局所麻酔薬と歯髄の血流量とは関連がある(p.48「ピンク・トゥース・シンドローム」参照)．

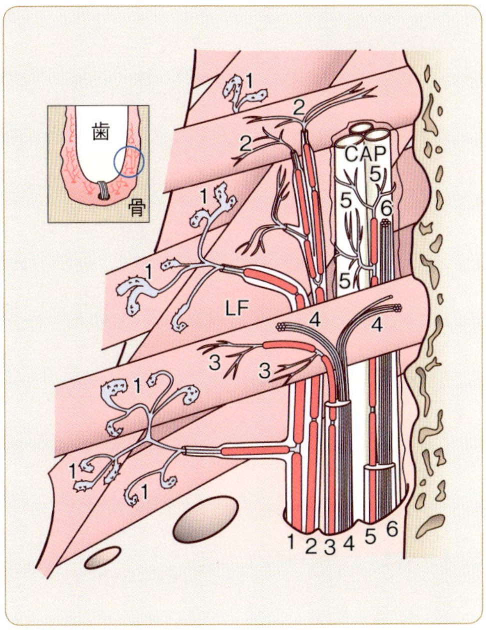

図 1-72　歯根膜に分布する神経終末
歯根膜には，自由神経終末と特殊神経終末の感覚受容器が存在する．
個々のシャーピー線維には，神経終末が張り付いてシャーピー線維の牽引の程度を感じ取っている．
1：ルフィニ様複雑終末，2，3，5：ルフィニ様単純終末，4，6：自由神経終末，CAP：毛細血管
（文献[3] を改変）

2 リンパ管

歯根膜におけるリンパ管は，歯槽骨側からはじまり根尖方向に流出していますが，血管と比べるとリンパ管のネットワークは非常に小さいものです．

3 神経

歯根膜は，豊富な知覚神経支配を受けており，これによって歯に加わるさまざまな大きさの力を感知することができます．

歯根膜には，その感覚受容器として典型的な自由神経終末と特殊神経終末（ルフィニ神経終末，コイル状神経終末および紡錘形神経終末）が存在します．自由神経終末は主として痛覚を感じ取り，特殊神経終末は機械感覚および歯の位置感覚を感受します．

個々のシャーピー線維には，ルフィニ小体*などの神経終末が張り付いてシャーピー線維の牽引の程度を感じ取っています（**図 1-72**）．

ルフィニ小体：圧を感知する受容器で，歯根膜のほか皮下組織，腱，靭帯などに分布する．

歯 根膜にはどのような機能があるの？

歯根膜の機能は，大きくは，①支持，②感覚，③栄養，④恒常性，⑤再生に分けられます．もう少し具体的にいえば以下のとおりです．

(1) 支持は，歯を支えるはたらきです．歯根膜は，歯を歯槽の中にしっかり収めると同時に歯に加わった力をクッションのように分散して歯を支えています．

(2) 感覚は，歯に加わったさまざまな大きさの力，痛みや，位置，触圧などを感知するはたらきです．パスタのゆで加減を表すアルデンテは，イタリア語で「歯ごたえのある」という意味で，歯根膜に備わっている感覚機能によるものです．

(3) 栄養は，前に述べた血管によって歯根膜組織に運ばれます．

(4) 恒常性は，歯根膜組織が常に変わらないしくみとはたらきを保つ状態をいいます．たとえば，ヒトでは歯根膜の幅は 0.15～0.38 mm を維持していますが，これは歯根膜の恒常性維持のはたらきによるものなのです．

(5) 再生は，失われた組織・細胞が元に戻ることです．歯根膜には歯根膜組織だけでなく，歯槽骨やセメント質も作る素晴らしい機能が備わっています（p.96 参照）

1. 歯の支持，感覚，栄養

1 支持

歯根膜が歯を支持していることは，周知の事実です．主線維（コラーゲン線維），基質および結合水あるいは血管内の血流が関与していると推測されています．歯に加わった力に対して，歯根膜全体がクッションとして働いています．

15～0.38 mmの幅しかもたない歯根膜の容積は非常に小さく，強力な機械的刺激に十分耐えられるほどの容積をもっていません．咀嚼力が加わると，歯根膜には圧迫と牽引が引き起こされ，このとき歯は歯槽の中に沈下して留まっているのです．

2 感覚

歯根膜を支配する神経は，歯槽神経の枝で，直径 1～14 μmの神経線維から成っています．歯根膜受容器の感覚神経が，20～50本集まって歯槽神経に入っています．受容器は，歯根の中間部から下 1/3 部に多く分布し，自由神経終末*，クラウゼ小体*，ルフィニ小体が存在する．各歯牙間における受容器の分布は，前歯の歯根膜では密で，臼歯では疎となっています．このため，前歯部のほうが敏感であると考えられています（**図 1-72** 参照）．

クラウゼ小体：圧覚，触覚，冷覚を感じとる神経終末である．

自由神経終末：痛覚を感じとる神経終末である．

歯根膜コラーゲン線維には，上記の受容器が分布していて，これによって歯に加わるさまざまな大きさの力を感知することができます．軟らかい食物，歯ごたえのある食物，異物などを瞬時に判別できるのはこのためです．

3 栄養

歯根膜組織の栄養を供給しているのが，血管です．歯根膜に分布する血管は，①歯動脈の枝，②歯槽間・根間動脈の枝，③骨膜上脈の枝から供給されています（p.10 **図 1-10** 参照）．歯根膜の血管は，柵状に配列し，歯根の長軸に平行しています．

歯根膜中に分布する血管は，セメント質寄りには少なく，歯槽骨寄りに多く見られます．また，歯根膜では増殖能をもった細胞が，血管周囲に多く存在することも知られています．

ちょっと詳しく！

ピンク・トゥース・シンドローム（pink tooth syndrome）

歯科臨床では一般的な局所麻酔は，麻酔薬が歯根膜内を浸透し，根尖部に及んで歯髄の感覚が麻痺する．この際，麻酔薬に含まれる血管収縮剤エピネフリンの作用によって，5分後には歯髄内の血流量が75％も減少し，わずか25％程度となる．さらに，歯根膜注射の場合は，5分後に完全に歯髄内の血流が停止してしまう．このような条件下で歯を切削し，切削熱が歯髄に加わると，歯髄壊死が引き起こされる．このような変化は，臨床的にはピンク・トゥース・シンドロームと呼ばれている．

2. 細胞活性の調節，恒常性

歯根膜は，増殖，合成，吸収，コラーゲンのターンオーバー，歯根セメント質の吸収・修復，固有歯槽骨の改造などの細胞活性を調節しています．これによって，歯根膜の幅は一定に維持されます（恒常性が保たれる）．発生・成長，咀嚼機能，治療などにおいて，歯と歯槽窩との関係を連続的に適応させるには，これらすべてのメカニズムが必要です．

特に，コラーゲンのターンオーバーがかなり高いことが古くから知られています．具体的には，成熟したコラーゲンのターンオーバーの半減期（合成されてから吸収されるまでの時間の半分）は，歯根膜で1日，歯肉で5日，歯槽骨で6日，皮膚では15日であるとされています（**図1-73**）．これらのことから，歯根膜が非常に大きな適合性を有する組織であることがわかります．

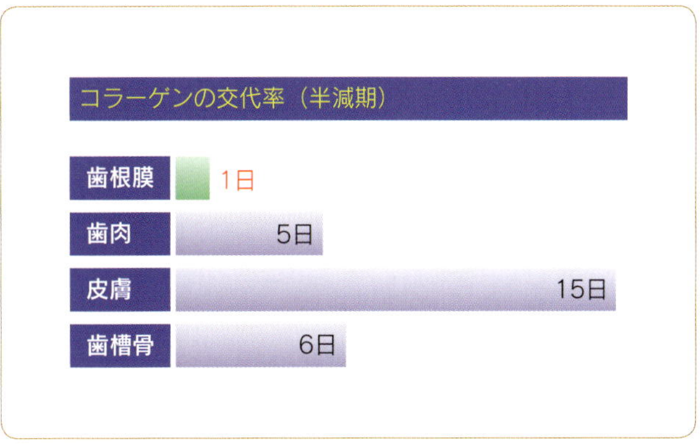

図1-73　コラーゲンの交代率

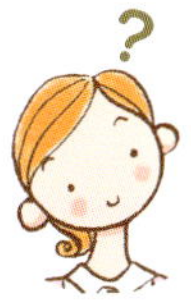

Q-1 矯正によって歯が移動しても歯根膜の幅は一定なの？

A

生物学的に適切な強さの矯正力を歯に作用させると，歯は次第に力を作用させた方向へと移動していきます．矯正学的移動時の典型的な歯の移動とその移動量は，**図1-74**のように表すことができます．

歯に力が加わると，ただちに歯は移動しはじめます．歯が歯根膜の幅に相当する距離（0.15〜0.38mm）を移動すると，歯の移動は止まり，硝子化（壊死）期となります．歯が移動しないこの間に，圧迫側では骨および壊死組織の吸収が起こり牽引側では新生骨が添加されます．歯根膜が生理的な状態に戻る10日ないし3週後には，歯根膜の幅は元の幅に戻ります．つまり，矯正によって歯が移動しても矯正力が及ばなくなると，歯根膜の幅は元に戻り一定の距離を維持するのです．また，さらに矯正力が加わると再び歯は移動します．

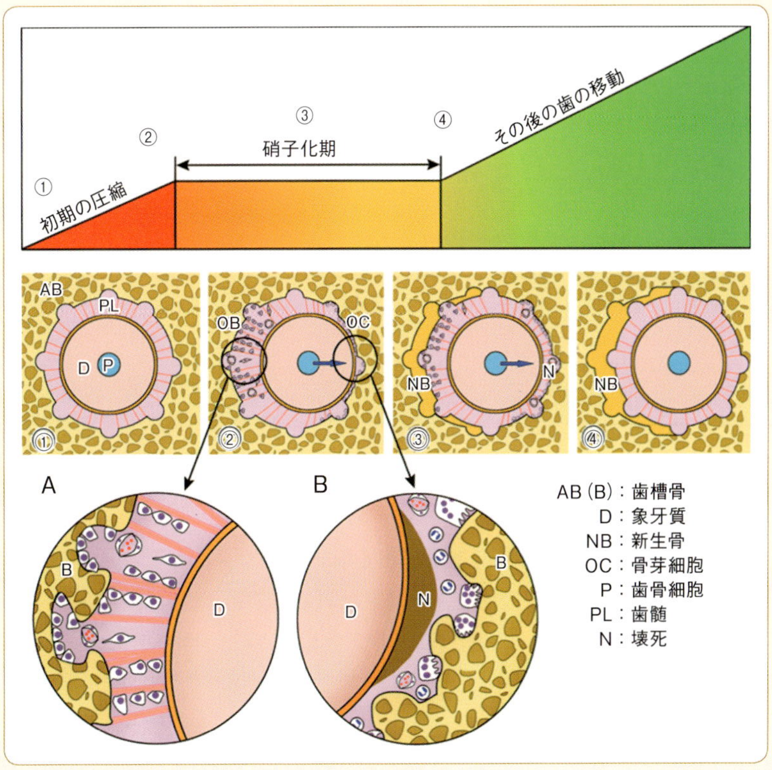

図1-74　歯の移動と移動量を示す模式図

矯正学的移動時の典型的な歯の移動とその移動量は，図上段に示すとおりである．

力が加わると，歯は移動しはじめる（図上段①，初期の圧縮）．歯が歯根膜の幅に相当する距離を移動すると，歯の移動は止まる（図上段②）．硝子化期になると，歯は移動しない（図上段③）．この間に，圧迫側では骨吸収が起こり牽引側では新生骨が添加される（図中段②）．歯根膜が生理的な状態に戻ると，歯根膜の幅は元の幅に戻る．また，さらに矯正力が加わると再び歯は移動する（図上段④）．

図下段は，圧迫側と牽引側の組織変化を拡大した模式図である．

（文献[4]より）

明らかに，細胞が存在しなければ，骨のリモデリングは起こりません．壊死した組織が存在すれば，歯の移動は停止します．歯根膜の壊死部分に新しい細胞が再度集まり，破骨細胞によって骨が除去されると，歯の移動が再びはじまります．この移動は，新生線維芽細胞による歯根膜コラーゲンの積極的なリモデリングおよび新生骨の形成と一致して起きています．

Q-2 歯根膜線維の役割は何？

A 歯根膜線維の役割は，支持，感覚，恒常性，再生，です．

歯根膜の機能は，①支持，②感覚，③栄養，④恒常性，⑤再生ですが，支持機能における歯根膜コラーゲン線維の役割は，既述しました（p.48「歯の支持」の項参照）．歯根膜の感覚受容器は，コラーゲン線維に存在し，歯根膜に加わった力はコラーゲン線維に伝わり，線維が受けた引っぱり強さを感覚受容器が感知しているので，歯根膜線維は感覚機能にも関与していることになります．さらに，歯根膜コラーゲンの高いターンオーバーは組織適合性を高めており，恒常性維持機能にも大きく寄与していることになります．恒常性維持機能と再生機能は細胞レベルで協調しているので，歯根膜線維は間接的に再生とも関わっていると考えられます．

Q-3 歯根膜はどのくらいの力を加えると壊死するの？

A 力の大きさ，継続時間，作用方向などによって違ってきます．

歯根膜は，全体として粘弾性ゲルのようなはたらきをしていると考えられています．歯根膜は同一の構造をもつ単相性の組織ではなく，細胞，線維，神経，脈管などの複雑な構成成分から成り，その特性は引っぱり強さ，粘弾性，流体力学的制御にあり，リモデリングに関連する細胞の活性にも関与しています．

このような歯根膜に矯正力が加わると，完全な貧血と血管の破壊が起こり，圧迫された領域は壊死に陥ります．歯根膜内の小さな血管は15g程度の弱い力によって，血液が消失し流入（虚脱と回復）することが示唆されています．したがって，15g程度の弱い力が歯根膜に作用しても，毛細血管の分布領域には小さな壊死が引き起こされる可能性があります．

約500gの力を与えると，圧迫側では貧血が生じますが，はじめは細静脈と毛細血管に起こり，力を増加させると動脈にも貧血が及ぶといいます．中動脈の貧血が長時間続くと，かなり広い範囲の壊死が生じると予測できます．また，ラット歯根膜の主動脈に貧血を起こす圧（100mN）で60分間持続的な力を作用させると，不可逆的な血栓が形成されるという報告があります．

最適矯正力は，単に生物学的に適切な矯正力は力の強さだけでなく，作用させる力の継続期間（持続的な力か，間歇的な力か），矯正力の作用方向，力の分布状態などによって異なってきます．したがって，単相性の組織ではなく，細胞，線維，神経，脈管などの複雑な構成成分から成る歯根膜組織に，「何gの力を与えたときは，このような組織変化を示す」という明確な答えを出すことは難しいのです．

Q-4 歯根膜の恒常性が維持される理由は？

A 「歯根膜には石灰化する機構と石灰化しない機構が共存している」のではないかと推測されます．

歯の移植・再植の場合でも，矯正的歯の移動の場合でも，処置後の歯根膜の幅は0.15～0.38mmに維持されています．このような処置を受けた歯根膜がアンキローシスを起こさず，一定の幅を維持しながら再生されるのは，「歯根膜には石灰化する機構と石灰化しない機構が共存している」のではないかと推測されます．これをもう少し詳しくいうと，歯根膜を構成する線維芽細胞は，高いアルカリフォスファターゼ活性（石灰化の指標）を示してます．これは，石灰化しやすい組織であることを意味しています．しかし通常，歯根膜は石灰化しないで0.15～0.38mmの幅を維持しています．

歯根膜が石灰化しないで，一定の幅を維持するメカニズムに関しては，①歯根膜細胞の増殖と②歯根膜細胞の分化（アルカリフォスファターゼ活性および石灰化）という２つの側面から考察することができます．

増殖する細胞は，一般に分化しておらず，これらの細胞が硬組織を作るとは考えにくく，反対に分化した細胞は増殖しませんが，石灰化して硬組織を作る可能性があります．したがって単純に考えると，一定の幅を維持している歯根膜の環境とは分化（石灰化）への過程が抑制されている状況といえます．このように，分化が抑制されている状態は，歯根膜細胞の増殖，接着，伸展の過程にあることが考えられます．接着・伸展因子によって，歯根膜の細胞が歯根表面に接着して伸展すれば，アルカリフォスファターゼ活性が低下し，石灰化機構にストップがかかる可能性があるのです．分化（石灰化）への過程が促進すれば硬組織が形成され，アンキローシスが起きる，つまり，「歯根膜には石灰化する機構と石灰化しない機構が共存している」のではないかと考えられます（**図1-75**）．

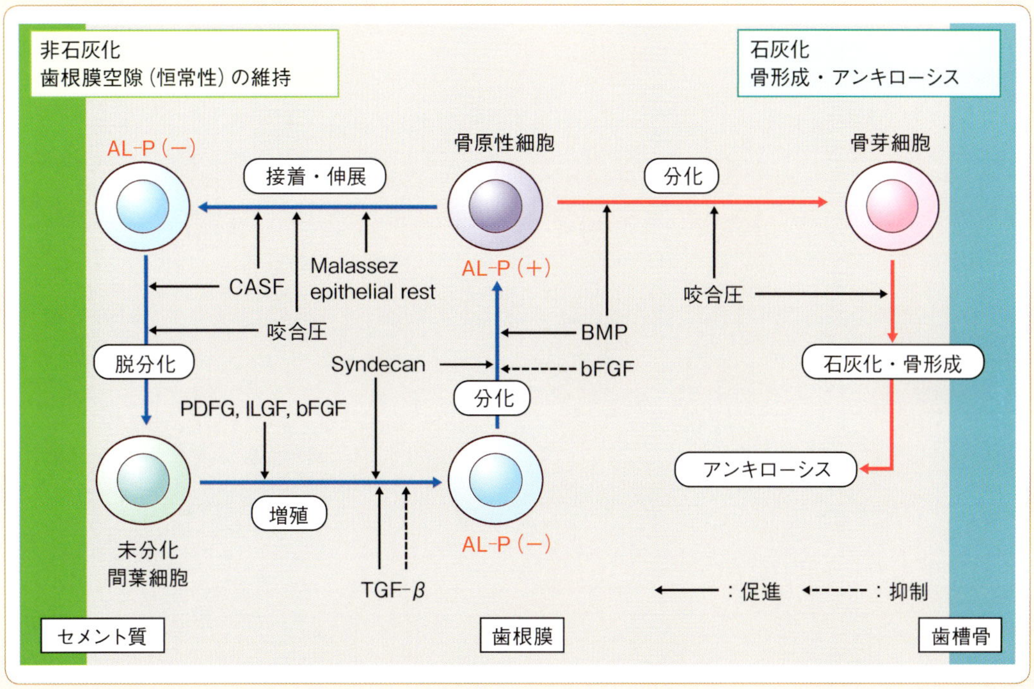

図1-75　歯根膜における再生と恒常性維持の機序（仮説）を示す模式図

アンキローシスを起こさないで一定の幅を維持している歯根膜は，分化（石灰化）への過程が抑制されている状況といえる．歯根膜の細胞が，歯根表面に接着して伸展すれば，アルカリフォスファターゼ活性が低下し，石灰化機構にストップがかかる可能性がある．分化（石灰化）への過程が促進すれば，硬組織が形成され，アンキローシスが起きる．このことから「歯根膜には石灰化する機構と石灰化しない機構が共存している」のではないかと考えられる．

AL-P：アルカリフォスファターゼ．bFGF：塩基性線維芽細胞成長因子，BMP：骨誘導タンパク，CASF：細胞接着伸展因子，ILGF：インスリン様成長因子，PDGF：血小板由来成長因子，TGF：形質転換成長因子（文献[4]より）

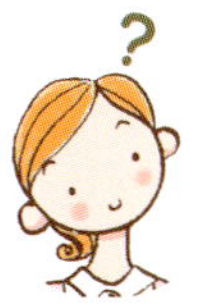

Q-5　加齢に伴う歯周組織の変化の特徴は？

A　歯肉退縮，歯槽骨の骨多孔症などの変化が見られます．

加齢に伴って歯周組織には，①歯肉退縮，②歯槽骨の骨多孔症，③セメント質の増生，④歯根膜空隙の狭窄，などの変化が見られます．

歯肉は，加齢に伴って全体的に菲薄となり，角化現象の低下がみられます．歯肉結合組織では，細胞成分の減少や線維化などの変化が認められます．

歯槽骨では，骨添加能が減少し，骨吸収が増加することによって，骨多孔症が顕著となります．高齢者では歯槽骨頂の退縮もよく見られますが，単純な加齢現象というよりむしろ局所の炎症や外傷が原因と考えられます．

セメント質の増生は，加齢に伴う変化で，咬合機能を営んでいる歯のみならず，埋伏歯の場合にも認められます．細胞性セメント質が加齢に伴う増生に関与しているとされています．

歯根膜では，歯根膜空隙の狭窄のほか，歯根膜線維の減少，細胞成分の減少および歯根膜線維の石灰化などの加齢変化が見られます．(**図1-76**)

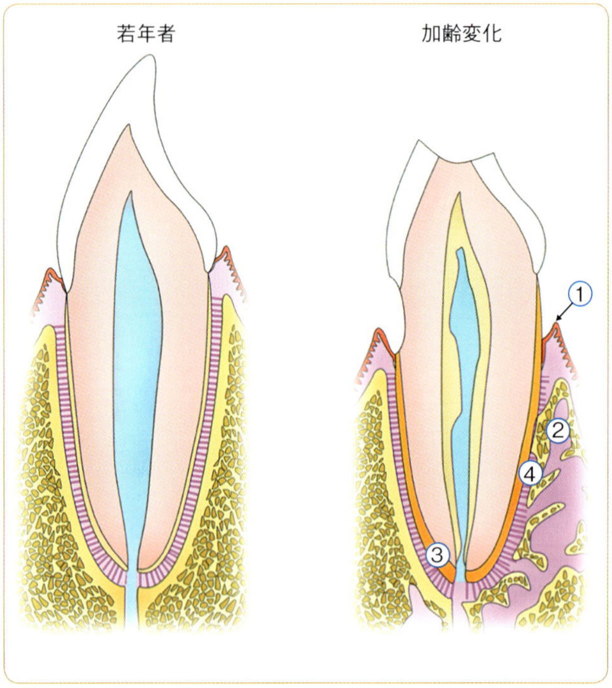

図1-76　加齢に伴う歯周組織の変化

加齢に伴って，①歯肉退縮，②歯槽骨の骨多孔症，③セメント質の増生，④歯根膜空隙の狭窄，などの変化が見られる．(文献[13]より)

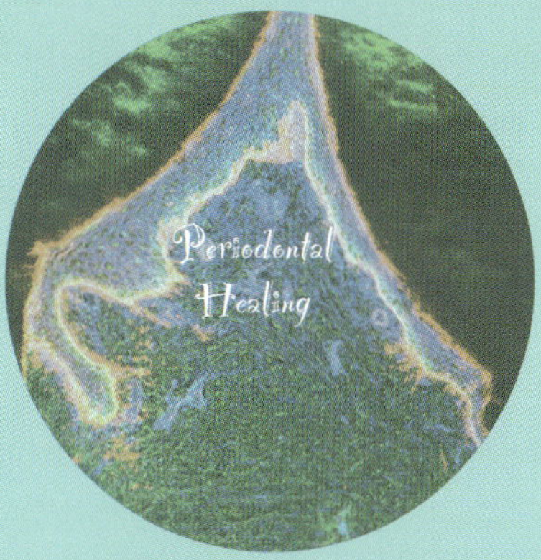

Chapter
2

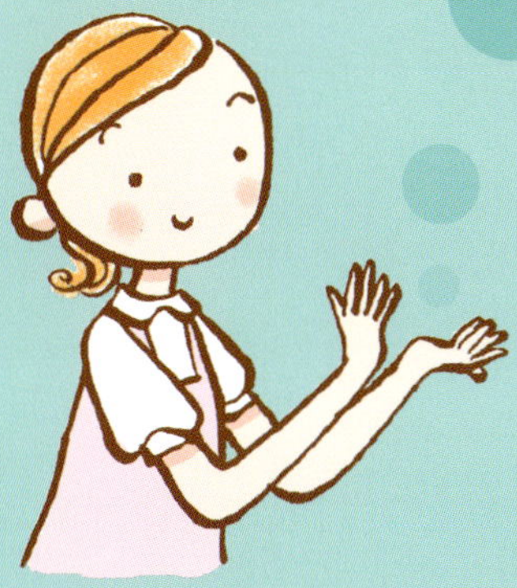

歯周病の原因と病態

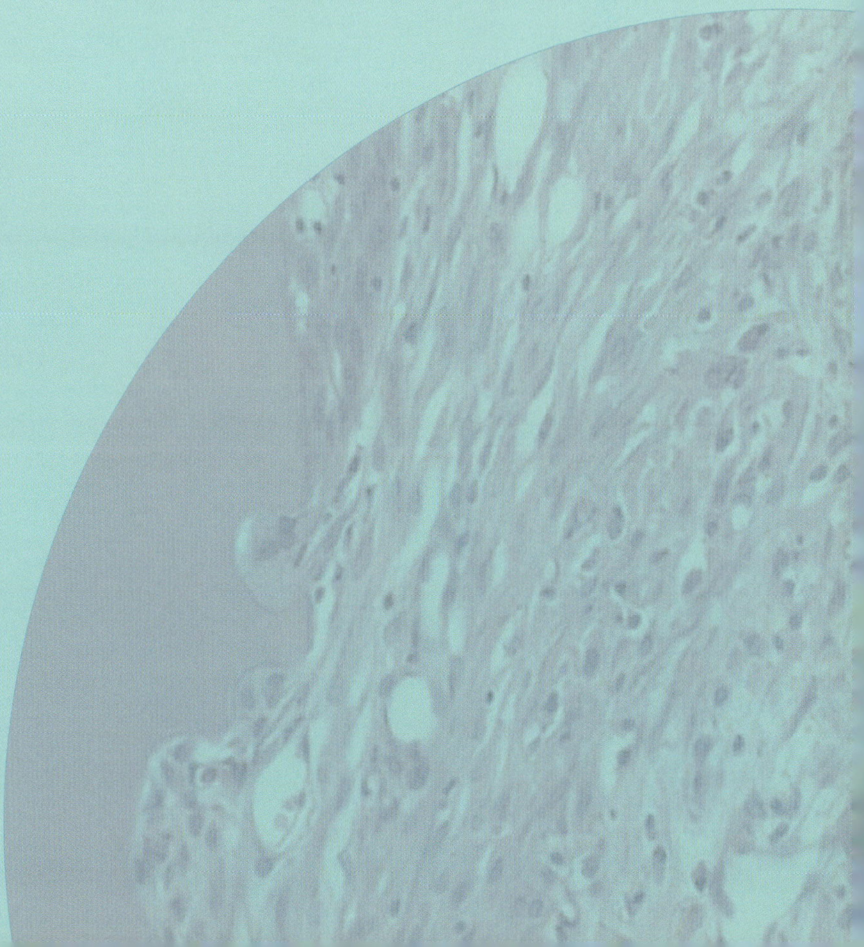

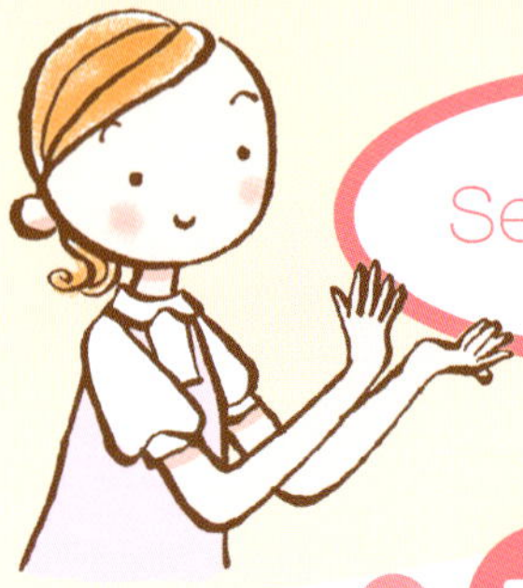

Section 1 歯周病の原因と歯周組織の破壊

プラークとは?

プラークとは，デンタルプラークともいい，歯の表面に付着した歯周病の原因物質，つまり細菌と細菌の産生物がぎっしり詰まった塊です．プラークは，歯垢とも呼ばれるため，歯に付着した汚れや垢を想像するかもしれませんが，実は細菌と細菌が作り出す産生物がパックされたものです（**図2-1**）.

プラーク内の細菌が，おもな原因となって歯周病が引き起こされることは，実験的歯肉炎の研究によって明らかにされました（**図2-2**）.

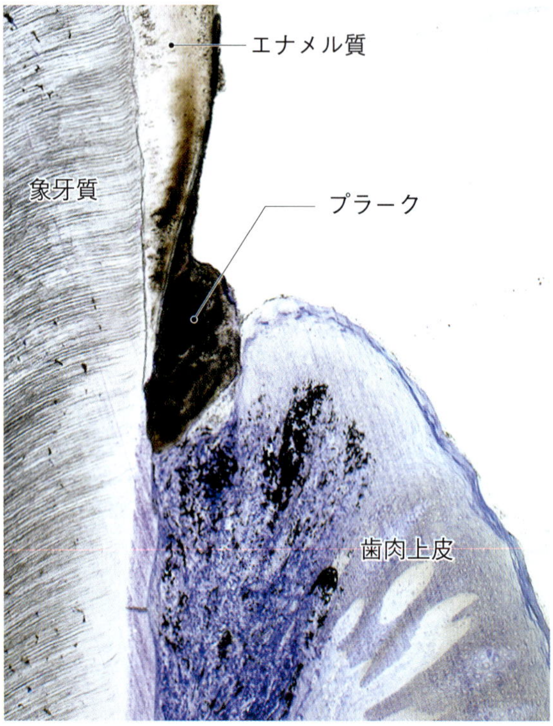

図2-1　歯頸部に付着したプラークを示す非脱灰研磨標本
プラークとは，歯の表面に付着した歯周病の原因物質（細菌と細菌の産生物）がパックされたものである．写真提供：橋本貞充先生（東京歯科大学）

1. 歯肉縁上プラークと歯肉縁下プラーク

デンタルプラークは，臨床的に歯肉縁上プラークと歯肉縁下プラークに分けられます．歯肉縁上プラークは，歯肉縁よりも歯冠側にあり，染め出し液で赤く染め出されます．これに対し，歯肉縁より歯根側，つまり歯周ポケットの中にあって，外から見えないのが歯肉縁下プラークです．

歯肉縁上プラークは，細菌の凝集塊として見られ，レンサ球菌，放線菌，グラム陽性桿菌が多く，トウモロコシの穂に似たコーンコブも見られます（**図2-3**）.

歯肉縁下プラークは，歯周ポケット内でバイオフィルムを形成しています（**図2-4**）．バイオフィルム中には，歯周病原菌（**表2-1**）と呼ばれる特定の細菌群が存在し，直接的・間接的に歯周組織を破壊します．歯肉縁下プラーク（歯周ポケット内細菌）は，根面に付着した付着性プラー

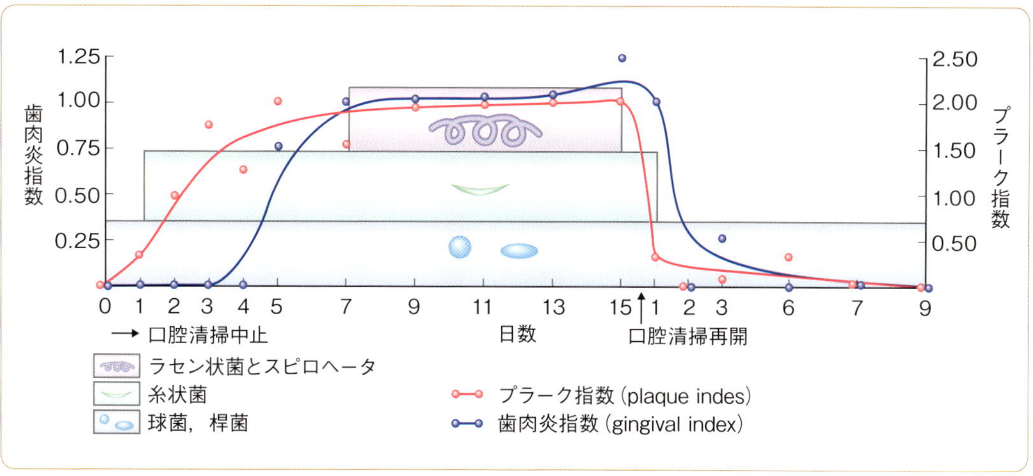

図2-2　プラーク指数と歯肉炎指数の相関を示す実験的歯肉炎
ブラッシングを中止させた実験的歯肉炎において，プラーク付着後2～3日目の歯肉縁上プラークでは，グラム陽性球菌や桿菌が検出される．その後，グラム陰性桿菌や糸状菌が出現し，最終的にはグラム陰性スピロヘータが繁殖する．プラークが付着して7日目までには歯肉炎が引き起こされる．ブラッシング再開後プラークが除去されれば，歯肉炎はすみやかに消退する．(文献[14, 15]を一部改変)

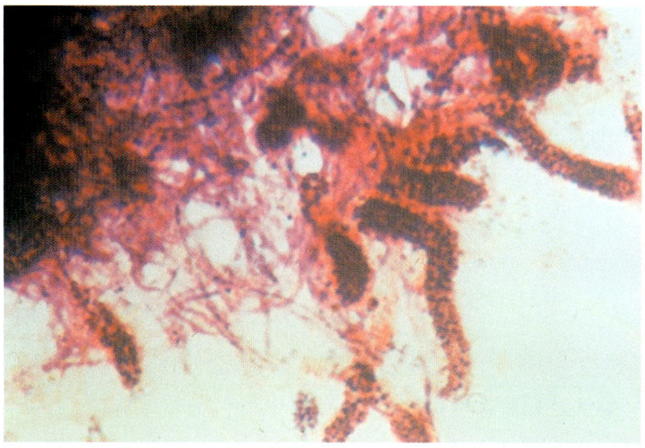

図2-3　歯肉縁上プラーク
歯肉縁上プラークは細菌の凝集塊として見られ，球菌や線状菌が多く，トウモロコシの穂に似たコーンコブも見られる．写真提供：奥田克爾名誉教授 (東京歯科大学)

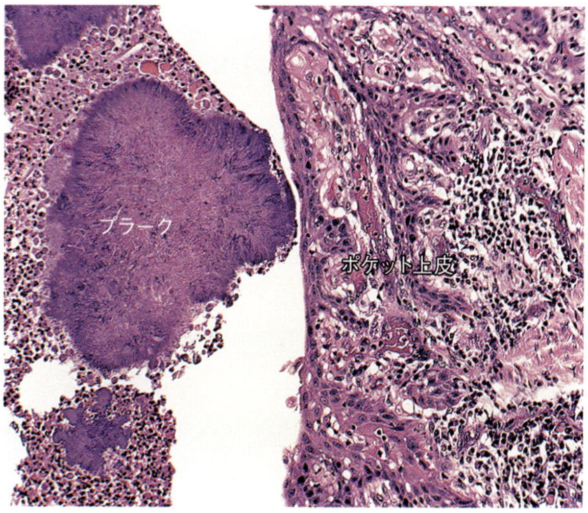

図2-4　歯周ポケット内のプラーク (HE 染色)
ポケット上皮に接してプラークの塊が見られる．写真提供：橋本貞充先生 (東京歯科大学)

表2-1　歯周病原菌

1. ポルフィロモナス・ジンジバリス　*Porphyromonas gingivalis*
2. アグレガティバクター・アクチノミセテムコミタンス　*Aggregatibacter actinomycetemcomitans*
3. タンネレラ・フォーサイシア　*Tannerella forsythia*
4. プレボテラ・インターメディア　*Prevotella intermedia*
5. トレポネーマ・デンティコラ　*Treponema denticola*
6. フゾバクテリウム・ヌクレアタム　*Fusobacterium nucleatum*
7. カンピロバクター・レクタス　*Campylobacter rectus*

表2-2　歯肉縁上プラークと歯肉縁下プラークの違い

	臨床的特徴	構成する細菌
歯肉縁上プラーク	歯肉縁よりも歯冠側にあり，染め出し液で赤く染め出される	レンサ球菌，放線菌，グラム陽性桿菌
歯肉縁下プラーク	歯肉縁より歯根側 (歯周ポケットの内) にあり，外から見えない 歯周ポケット内でバイオフィルムを形成	グラム陰性嫌気性球菌，スピロヘータ，および桿菌 歯周病原菌と呼ばれる特定の細菌群が存在

クとポケット上皮に緩く付着したり浮遊している非付着性プラークに分けられます．グラム陰性嫌気性球菌，スピロヘータ，および桿菌が主体です (**図2-5**)．

歯肉縁上プラークと歯肉縁下プラークの違いをまとめると，**表2-2**のようになります．

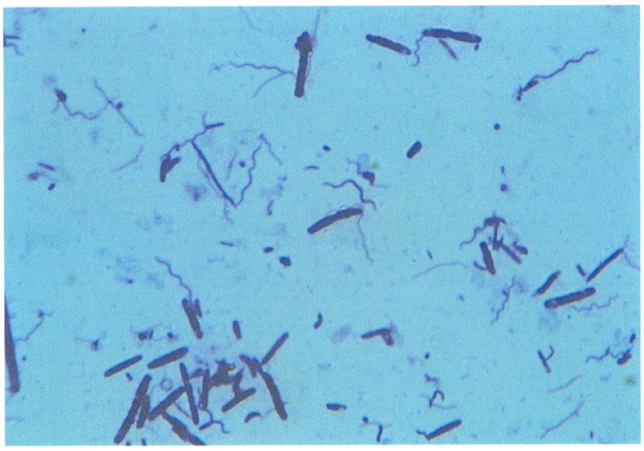

図2-5　歯周ポケット内細菌
根面に付着した歯肉縁下プラーク（歯周ポケット内細菌）は，グラム陽性菌が主体となる．浮遊している非付着性プラークはグラム陰性嫌気性桿菌およびスピロヘータが主体である．歯周ポケット内細菌のうち，スピロヘータが増加すれば炎症の増悪を意味する．写真提供：奥田克爾名誉教授（東京歯科大学）

2. レッドコンプレックス red complex

アメリカ，Forsyth Dental CenterのSocranskyらは，口腔内に存在する数百種類の細菌を，歯周病（特に歯周ポケット深さとプロービング時の出血）との関連が高い順に，細菌の集合体（細菌群：complex）として分類しました．赤（red），オレンジ（orange），緑（green），黄（yellow），紫（purple），の5つの主要な細菌群（complex）です．後にアクチノミセス種が青（blue）として加えられました．

これらをピラミッドの形で模式化すると，**図2-6**のようになります．ピラミッドの頂点に位置し，歯周病の発症に最も深く関係する3つの菌種（ポルフィロモナス・ジンジバリス *Porphyromonas gingivalis*，タンネレラ・フォーサイシア *Tannerella forsythia*，トレポネーマ・デンティコラ *Treponema denticola*）は「レッドコンプレックス」と呼ばれ，3つの菌が同時に検出された場合は歯周病のリスクが非常に高いと考えられています．

「オレンジ」は，「レッド」の次に歯周病との関連において重要なグループで，「レッド」に先行して増殖・生着するとされています．

歯周病の発症に関係するこのほかの「グリーン」，「イエロー」，「紫」，「青」のグループは，「レッド」や「オレンジ」と関わりがあるというより，「グリーン」，「イエロー」，「紫」，「青」のグループの間で影響を及ぼし合うといわれています．

これらの菌に加えて，アグレガティバクター・アクチノミセテムコミタンス *Aggregatibacter actinomycetemcomitans* が歯周病原菌として重要視されています．

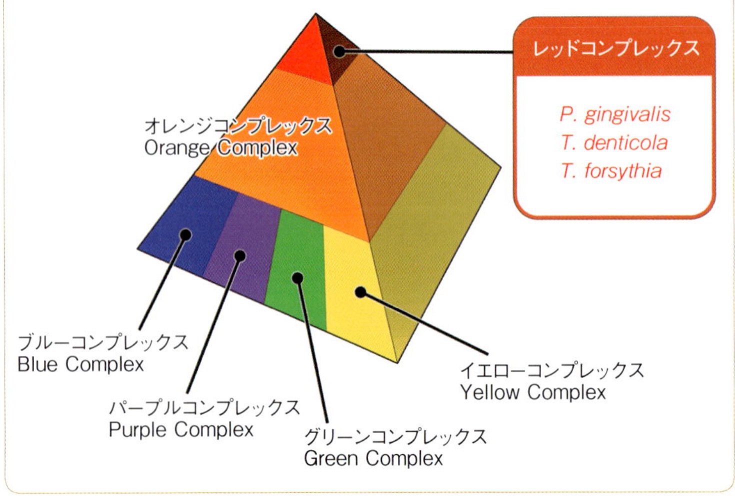

図2-6　レッドコンプレックス
（文献[16]より）

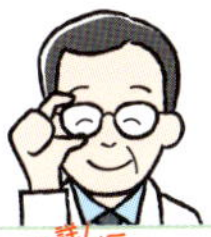

ちょっと詳しく！

レッドコンプレックス

歯周病の発症に最も深く関わる細菌は,「レッドコンプレックス」と呼ばれている．そして，歯周病関連細菌は「レッド」,「オレンジ」,「イエロー」,「グリーン」,「紫」,「青」のグループに分類されているが，それぞれのグループの属する細菌種をまとめると，**表2-3**のようになる．

表2-3　歯周病関連細菌種

Red Complex	*T. forsythia* *P. gingivalis* *T. denticola*
Orange Complex	*F. nucleatum/periodonticum* *P. intermedia* *Prevotella nigrescens* *P. micros* *C. rectus* *Campylobacter gracilis* *Campylobacter showae* *Eubacterium nodatum* *Streptococcus constellatus*
Yellow Complex	*Streptococcus* 種 *S. sanguis* *S. oralis* *S. intermedius* *S. gordonii* *S. mitis*
Green Complex	*Capnocytophaga ochracea* *Capnocytophaga gingivalis* *Capnocytophaga sputigena* *E. corrodens* *A. actinomycetemcomitans*（血清型a）
Purple Complex	*V. parvula* *A. actinomycetemcomitans*（血清型b）等，どの集団にも属さない細菌種
Blue Complex	*Actinomyces* 種

（文献[17]より）

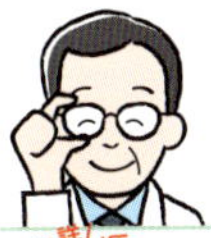

ちょっと詳しく！

細菌の共生と拮抗

デンタルプラーク内のそれぞれの細菌は，共生と拮抗によって一定のバランスを保っている．共生のためには，他菌種の代謝産物を利用して増殖したり，炎症に伴って増加する歯肉溝滲出液を栄養源とする菌もある．拮抗作用としては，過酸化水素（H_2O_2）や抗菌性物質（バクテリオシンともいう）を産生して他の菌の発育を抑え，その結果自分のテリトリーを守ろうとする細菌が存在する（**図2-7**）．

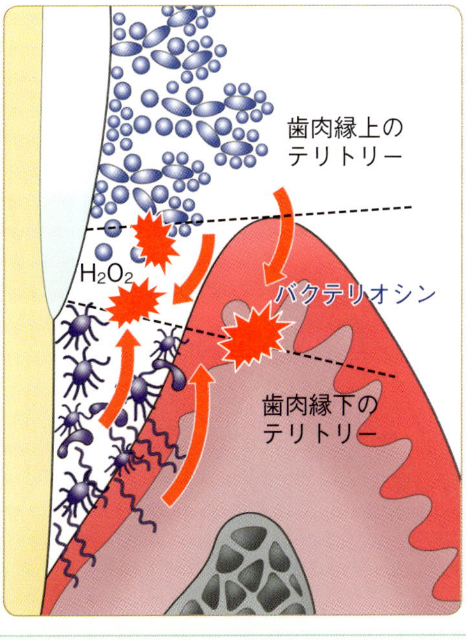

図2-7　プラークの拮抗作用

デンタルプラーク内のそれぞれの細菌は，共生と拮抗によって，一定のバランスを保っている．共生のために，ほかの細菌の代謝産物や歯肉溝滲出液を栄養源としている．拮抗作用として，細菌は過酸化水素（H_2O_2）や抗菌性物質（バクテリオシン）によって自分のテリトリーを守っている．（文献[18]を改変）

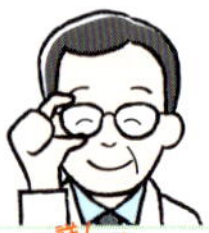

ちょっと詳しく! プラークとバイオフィルム

近年，医学生物学や環境学の分野でバイオフィルムという言葉がよく使われている．バイオフィルムは，基質と水があればどこにでも形成され，その典型は台所の“ぬめり”で，医療用カテーテルと生体との接触面にも認められる．

口腔内の細菌の塊を，バイオフィルムと呼ぶことがある．プラークもバイオフィルムも口腔内細菌の塊であるが，バイオフィルムは細菌同士が情報交換しながら生活している，という点でプラークとちょっと違っている．この情報交換に使われるのが，細菌性ホルモン（クオルモンともいう）である．

プラークは，口腔内に形成されるバイオフィルムということができ，狭い意味ではプラークもバイオフィルムも同じと考えられる．

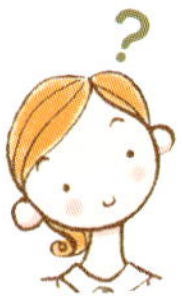

Q-1 歯肉縁上プラークと歯肉縁下プラークはどういう関係にあるの？

A 「歯肉縁上プラークをコントロールすると，歯肉縁下プラークは増えない」ことはサルを使った実験によって証明されています．

具体的には，実験をスタートするときに，すべての歯肉縁上および歯肉縁下プラークを除去し，1年間の実験期間中，左側の歯は週3回バス法によって注意深くブラッシングを行い，右側の歯は全くブラッシングを行いませんでした．組織学的に観察すると，ブラッシングを行わなかった群ではほとんど全例に歯肉縁下プラークが形成されていました．同時に，歯肉縁下プラークが元の状態に戻るのに1年かかることも指摘されています．ブラッシングを行った群では，歯肉縁下プラークの形成は見られませんでした．このことから，「歯肉縁上プラークをコントロールすると，歯肉縁下プラークは増えない」と結論づけられました．このほかの研究でも，PMTC（専門的口腔清掃）による歯肉縁上プラークコントロールによって，歯肉縁下プラークの細菌数が減少することが報告されています（図2-8）．

	グループ1	グループ2	グループ3	グループ4
初期処置のPMTC	歯肉縁上プラーク 歯肉縁下プラーク	歯肉縁上プラーク	歯肉縁上プラーク 歯肉縁下プラーク	無処置
初期処置後のPMTC	歯肉縁上プラーク	歯肉縁上プラーク	無処置	無処置

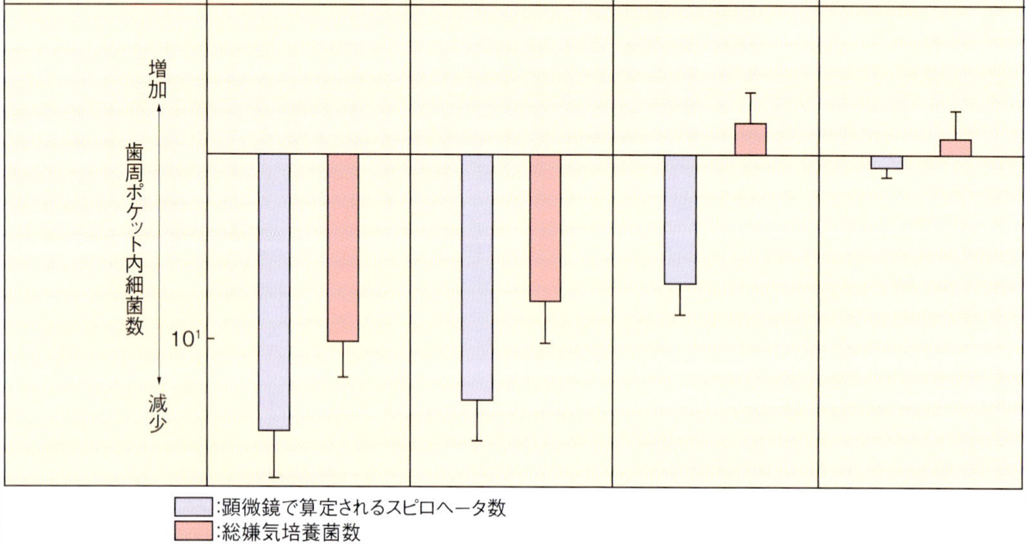

図2-8　歯肉縁上プラークと歯肉縁下プラーク

20日間の継続したPMTCにより歯肉縁上プラークをコントロールすると，歯周ポケット内細菌（歯肉縁下プラーク）は減少することを証明した研究結果を示すグラフ．歯周ポケット内の細菌を増加させないためには，歯肉縁上のプラークをコントロールすることが重要であることを意味している．（文献[19]を一部改変）

3. 歯周病原菌の特徴と関連因子

1 歯周病原菌を定義する基準

口腔内には，300～400種の細菌が存在するといわれていますが，歯周組織の破壊と関連する細菌は10～30種です．歯周病原菌を定義するため，以下の基準が提案されています（Socranskyら）．

①原因と思われる細菌は病変部に多数存在し，健常者では細菌を検出することはほとんどできない．歯周病患者でも，健康な部位からは病原性細菌を検出することはほとんどできない．

②病原性細菌に感染している患者の血清，唾液，歯肉溝滲出液中に高いレベルの抗体が検出され，免疫応答も起きている．

③病原性細菌は *in vitro* で病原因子を産生し，それによる変化が実際の組織で認められる．

④実験動物に病原性細菌を接種すると，少なくとも自然発症した歯周疾患の病理的変化（炎症，結合組織の破壊，歯槽骨の吸収）のいくつかが認められる．

⑤病変部からそれらの細菌を除去することにより，臨床的にも改善が認められる．

以上の基準を満たすことが，歯周病原菌の特徴ということができます．

2 歯周病の宿主因子

なお，歯周病は，プラーク内細菌が主な原因となって引き起こされますが，細菌因子が存在すれば必ず発症するわけではありません．生体側の感染防御機構や免疫力など，宿主の因子も重要な役割を果たしています．

歯周組織には，好中球，マクロファージ，リンパ球などの細胞が，歯周病原菌の刺激に反応して炎症反応（免疫応答）を引き起こします．過剰で持続的な炎症反応（免疫応答）によって，歯周組織は破壊されます．

3 歯周病の環境因子

さらに，歯周病は，日常生活との関連が強い生活習慣病の1つとされています．

歯周病には，歯周病原菌（細菌因子），生体側の防御機構（宿主因子）のほかにも，喫煙，ストレス，肥満，食生活などの環境因子が影響しています．

歯石とは?

1. 歯石の形成

歯石が作られる直接の原因は，プラーク中の細菌です．プラーク細菌がなければ，歯石は形成されません．石灰化する細菌としてはコリネバクテリウム・マツルショッティイ *Corynebacterium matruchotii*，放線菌，レンサ球菌，グラム陰性球菌などです．

歯石の形成は，唾液とも密接な関係があります．唾液のpHが上昇してアルカリに傾くと，この細菌の石灰化が促進されます．

歯石にも，プラークと同じように歯肉縁上歯石と歯肉縁下歯石とがあります．歯肉縁上歯石は，黄白色をしており，成長すると多数歯にわたり大きな塊となります．縁上歯石は，歯との付着が弱く，スケーリングによって簡単に除去できます．しかし，歯肉縁下歯石は，褐色や暗褐色のものが多く，強く石灰化していて非常に硬いものです．縁下歯石は，セメント質にがっちりくっついていて，簡単には除去できません（**表2-4**）．

表2-4　歯肉縁上歯石と歯肉縁下歯石

	色	石灰化	歯との付着
歯肉縁上歯石	黄白色	弱い（比較的軟らかい）	弱い
歯肉縁下歯石	褐色・暗褐色	強い（非常に硬い）	強い

2. 歯石の構成成分

歯石の約80%は無機質で，20%が有機質と水です．無機質は，リン酸カルシウム，リン酸マグネシウム，炭酸カルシウムから成り，有機質成分は菌体で，内毒素も含まれます．

以前から，歯石は歯周病の原因とされてきましたが，歯石そのものは歯周組織に接触するプラークの量を増すはたらきをしているものの，歯周病の直接の原因ではありません．

細菌は，わずか2週間で石灰化することが知られています．細菌の石灰化が終わると，そのまわりにまた細菌が集まり新たに石灰化して，層状に石灰化が進行して大きな歯石が形成されます．石灰化のスピードは速いですが，歯面に強固に付着した歯石となるには，1ヶ月以上もかかります．石灰化の強い細菌は，コリネバクテリウム・マツルショッティイで，次いで放線菌，レンサ球菌などです．

歯周病における炎症とは？

1. 歯周病における炎症のメカニズム

1 炎症と滲出

プラーク由来の細菌が歯周組織に侵入すると，生体側では循環障害と滲出が起きます．循環障害は，血管拡張と充血です．炎症が起こると，局所に入ってくる血液量は通常の10倍以上になるといわれています．これによって，発赤や熱感の臨床症状が現れます．臨床的に歯肉が赤く見えるのは，付着上皮側（内側）の終末毛細血管に充血が起こるからです．

血管拡張・充血に加えて，ヒスタミンなどの炎症性物質（ケミカルメディエーター）が働くため，血管内皮細胞の間に隙間ができて血管内の成分が漏れやすくなります．これを，血管透過性の亢進といいます．血管透過性が亢進すると，血液成分が血管の外へ出ますが，この現象を滲出といいます．血管の外に出る血液成分は，はじめは分子量の小さな水液です（水液滲出）が，透過性の亢進に伴ってやや分子量の大きい血清成分（アルブミン，グロブリンを含む）（血清滲出），さらにフィブリノーゲンを含む血漿成分が滲出します（血漿滲出）．これらの滲出液が組織内に蓄積すると，その部位が腫れて（腫脹），いわゆる炎症性浮腫が生じます．歯肉に炎症が起こると腫れるのは，このためです（**図2-9**）．

血液の液状成分が血管外に滲出すると，血液の粘稠度が増加するため，血流は遅くゆるやかとなって，はなはだしい場合は血液の流れが静止します．これによって血管透過性はさらに亢進して，滲出液だけでなく細胞成分も血管外に出ていきます（細胞滲出）．

このとき，好中球などは血管壁を転がりながらへばりつきます．さらに，平たくなって，小さな突起（偽足）を血管壁の隙間から出し，アメーバ運動によって血管の外へ出ます．顕微鏡で調べると炎症の部位に，好中球，マクロファージ，リンパ球などの炎症性細胞が見られるのはこのためです（**図2-10**）．さらに，好中球やマクロファージは貪食能によって細菌を食べ，消化するはたらきをもっています（**図2-11**）．血液成分が，血管の外に出る滲出という現象は炎症の最も基本的な変化です．

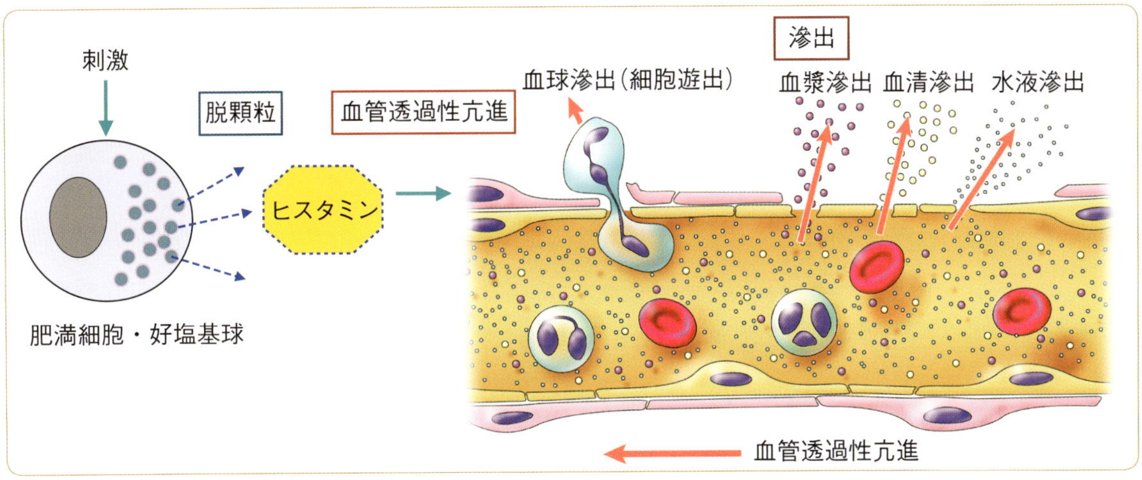

図2-9　炎症性物質（ケミカルメディエーター）と滲出
起炎性因子が刺激として生体に加わると，ヒスタミンなどが放出されるので，血管透過性が亢進し，水液が血管外に滲出する（水液滲出）．これによって，血流は遅くゆるやかとなって，血液の流れが静止する．血流の静止は血管透過性をさらに亢進させ，血清成分（血清滲出）や血漿成分（血漿滲出）および細胞成分（滲出細胞）が血管外に出ていく．（文献[4]より）

図2-10　好中球の遊走の分子機序
炎症性刺激によって血流が遅くゆるやかになると，好中球は細静脈の血管壁に回転しながら接着し，アメーバ運動によって血管壁を通過する．この際，好中球の回転にはセレクチン（細胞間接着分子の1つ）が，接着・扁平化にはインテグリンおよび細胞間接着分子（ICAM）-1が関与する．
つまり，内皮細胞の表面に発現するセレクチンの働きによって好中球は内皮細胞と弱く接着し，回転しながら進む（セレクチン依存接着）．さらに，好中球が内皮細胞と強く接着して内皮細胞間を経て組織内に移動するときにはインテグリンが働く（インテグリン依存接着）．
このほか，インターロイキン（IL）などさまざまなサイトカインが内皮細胞の活性化，好中球の活性化に関わっている．（文献[4]より）

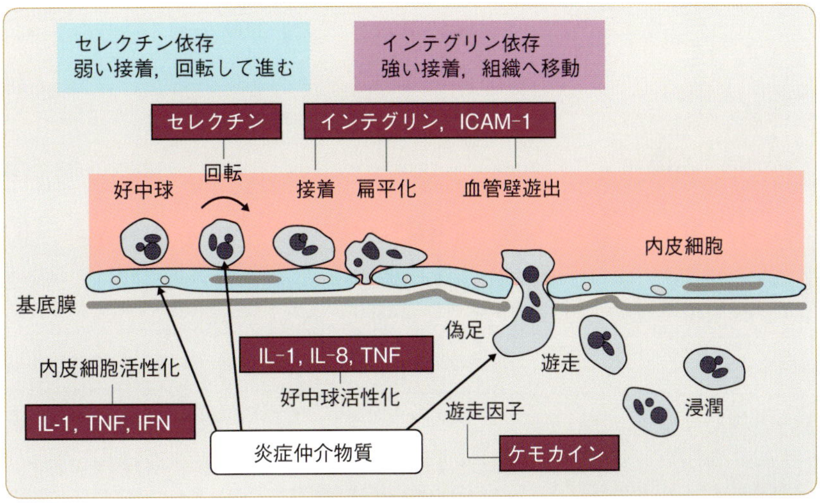

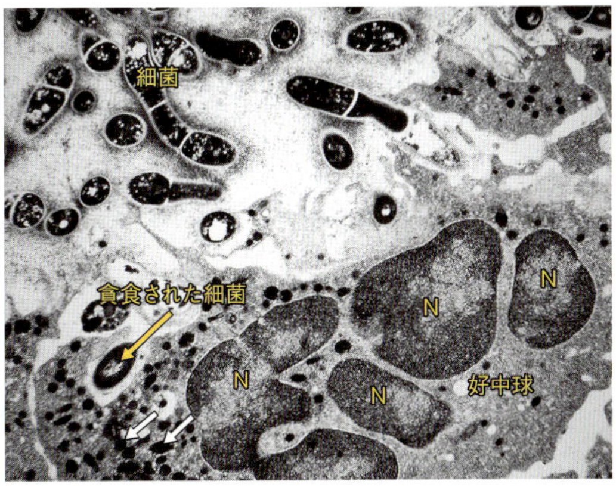

図2-11　好中球による貪食を示す電子顕微鏡写真
分葉核（N）をもつ好中球の中には，電子密度の高い（黒く見える）顆粒（白い矢印）が多数存在する．顆粒に含まれる分解酵素によって，貪食した細菌を消化する．（文献[4]より）

2 炎症性細胞

炎症性細胞は，滲出細胞ともいいますが，そのはたらきを整理すると**表2-5**のようになります．

好中球，好酸球，好塩基球，リンパ球，マクロファージ（大食細胞，単球ともいう）をまとめて白血球といいます（**図2-12**）．

これらの細胞は，もともと血液，骨髄，リンパ組織の中に存在し，すべては造血幹細胞というものからできており，それぞれの仲間とはたらきを**図2-13**のように示すことができます．

以上を要約すると，「炎症は生体の防衛反応であり，血液成分が血管の外に出る“滲出”という現象は炎症の最も基本的な変化である」ということです．

表2-5　炎症性細胞のはたらき

	遊走能	貪食能	走化性	はたらき，など
好中球	+++	++	+	炎症，貪食能
好酸球	+	+	+	炎症，アレルギー反応
好塩基球	±	+	±	炎症，肥満細胞に類似
リンパ球	+	−	−	免疫，T細胞，B細胞，キラー細胞
形質細胞	−	−	−	免疫，抗体産生，血中にはない，B細胞から分化
マクロファージ	++	++	+	免疫，貪食能，抗原提示

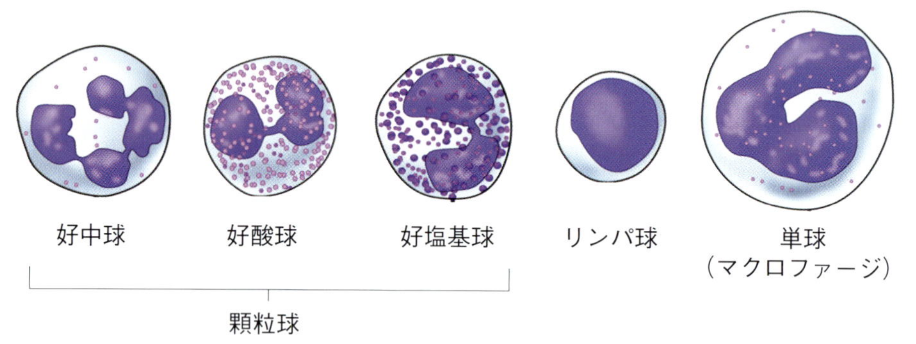

図2-12　白血球を示す模式図

好中球：全白血球中の46～60%を占める．分葉核をもっており，細胞質は好酸性でも好塩基性でもない中性を示す．直径は10～16μm.

好酸球：全白血球中に占める割合は，0～7%である．分葉核をもっており，細胞質には好酸性（HE染色ではエオジンに赤く染まる）の顆粒が認められる．直径は12～18μm.

好塩基球：全白血球中の0～2%を占める．分葉核をもっており，細胞質には好塩基性（HE染色ではヘマトキシリンに青く染まる）の顆粒が存在する．直径は10～16μm.

リンパ球：全白血球中に占める割合は，16～45%である．丸い核が細胞の大半を占め，細胞質はわずかである．直径は6～10μm.

単球（マクロファージ）：全白血球中4～10%を占める．細胞の直径は15～20μmと大きく，不正形である．細胞質には，しばしば貪食空胞が見られる．

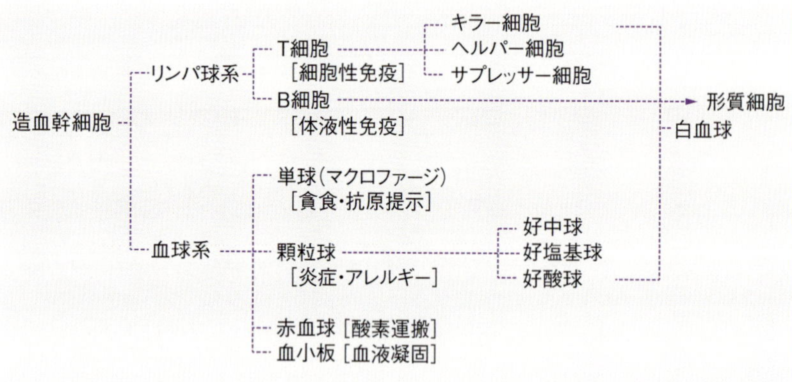

図2-13　血球の由来とはたらきを示す模式図

炎症や免疫に関連する細胞にはいろいろな種類があるが，これらの血液細胞は全て造血幹細胞（どの血球細胞にも分化できる“元の細胞”）から生じる．

大きくは，造血幹細胞からリンパ球系の細胞と血球系の細胞に分かれて作られる．リンパ球系の細胞からは，免疫に関係するT細胞（Tリンパ球）とB細胞（Bリンパ球）ができる．

血球系の細胞から単球（貪食・抗原提示のはたらき），顆粒球（炎症・アレルギーに関わる），赤血球（酸素を運搬する），血小板（血をとめる）が作られる．

3 滲出成分のはたらき

炎症局所に滲出してきた成分は，一体どのようなはたらきをしているのでしょう．正常の私たちのからだの中を流れている血液の中では，液状成分が約55%，血球成分が約45%です．滲出のはじめに血管の外に出てくる液状成分は，①細菌などの毒素を希釈したり，②液状成分のタンパク分解酵素によって毒素を不活化したり，③局所に滲出してきた炎症細胞に栄養素を供給したり，④抗体や補体によって生体を防御するなどのはたらきをします．

一方，血球成分のうち，好中球，好酸球，好塩基球，マクロファージなどの炎症性細胞は，遊走能，貪食能を駆使してプラーク内の細菌などの異物を貪食・排除します（**図2-13**：**表2-5**）．これらの細胞は，炎症性物質（サイトカインやプロスタグランジンなど）によって炎症を制御します．

同時に，マクロファージはTリンパ球へ抗原を提示して免疫応答をはじめるのです．Bリンパ球や形質細胞が抗体（免疫グロブリン）を産生し，これによって細菌などの異物を排除します．このように，生体の防御反応という一連の過程の中で，「炎症」と「免疫」，それぞれの反応と考えられてきたこと，が重なって起こっているのです．本当は，現象が重なっているのではなく，同じ反応を別の角度から見ている（考えている）のです．免疫の詳しい説明は後述しますが，ここまでの説明を「歯周病における炎症と免疫の過程」としてまとめると，**図2-14**のようになります．

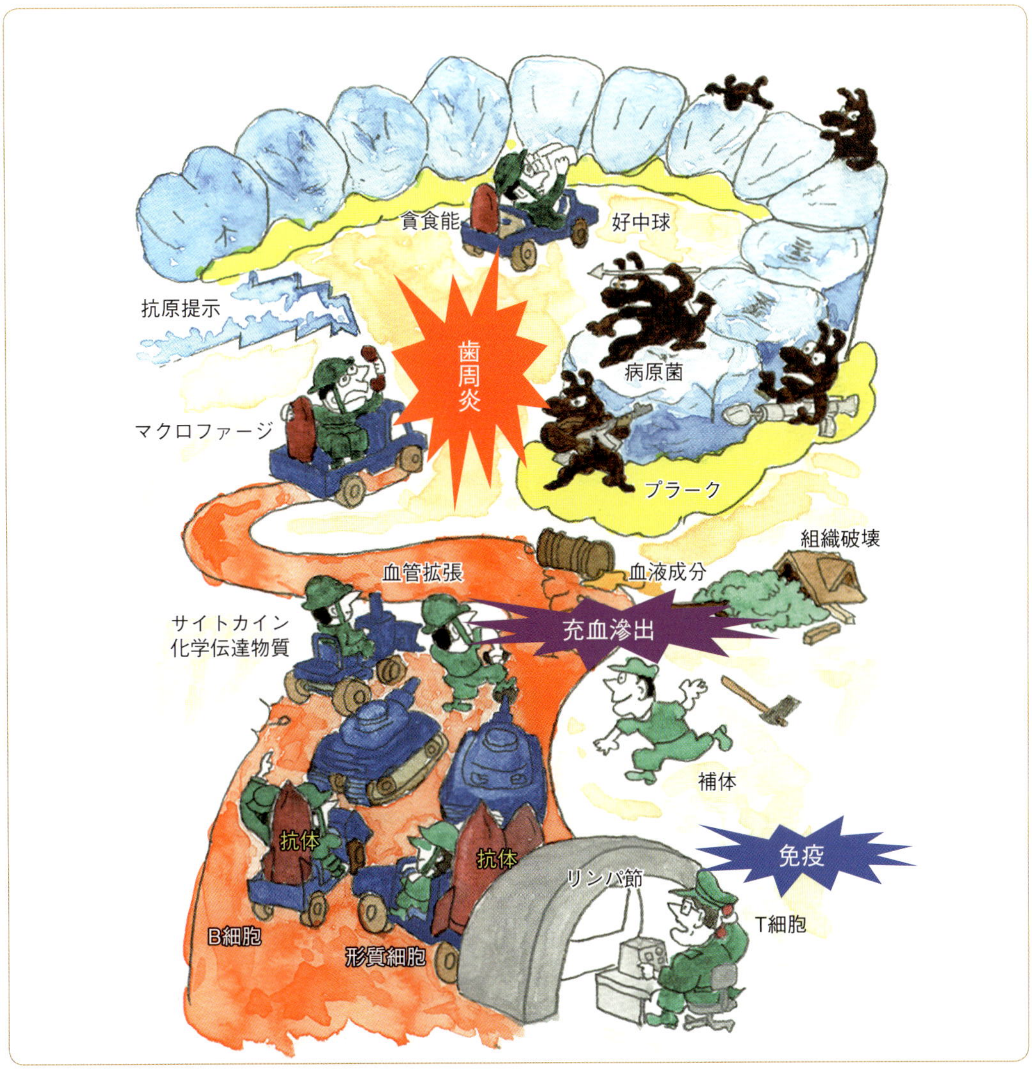

図2-14　炎症による歯周組織の破壊

歯周炎は，病原菌軍対からだ防衛軍との戦いにたとえることができる．
1）好中球は，貪食能と遊走能によって病原菌と戦う．
2）マクロファージは，貪食能と抗原提示によって対応する．
3）歯肉が赤くなるのは，血管拡張と充血のためである．
4）血管透過性亢進によって，血液成分が血管の外に出る（滲出）．
5）滲出によって，歯肉は腫れる．
6）サイトカインなどによって，組織は破壊される．
7）抗原提示によって，免疫システムが発動する．
8）B細胞・形質細胞によって，抗体が作られる．
9）抗体が，病原菌を排除する．

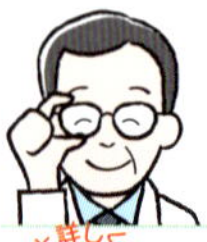

ちょっと詳しく！ 補体

補体は，肝臓で作られ，血中に放出され，血液中を循環する血清タンパクである．細菌などを排除するときに，免疫応答を助ける生化学的な連鎖反応（カスケード）を補体系という．❶侵入した細菌を分解する，❷貪食細胞を補充する，❸貪食を助けるオプソニン作用をもつ，❹血管透過性を亢進させる，などのはたらきがある．

2. 炎症と免疫応答

「炎症」と「免疫」を全く別の病態と考える人がいますが，実は同じ病態を別々の角度から見ているといえます．従来から，生体の防衛反応という現象を臨床的・病理学的に「形態の変化」として考えてきたのが「炎症」です．一方，同じ防衛反応を血液（血清）という異なる材料を通して「機能の変化」として明らかにしてきたのが「免疫」です．

つまり，同じ病態を「しくみの変化」として見たり（炎症），「はたらきの変化」として考えてきました（免疫）．実際には，「炎症」における変化と「免疫」における現象が重なっている（実は同じ反応）だけでなく，連続して起こっているといえます．

免疫とは？

免疫は文字通り，疫（伝染病）から免れる（逃れる）ことで，かつては伝染病に対する抵抗力と捉えられてきました．今日，免疫（機構）は細菌やウイルスを排除すること，移植された臓器・組織を排除すること，花粉などに対してはアレルギー反応というかたちでこれらを排除すること，などを意味するようになっています．排除の反応は，有害な微生物だけでなく，「自分のものであるかどうか」を判断することと理解されています．

要約すると，免疫とは，①自己であるか非自己（異物）であるかを区別し，②非自己を排除するために反応して，③非自己を記憶すること，なのです．

私たちのからだを守るこの免疫（機構）は「敵」と「味方」に分けて考えるとわかりやすいでしょう．敵は細菌でも，花粉でも移植された臓器でも「抗原」となります．リンパ球やマクロファージや抗体など生体にとっての味方は「防御因子」です（**表 2-6**）．

表 2-6　免疫における「敵」と「味方」

敵	抗　原	①抗原決定基
		②ハプテン
		③組織適合抗原
味　方	防御因子	①補助細胞（マクロファージ，ランゲルハンス細胞など）
		②リンパ球（T 細胞，B 細胞）
		③抗　体（IgG，IgM，IgA，IgD，IgE）

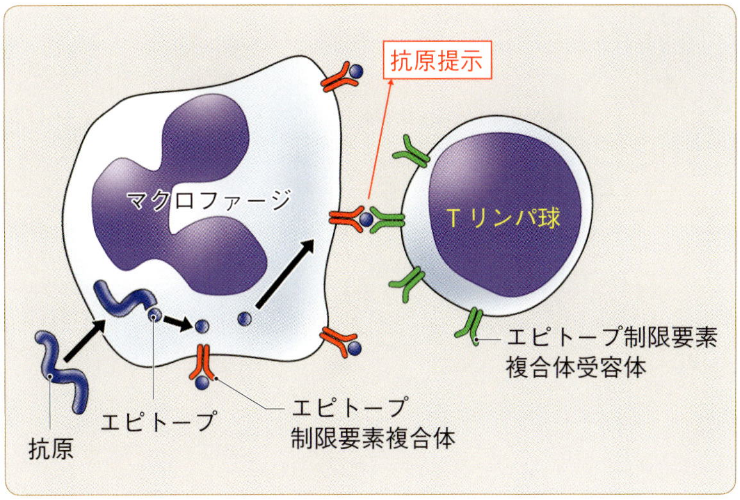

図2-15 「自己」か「非自己」を区別するしくみの模式図
抗原を貪食したマクロファージの細胞表層に，エピトープ制限要素複合体が示され，Tリンパ球のエピトープ制限要素複合体受容体が結合すると，抗原がTリンパ球に提示される（抗原提示）．これが，「自己」か「非自己」を区別するしくみである．

1.「自己」か「非自己」かを区別するしくみ

1 マクロファージによるTリンパ球への抗原提示

マクロファージは，貪食能をもっているため，「敵」が侵入してきたらそれを貪食して，どんな「敵」が来たのかをTリンパ球（T細胞）に連絡します．これが「抗原提示」です．このとき，マクロファージが連絡に使ういわば特殊な電話を「エピトープ制限要素複合体」*といい，Tリンパ球が使う特殊な電話を「エピトープ制限要素複合体受容体」といいます．

具体的には、炎症の発症と同時に，マクロファージ（あるいは上皮内に存在するランゲルハンス細胞）によってリンパ球への抗原提示が行われます．つまり，マクロファージが抗原を貪食すると，抗原表層の決定基（エピトープ*）は細胞の表層に輸送され，そこで細胞膜構成タンパク（制限要素）と結合します．

Tリンパ球には，エピトープ制限要素複合体に対する受容体があるので，マクロファージの複合体とTリンパ球の複合体受容体が結合すると，抗原がTリンパ球に提示されます（抗原提示）．これが，「自己」か「非自己」かを区別するしくみです（**図2-15**）．

2 リンパ球の活性化

侵入してきた「敵」を排除するためには，抗体（免疫グロブリン）が必要です．抗体を作るのは形質細胞です．形質細胞はBリンパ球（B細胞）から（分化して）作られます．そこで，Tリンパ球とマクロファージは協力してBリンパ球を増やします．Tリンパ球は増えたBリンパ球に，「君たちは形質細胞に分化して，大量の抗体を作りなさい」と指示を出します．このようにBリンパ球を増殖，分化，抗体産生へと活性化させるのがインターロイキン*という名前のサイトカインなのです．

具体的には，抗原提示によって一連の免疫応答が始まります．Tリンパ球の制御のもと，Bリンパ球が増殖し，形質細胞に分化し，抗体を産生します．このとき，マクロファージが産生したインターロイキン-1がBリンパ球およびTリンパ球に作用して，Bリンパ球の増殖・分化を惹起し，さらにTリンパ球によって産生されたインターロイキン-4がBリンパ球の増殖・分化を制御します（**図2-16**）．

エピトープ：抗原物質を構成しており，生体によって異物として認識されるもの．

インターロイキン：サイトカインの一つで，白血球によって作られ，細胞と細胞の間のコミュニケーションのはたらきをもつ．インターロイキン-1など，30種類以上が知られている．

エピトープ制限要素複合体：抗原の断片とマクロファージ細胞膜のタンパクが結合したもの．エピトープは，マクロファージ内で分解された抗原の断片のことで，制限要素はマクロファージの細胞膜を構成しているタンパクをいう．

2. 非自己を排除する反応

Bリンパ球は形質細胞に分化し（形質細胞を作り），形質細胞は抗体を産生します．細菌など標的となる抗原がはっきりしている場合は「抗体」という言葉を遣います．しかし，一般的には

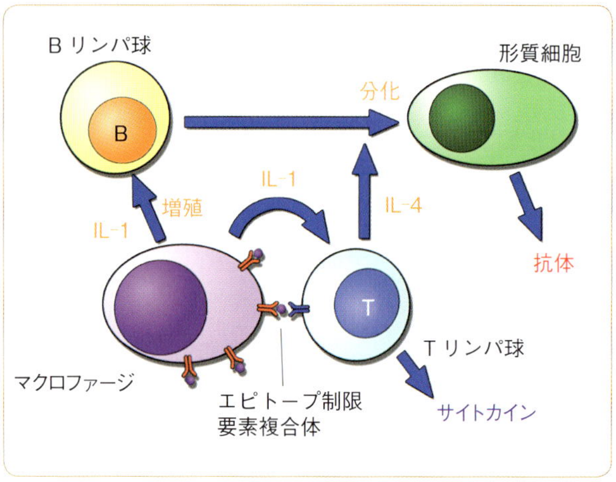

図2-16　リンパ球の活性化を示す模式図
マクロファージによって貪食された細菌などの抗原はエピトープ制限要素複合体となって，Tリンパ球のエピトープ制限要素複合体受容体と結合すると，抗原がTリンパ球に提示される．この抗原提示の後，Tリンパ球が制御して，①Bリンパ球が増殖する，②形質細胞に分化する，③抗体を産生する，という免疫応答が起きる．このとき，インターロイキン-1（IL-1）やインターロイキン-4（IL-4）がBリンパ球の増殖・分化をコントロールする．（文献[4]より）

表2-7　免疫グロブリンの種類とはたらき

	IgG	IgM	IgA	IgD	IgE
血清中濃度[1)]	500～1,500	50-70	50-100	3	0.03
分子量	15万～18万	90万～100万	15万～16.5万	15万	18.5万
補体結合能	＋	＋＋	＋	－	－
分泌能	＋	＋	＋＋＋	－	＋
胎盤透過性	＋＋＋	－	－	－	－
細胞結合能	＋[2)]	－	－	－	＋[3)]
非自己排除のしくみ	好中球，マクロファージ，Bリンパ球の受容体とIgGの結合により，オプソニン，貪食	補体の活性化により、マクロファージ・好中球が細菌を貪食	免疫複合体によって分泌液や粘膜表面から細菌などを除去	Bリンパ球の細胞膜で特異的に抗原と結合	IgEが抗原と肥満細胞の結合を仲介し，肥満細胞からヒスタミンを放出させる

1）mg/100ml，2）好中球，Bリンパ球，マクロファージの細胞膜上の受容体を介する，3）好塩基球，肥満細胞の細胞膜上の受容体を介する．（文献[20]より）

形質細胞が作るものは「免疫グロブリン（略してIg）」と呼ばれます．

いずれの免疫グロブリンも，ポリペプチドから成る2本の重鎖と2本の軽鎖とからできていて，これらの鎖はS-S結合と呼ばれる結合によって連結されています．

1 抗体（免疫グロブリン）のはたらき

抗体（免疫グロブリン）は，局所的または全身的に産生され，IgG，IgM，IgA，IgD，IgE，の5種類があります．それぞれの特徴は，**表2-7**に要約するとおりです．

(1) IgG

血清中に大量に（約75%）存在し，分子量（15～18万）は比較的小さい免疫グロブリンです．胎盤透過性があり，母体から子どもに移行するので，母性抗体とも呼ばれています．歯肉溝滲出液中に存在する免疫グロブリンもこのタイプです．

(2) IgM

血液のみに存在する免疫グロブリンで，分子量（90～100万）が大きいという特徴があります．補体系を活性化するはたらきが重要です．

(3) IgA

全免疫グロブリンの約20%を占めています．粘膜表層にある上皮細胞に存在する特殊な糖タンパクである分泌成分と結合し，分泌型IgAと呼ばれています．唾液など分泌液中に存在します．

(4) IgD

血清中に極めて微量に存在します．

(5) IgE

Ⅰ型アレルギー（花粉症や喘息など）を引き起こす免疫グロブリンです．IgE が抗原と肥満細胞を結合させることによって，肥満細胞からヒスタミンを放出させます．

❷抗体（免疫グロブリン）の非自己を排除するはたらき

これらの免疫グロブリンは，非自己を排除するために，細菌を凝集したり，細菌が上皮に付着するのを防止したり，補体と共同して溶菌したり，また好中球と結合して効果的に貪食するように作用（オプソニン化）してはたらきます．

IgG に対する受容体は，好中球，マクロファージ，Bリンパ球に存在するので，これにIgGが結合し，オプソニン作用，貪食作用によって感染因子（非自己）を排除します．

IgMは，補体の活性化によって，マクロファージや好中球が細菌（非自己）を貪食したり殺滅します．

分泌型IgAは，抗原とくっついて免疫複合体（抗原・抗体複合体）を形成します．この複合体によって，分泌液や粘膜表面から細菌など（非自己）を除去します．

血清中に極めて微量に存在するIgDの大部分は，Bリンパ球の細胞膜の上にあり，特異的に抗原と結合できるので，免疫複合体を形成して非自己を排除します．

Ⅰ型アレルギーを引き起こすIgE は，抗原と肥満細胞を結合させることによって，肥満細胞からヒスタミンを放出させます．これによって，血管の透過性を亢進させたり平滑筋を収縮させて非自己を除去します（**表2-7**）．

❸非自己を記憶するはたらき

最近，風疹ウイルス感染が広がっている，というニュースが伝えられています．風疹は三日はしかとしても知られ，一度風疹にかかった人は免疫ができているので二度とかからないといわれてきました．このように，「免疫ができている」ということはどういうことなのでしょうか．

風疹にかかった人は，以前，非自己である風疹ウイルスが体内に侵入し，生体がその抗体を作ってウイルスを排除した結果，病気が治ったのです．このとき，生体は風疹ウイルスという非自己をしっかり覚えていて，二度目，三度目にこのウイルスが侵入してきた場合に速やかに排除できるしくみを作っています．これが「免疫ができている」状態で，免疫学的記憶と呼ばれています．

(1) 免疫学的記憶のしくみ

「自己か非自己かを区別するしくみ」の項で述べたように，生体内に侵入した非自己である「抗原」は，マクロファージによって貪食され，リンパ節に運ばれ，そこでマクロファージはTリンパ球に「抗原」を提示します．すると，Tリンパ球はBリンパ球を増殖させ，形質細胞に分化するように指令を出します．Bリンパ球は増殖して，形質細胞に分化して抗体（免疫グロブリン）を産生します（**図2-16**）．

Bリンパ球が増殖するとき，マクロファージに貪食され，処理され，Tリンパ球に提示された「抗原」は，Bリンパ球表面にある受容体と結合するのです．これによって，Bリンパ球は増殖を開始すると同時に体内に侵入した「抗原」の情報がBリンパ球に記憶されます．この同一の「抗原」の情報を基に，抗体を産生する形質細胞と免疫学的記憶を維持する記憶細胞が作られるのです．つまり，Bリンパ球から形質細胞と記憶細胞が形成されるのです．

記憶細胞は、免疫学的監視細胞として，リンパ節から血液循環系へ，そして血液循環系からリンパ節へ，と何ケ月もの長期にわたって監視の役割を果たします（**図2-17**）．これが，免疫学的記憶のしくみ，言い換えると非自己を記憶するはたらきです．

すなわち，免疫とは，①自己であるか非自己であるかを区別し，②非自己を排除するために反応して，③非自己を記憶すること，なのです．

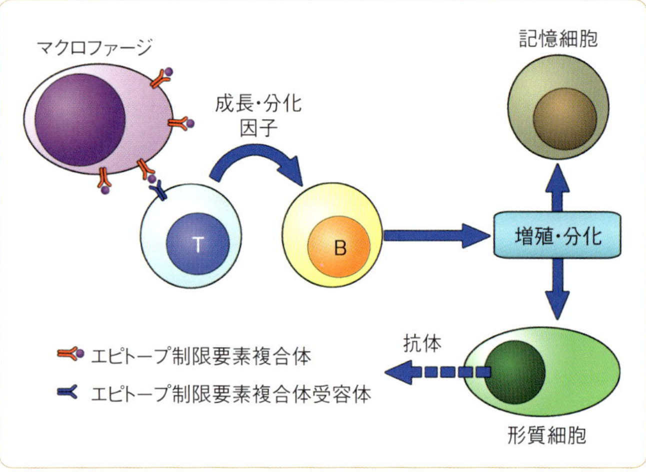

図2-17　Bリンパ球の分化を示す模式図
Bリンパ球が分化して，形質細胞に変化するし，免疫記憶細胞にも変化する．

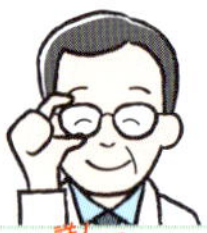

ちょっと詳しく!

T細胞による調節機構

ヘルパーTリンパ球は，Bリンパ球の増殖と分化を促進し，抗体産生を促進する．電気のスイッチのONの役目をする．ヒト血液細胞分化抗原を認識する抗体の中のCD4をもっている．

サプレッサーTリンパ球は，Bリンパ球の増殖と抗体産生を抑制する．電気のスイッチのOFFの役目をする．ヒト血液細胞分化抗原を認識する抗体の中のCD8をもっている（図2-18）．

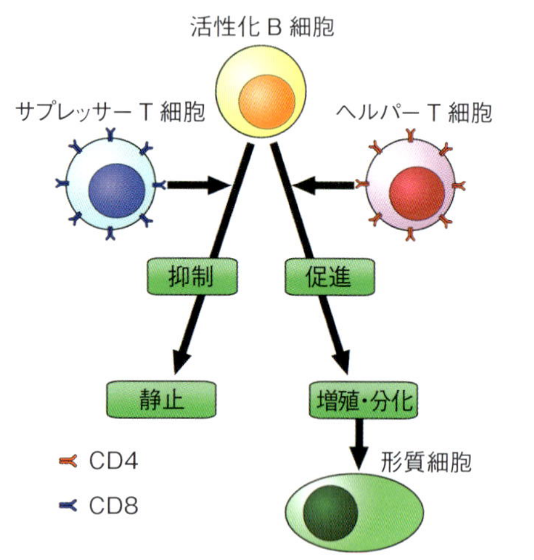

図2-18　Tリンパ球による調節機構を示す模式図
ヘルパーTリンパ球は，Bリンパ球の増殖と分化を促進し，抗体産生を促進する．サプレッサーTリンパ球はBリンパ球の増殖と抗体産生を抑制する．

歯周組織の破壊とは?

1．炎症・免疫と歯周組織破壊の関係は?

歯周病における炎症のメカニズム，特に①「滲出」が炎症の基本的変化であること，②滲出した成分（液状成分，細胞成分）が毒素を希釈したり，炎症性物質によって炎症を制御していること，③炎症も免疫応答も生体の防御という同じ現象であること，さらに④免疫は自己か非自己かを区別し，非自己を排除・記憶すること，を説明しました．

歯周組織における防御反応は，生体を守ると同時に，組織を破壊しているのです．

歯周炎の歯周組織を顕微鏡写真で観察すると，大量のプラークが歯根表面に付着しており，歯周ポケット内にも侵入しています．セメント質と歯肉の間には，ポケットが空隙として認められます．歯周ポケットに面した歯肉には，上皮細胞は見られません．炎症によって上皮が剝離し

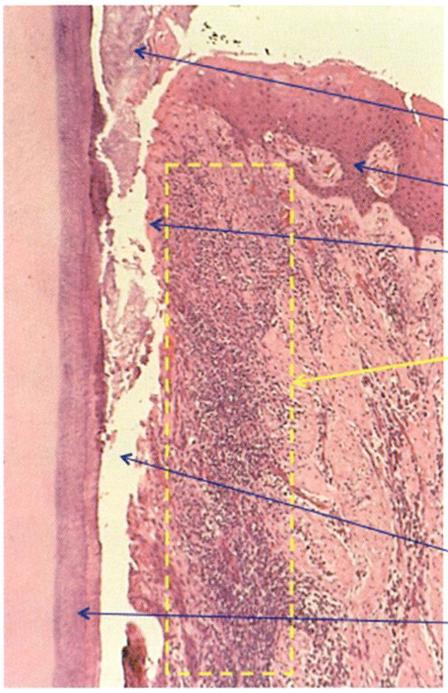

図2-19　歯周炎の組織を示す顕微鏡写真（HE 染色）
歯周ポケットに面した結合組織内にリンパ球と形質細胞を主体とした多数の炎症性細胞が浸潤している（黄色の点線で四角に囲んだ部分）．炎症性細胞は貪食や抗体産生によって，プラーク由来の細菌（抗原）を排除すると同時に，自分たちが作ったサイトカインなどが歯周組織を破壊している．

たと考えられます．

歯周ポケット側の結合組織には，非常に多くの細胞が認められ，細胞の核が濃く染まっています．これらは全て炎症性細胞で，リンパ球と形質細胞がほとんどです（**図2-19**）．

1 炎症歯肉になぜ多数のリンパ球と形質細胞が見られるの？

大量の炎症性細胞浸潤は，数ヶ月にも及ぶ長い間，プラーク由来の細菌（抗原）による攻撃にさらされたことを意味しています．その攻撃に対して生体は，必死になって歯周組織を守ろうと応答しているのです．つまり，大量のリンパ球を動員し，形質細胞に分化させて，ものすごい量の抗体を産生し，プラーク由来の抗原を（非自己）を排除しようとしています．しかし，プラーク由来の細菌（抗原）の攻撃がなかなか収まりません．もっとリンパ球の数を増やして対応しようとしている状況が想像できます．

2 歯周組織を破壊しているのは？

リンパ球と形質細胞が出現している部位は，健康なときは歯根膜や歯槽骨が存在していました．それが炎症の進行に伴って破壊され，炎症性細胞が活動する場所になっています．実は，歯周病原菌が直接組織を破壊しているのではないのです．つまり，組織の破壊は「敵」であるプラーク由来の細菌（抗原）によるものではありません．組織の破壊は，抗原を排除するために局所に現れた「味方」である好中球，マクロファージ，リンパ球などなのです．これらの細胞が作るさまざまな因子（リソゾーム，サイトカインなど）が，炎症（免疫）を制御すると同時に，組織を直接破壊していたのです．

このように，歯周組織は，生体を防御するために，プラークが原因で起こった炎症・免疫応答によって歯周組織に出現した各種の細胞が産生した物質によって破壊されるのです．

マトリックスメタロプロテアーゼ：細胞外基質を分解する酵素で，活性部位に亜鉛などの金属を含むもの．

サイトカイン：炎症性細胞などによって作られた可溶性タンパク質をいう．

2. 結合組織を破壊する因子

結合組織の破壊を引き起こすものには，①リソゾーム（好中球，マクロファージによって産生される），②マトリックスメタロプロテアーゼ*（好中球，マクロファージ，線維芽細胞によって産生される），③タンパク分解酵素（好中球，マクロファージによって産生される），④サイトカイン*（T リンパ球，マクロファージなどによって産生される），⑤補体，免疫複合体，などがあ

表2-8　結合組織を破壊する因子とその産生細胞

破壊因子	産生細胞
①リソゾーム	好中球，マクロファージ
②マトリックスメタロプロテアーゼ(MMP)	好中球，マクロファージ，線維芽細胞
③タンパク分解酵素	好中球，マクロファージ
④サイトカイン	Tリンパ球，マクロファージなど
⑤補　体	(血液中)

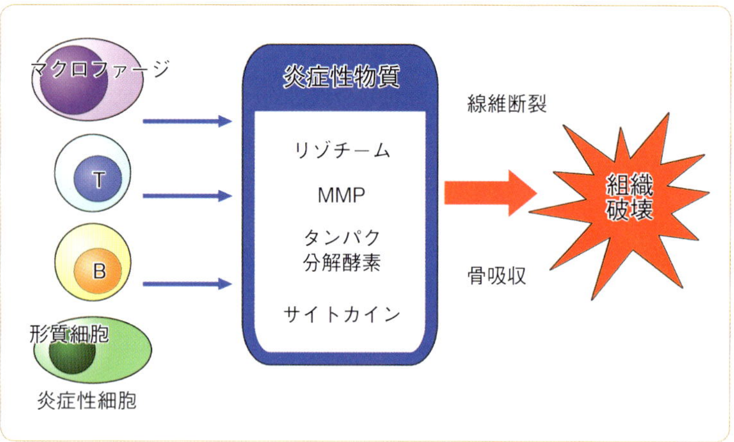

図2-20　炎症性物質による組織破壊
炎症性細胞が作った炎症性物質が歯周組織の結合組織や骨組織を破壊する．
MMP (Matrix Metaloproteinaseの略：マトリックスメタロプロテアーゼ)は，コラーゲンや細胞外基質を分解する．

ります(**表2-8**)．これらの因子を産生するのは，炎症の際に滲出した細胞(炎症性細胞)です(**図2-20**)．

3．歯周ポケットの形成

歯周ポケットは，プラーク由来の内毒素や好中球の酵素によって，付着上皮細胞間隙の拡大，細胞同士を機械的に結合しているデスモゾームの破壊・喪失によって始まります．細胞間の亀裂が深部に進行するに従って，ポケットはより深くなります．炎症の進行に伴って，上皮下結合組織では炎症性細胞が滲出すると同時に結合組織が破壊されます．上皮は，歯面に沿って深部へ，また側方へも増殖します．

1ポケット形成の始まりは？

歯周ポケットの形成機序を詳細に観察してみると,「歯周ポケットは，付着上皮がセメント質表面から剝離して形成されるのではない」ことがわかります．付着上皮細胞同士の結合が壊され，デスモゾームの結合が破壊されることによる細胞間断裂がポケット形成のはじまりなのです．実験的に歯周炎を引き起こしたポケット形成の初期では，歯根表面に上皮細胞が残存しています(**図2-21-A**)．

同様の所見は，電子顕微鏡による観察でも明らかです(**図2-21-B**)．前述したように，付着上皮ではデスモゾームの数が少なく細胞間隙が拡大しているという付着上皮の特徴(p.15，**図1-19**参照)は，歯周ポケット形成とも密接な関係があるといえます．

2炎症巣の拡大

一方，リンパ球や形質細胞の浸潤が拡大すると，これらの細胞のための空隙が必要となり，歯槽骨が吸収されます．骨が吸収されたスペースには，血管が新生され，リンパ球や形質細胞で満たされた肉芽組織が形成されます．

炎症の原因であるプラークが除去されないと，この肉芽組織内に存在する炎症性細胞が，組

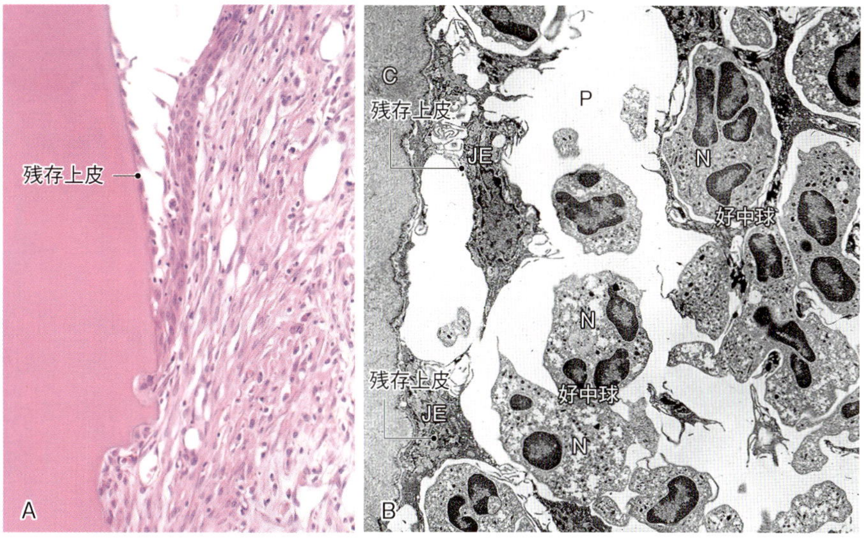

図2-21　歯周ポケットの形成
A：光学顕微鏡写真．ポケット形成初期では，残存上皮が歯根表面に認められる．
B：電子顕微鏡写真．付着上皮細胞同士の結合が壊され，断裂した上皮細胞間には多数の好中球が認められる．付着上皮細胞間が断裂することによって，ポケットが形成される．（文献[4]より）

織や骨を分解するマトリックスメタロプロテアーゼ，タンパク分解酵素やサイトカインをさらに産生します．歯周病原菌は，宿主にとって有害な物質を産生し続け，宿主は，これらの産物に対

ちょっと詳しく！ デスモゾームの分子構造とその解離（図2-22）

デスモゾームを構成している分子は，デンスプラーク（高密度円板）の部はデスモプラキン（DP），中間径フィラメント関連タンパク（IFAP），プラコグロビン（Pg）である．細胞間の結合部位は，デスモゾームカドヘリンであるデスモコリン（Dsc）とデスモグレイン（Dsg）から成っている（**図2-22-A**）．

細胞間断裂を電子顕微鏡で観察すると，デスモゾームカドヘリンデスモコリン・デスモグレインの部位で解離することがわかる．デスモゾームの結合破壊が生じた場合は，同時に細胞内部の接着分子にも損傷が生じると考えられる（**図2-22-B**）．

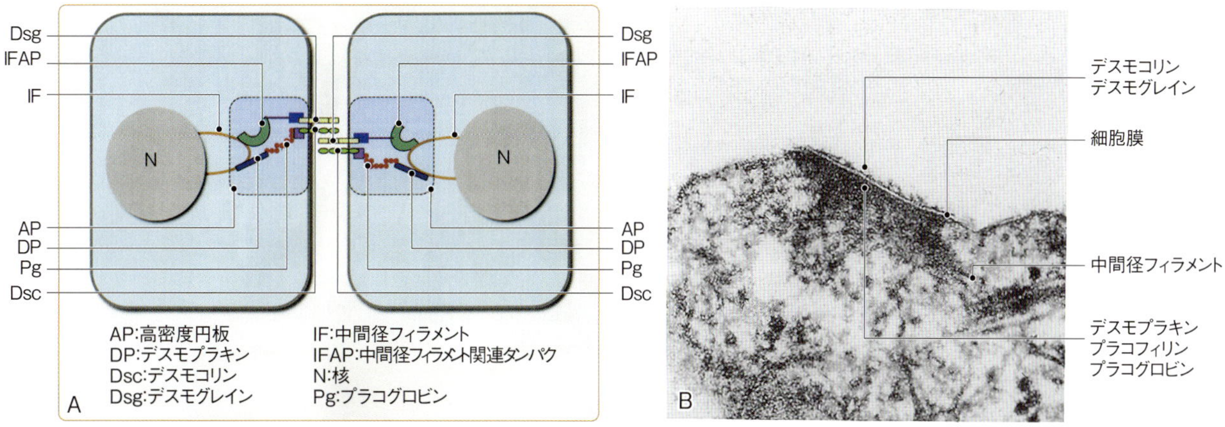

図2-22　デスモゾームの分子構造とその解離
A：デスモゾームの分子構造．
B：解離部の電子顕微鏡写真．デスモゾームは，デスモコリン・デスモグレインの部位で解離する．（文献[4]より）

する果てしない免疫応答を続けます．その結果，ポケットは深くなり，炎症性細胞や肉芽組織によって占められる範囲はますます拡大し，骨や歯根膜は失われ，最終的には歯の支持組織は破壊され，歯は脱落します（図3-33参照）．

4．歯槽骨吸収

プロスタグランジン：炎症を制御する物質（ケミカルメディエーター）の一つで，好中球とマクロファージから作られる．

腫瘍壊死因子：サイトカインの一つで，マクロファージによって作られる．

歯槽骨の吸収は，歯周病で最も特徴的な病態です．歯周病原菌が歯周組織に侵入すると，多数の炎症性細胞が浸潤し，多くの炎症性物質（サイトカインやプロスタグランジン）が産生されます．これらは，破骨細胞の分化と活性化を促進し，その結果歯槽骨の吸収が起こります．破骨細胞の形成には，単球コロニー刺激因子および破骨細胞分化因子が必要です（p.35「破骨細胞の分化」参照）

歯槽骨の吸収に関与する局所因子（炎症性物質）には，インターロイキン-1，インターロイキン-6，腫瘍壊死因子α，プロスタグランジンE2などがあり，これらは主としてマクロファージから産生されます（図2-23）．

歯槽骨の吸収は，臨床的に水平性吸収と垂直性吸収に大別されています．水平性吸収は，慢性の炎症で観察され，垂直性の炎症は急性炎症および咬合性外傷においてよく見られる，とされています．Glickmanが主張した「垂直性の吸収は咬合性外傷による骨吸収である」とする考え方に否定的な研究も発表されています（p.76参照）．

歯周炎が，全顎に均一な病変（骨吸収）をもたらすものではなく，1本の歯であっても部位によって歯周炎の進行の程度は異なるという，いわゆる「部位特異性」の考え方が現在受け入れられています．したがって，どんな部位であれ急激な骨吸収が限局的に垂直性吸収として現れる可能性があります．一方，骨吸収が歯槽骨に対して均一に進行する水平性吸収は，はじめは限局性の垂直的吸収であったものが，徐々に吸収部分が広がり，慢性に経過した骨吸収の結果と考えることができます．

歯周炎によって，口腔内にさまざまな骨吸収の形態が混在していても不思議ではありません．局所解剖学的な背景，食片圧入などの影響を示唆する研究もあります．しかし，水平性吸収と垂

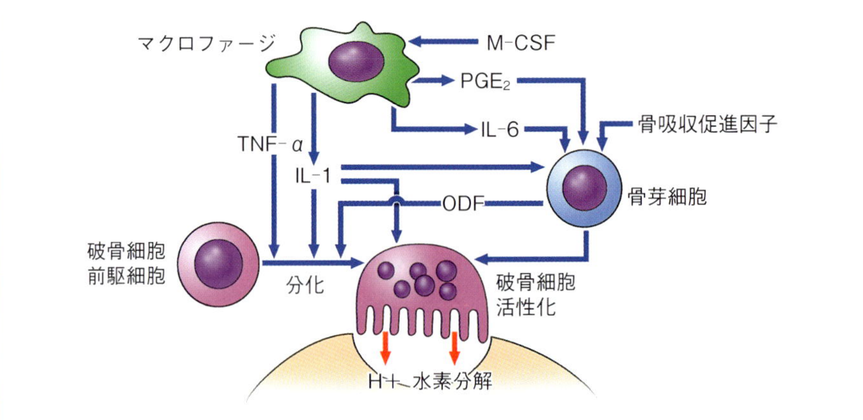

図2-23　歯槽骨吸収の局所的因子

歯槽骨の吸収には，インターロイキン-1（IL-1），インターロイキン-6（IL-6），腫瘍壊死因子α（TNF-α），プロスタグランジンE_2（PGE_2）などの局所因子が関与する．これらは主としてマクロファージ・コロニー刺激因子（M-CSF）の刺激によってマクロファージから産生される．

インターロイキン-1や破骨細胞分化因子（ODF）は，破骨細胞を分化・活性化させ，歯槽骨の吸収を促進する．インターロイキン-6は，骨芽細胞を介して，破骨細胞を分化させ，骨吸収を促進する．腫瘍壊死因子α（TNF-α）も，インターロイキン-1（IL-1）も，相乗的作用によって骨を吸収する．炎症のケミカルメディエーターであるプロスタグランジンE_2（PGE_2）もまた骨吸収を促進する．（文献[4]より）

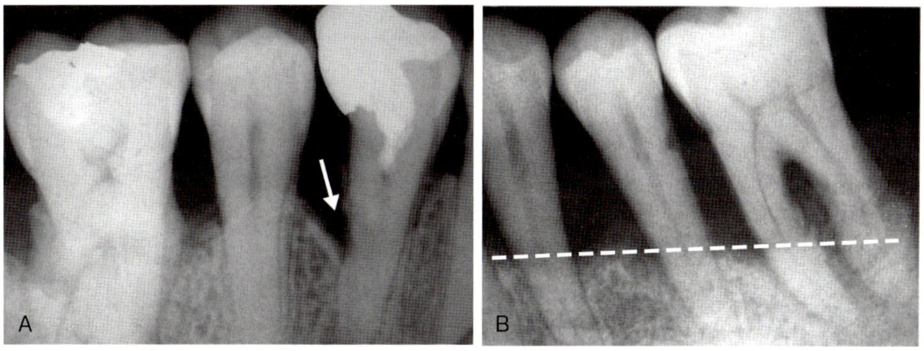

図 2-24　垂直性吸収と水平性吸収を示すＸ線写真
A：垂直性吸収．下顎第一小臼歯遠心部に見られた垂直性吸収（矢印）．
B：水平性吸収．著しい骨吸収はほぼ同じレベルに及んでおり，水平に吸収している．（文献[4]より）

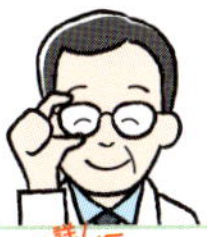

ちょっと詳しく

歯 槽骨吸収を促進する因子

インターロイキン-1は，破骨細胞を分化・活性化させ，歯槽骨の吸収を促進する．さらに，リンパ球（T細胞およびB細胞）を増殖させ，免疫応答を調節する．炎症性細胞（好中球やマクロファージ）を遊走させ，炎症反応を増強する．インターロイキン-1は，インターロイキン-6，プロスタグランジンE_2のみならずインターロイキン-1自体の産生を誘導する．

インターロイキン-6は，骨芽細胞を介して破骨細胞を分化させ，骨吸収を促進する．腫瘍壊死因子αは，インターロイキン-1と同様の生物学的活性をもち，両者は相乗的作用によって骨を吸収する．炎症歯肉ではしばしば発現する，炎症のケミカルメディエーターであるプロスタグランジンE_2もまた骨吸収を促進する（**図 2-23** 参照）．

破骨細胞形成の促進因子と抑制因子をまとめると，**表 2-9** のとおりである．

表 2-9　破骨細胞形成の促進因子と抑制因子

促進因子	活性型ビタミンD3，副甲状腺ホルモン，インターロイキン-1，インターロイキン-6，インターロイキン-12，インターロイキン-18，単球コロニー刺激因子，腫瘍壊死因子α，プロスタグランジンE_2，副甲状腺関連タンパク，形質転換増殖因子-β
抑制因子	インターフェロン-γ，インターロイキン-4，インターロイキン-6，インターロイキン-11，顆粒球・マクロファージ・コロニー刺激因子

直性吸収，それぞれに直接関与する原因は明らかではないのですが，「水平性吸収は慢性の炎症で観察され，垂直性の炎症は急性炎症および咬合性外傷においてよく見られる」という一般論に矛盾はないと思われます（**図 2-24**）．

5．軟らかい歯肉と硬い歯肉

炎症による組織欠損を修復するために，炎症部位には肉芽組織が出現します．肉芽組織は，軟らかい幼若な血管結合組織であり，血管内皮細胞，線維芽細胞のほか多数の炎症性細胞を含んでいます（**図 2-25**）．2～4週後になると，細胞成分は少なくなる一方，コラーゲン線維（線維成分）が増加して，肉芽組織は硬い線維性組織に変わっていきます（**図 2-26**）．

このように，歯肉における炎症の病態を反映して，歯肉は浮腫状であったり線維状を呈したりします．浮腫状または細胞成分の多い歯肉は，急性炎症で見られる軟らかい歯肉です．特に，血管拡張・透過性亢進による滲出・炎症性浮腫が強く現れた場合（急性炎症）に観察されます．肉芽組織の細胞成分が少なくなり，線維成分が多くなった歯肉は，硬い歯肉で，炎症の経過が長くなった場合（慢性炎症）に見られます（**図 2-27**）．

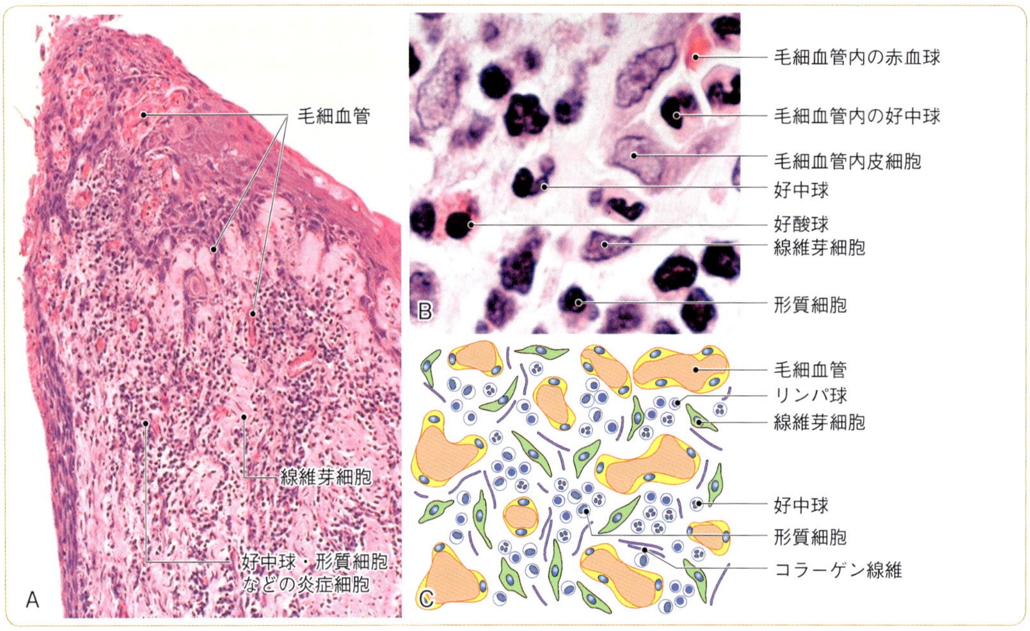

図2-25　軟らかい歯肉

A：病理組織像（HE染色）．上皮直下の毛細血管は拡張し，充血している．固有層には線維芽細胞，好中球，形質細胞などの炎症細胞が浸潤しており，肉芽組織の特徴が見られる．

B：肉芽組織の拡大像．内皮細胞に囲まれた毛細血管内には，赤血球，好中球が存在する．血管の外には，線維芽細胞のほか，好中球，好酸球，形質細胞などの炎症性細胞が観察できる．（文献[4]より）

C：軟らかい歯肉を構成する成分の模式図．毛細血管，線維芽細胞，炎症性細胞が肉芽組織の特徴である．

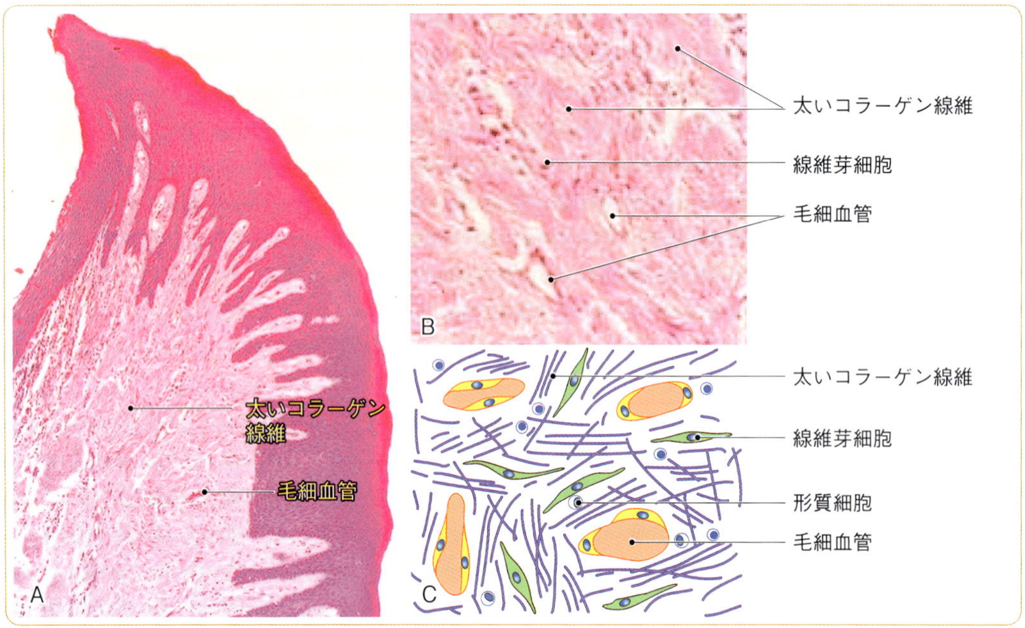

図2-26　硬い歯肉（肉芽組織から線維性組織に変化した）

A：病理組織像（HE染色）．歯肉固有層は太いコラーゲン線維束によって占められ，毛細血管や炎症性細胞浸潤は少ない．肉芽組織から線維性組織に変化した硬い歯肉である．

B：線維性組織の拡大像．大量の太いコラーゲン線維束，散在する線維芽細胞と毛細血管が認められる．

C：硬い歯肉を構成する成分の模式図．太いコラーゲン線維束が特徴である．

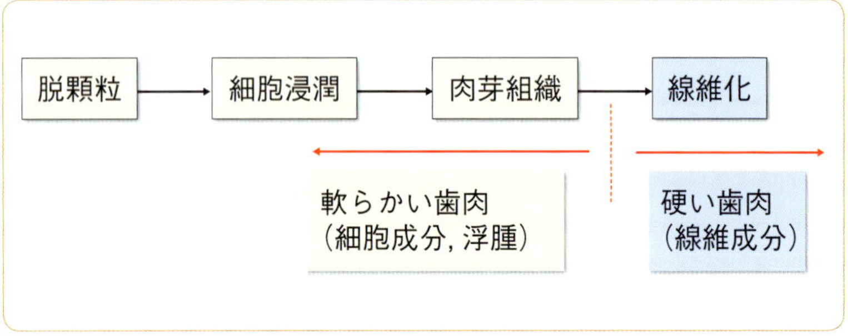

図2-27　肉芽組織から線維化（軟らかい歯肉と硬い歯肉）

炎症によって血管透過性が亢進すると，滲出・細胞浸潤によって，歯肉局所に肉芽組織が形成される．やがて肉芽組織は線維化して線維性組織に変化する．臨床的には，歯肉に細胞成分や浮腫を伴った肉芽組織が形成されると軟らかい歯肉が，肉芽組織が線維化すると硬い歯肉が見られる．

6. 歯周炎によるセメント質の変化

歯周炎の初期では，歯周ポケット内では，①プラーク（バイオフィルム）の形成，②上皮のダウングロースと歯周ポケット形成，③ポケット上皮の潰瘍形成，④滲出液（炎症性滲出液・歯肉溝滲出液）の増加，⑤歯肉固有層の炎症（発赤・腫脹・炎症細胞滲出），⑥シャーピー線維の断裂，⑦セメント質の変性・壊死，⑧歯槽骨の吸収，⑨肉芽組織の形成，などの変化が起こります（**図2-28**）．

歯冠側のセメント質は，ほとんど無細胞性セメント質（無細胞性外部性線維性セメント質）です．このセメント質内にセメント細胞の封入は見られませんが，ほとんどの部分が密集したシャーピー線維の束からできています．炎症がこのセメント質に波及すると，シャーピー線維の断裂，変性，壊死が生じます．HE染色では，コラーゲン線維の変性・壊死を確認することは難しいですが，周囲に炎症性細胞浸潤を伴った肉芽組織が形成されていれば，シャーピー線維の断裂，変性，壊死が起こっていると考えられます．

歯根側，ときに歯根の大部分を占める細胞性セメント質（細胞性混合重層性セメント質）は，セメント細胞の封入があり，歯根膜へ伸びている太いシャーピー線維と，セメント質内に形成された固有性線維をもっています．セメント細胞は，セメント小腔の中に存在し，細く複雑な突起を周囲に出し，隣のセメント細胞と互いに連絡しています（p.42 **図1-66**参照）．この細胞性セメント質にプラークが侵入してくると，セメント細胞の突起を通じて，炎症は深部のセメント細胞にまで及び，シャーピー線維も固有性線維も含めて，細胞性セメント質全体の変性・壊死が引き起こされます（**図2-29**）．

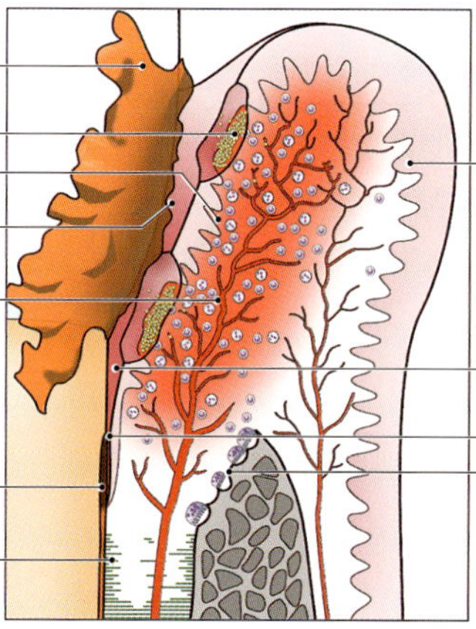

図2-28　歯周ポケット内の変化を示す模式図

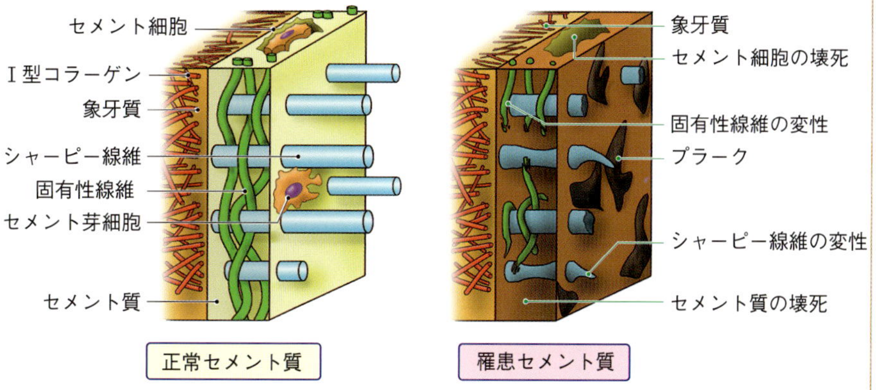

図2-29　歯周炎に罹患したセメント質の変化を示す模式図

炎症が細胞性セメント質に波及すると，シャーピー線維の断裂，変性，壊死が生じる．セメント細胞の突起を通じて，炎症は深部のセメント細胞にまで及び，シャーピー線維も固有性線維も含めて，細胞性セメント質全体の変性・壊死が引き起こされる．（文献[1]より一部改変）

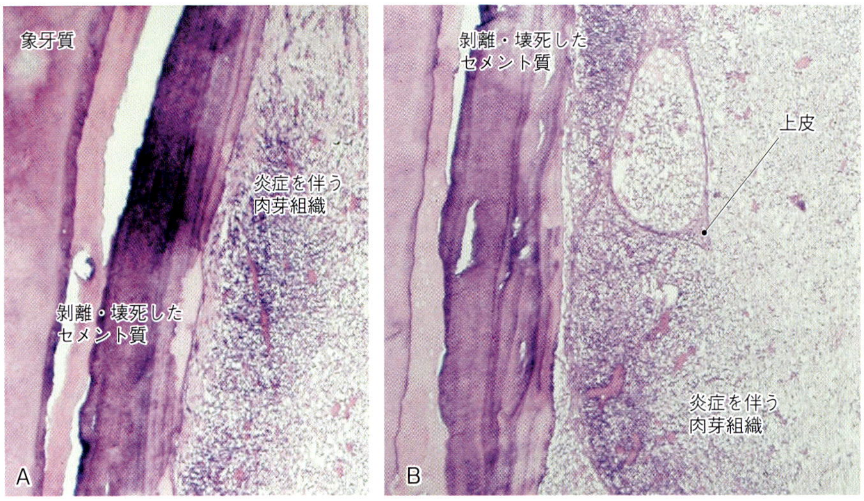

図2-30　重篤な歯周炎に罹患したセメント質（HE染色）
ヘマトキシリンに濃染するセメント質は，象牙質から剥離し，歯根膜側には強い炎症を伴う肉芽組織が見られる．セメント小腔内は白く抜けて空虚となっている．シャーピー線維や歯槽骨，歯根膜はみられない．図Bで肉芽組織中に侵入した上皮組織が観察できる．

重篤な歯周病に罹患したセメント質を病理組織切片で観察すると，セメント質は象牙質から剥離し，ヘマトキシリンに強く染まり紫色を呈しています．セメント小腔内は白く抜けて空虚となっています．セメント質周囲には，多数の炎症性細胞を含んだ肉芽組織が取り囲んでいますが，シャーピー線維や歯槽骨，歯根膜は見られません（**図2-30**）．

7．力と歯周組織の破壊

1 咬合性外傷

咬合性外傷が歯周組織に与える影響，特に外力が歯周炎を悪化させるかについては多くの研究がなされてきました．かつてGlickmanは，歯周組織を刺激層と共同破壊層に分け，歯肉縁下プラークが付着している歯に異常に強い力が加わると，歯肉の炎症性病変の波及経路が変わり，咬合性外傷を受けた歯の歯周組織における進行性の組織破壊は，外傷を受けていない場合とは異なるという仮説を提唱しました．しかし，この仮説に反対して，咬合性外傷は歯肉の炎症の共同破壊層への波及には関与しないという研究も報告されました．

現在では，咬合性外傷は歯周疾患を増悪させる因子の1つとして考える人は多いですが，上記のGlickmanの仮説をそのまま受け入れる人は少ないようです．

つまり，健康な歯周組織に一方向から力が加わった場合には歯周ポケットが形成されたり，結合組織性の付着が喪失することはないとされています．

2 歯周組織とジグリングフォース

一般に，ゆさぶるような力（ジグリングフォース）を歯に与えると，①歯根膜空隙が拡大する，②歯根膜に炎症性変化が見られる，③活発な骨吸収が見られる，④歯の動揺が顕著となる，といわれています（**図2-31**）．

私達の実験からは，ジグリングフォースが健康な歯周組織に加わったときは，圧迫側の変化と牽引側の変化が混在して出現しますが，これによって歯周ポケットが形成されたり，付着の喪失が起きることはない，といえます（**図2-31**）．しかし，二次性咬合性外傷のように，すでに歯周炎に罹患している歯にジグリングな力が加わると，骨吸収など歯周組織の破壊が促進されることがあります．

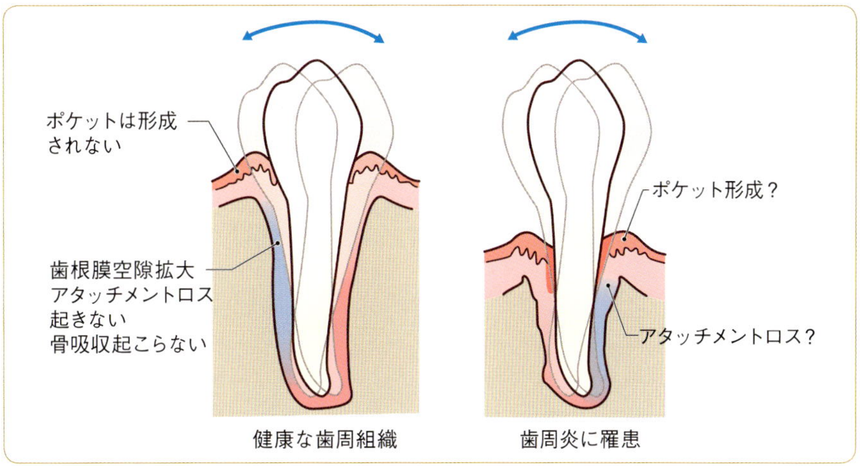

図2-31　ジグリングフォース（Jiggling force）
　ジグリングフォースが健康な歯周組織に加わっても，これによって歯周ポケットが形成されたり，付着の喪失が起きることはない．しかし，既に歯周炎に罹患している歯にジグリングフォースが加わると，ポケット形成やアタッチメントロスなどが起きることがある．（文献[4]より）

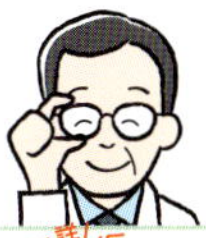

ちょっと詳しく！

ジグリングフォースによって歯根膜の細胞はどのように変化するのか？

ジグリングフォースを意図的に移植しようとする歯に応用して，歯の周囲に多量の歯根膜を付着させた状態で抜歯し，移植を行えば高い成功率が収められると期待される．果たして，ジグリングフォースは歯の移植にとって有効な方法であろうか？

ヒトの歯に与えるジグリングフォースと同じ設定ではないが，実験的にジグリングフォースによる歯根膜の変化について検索した．ラット上顎第二臼歯を抜去し，同側上顎第一臼歯に接着性レジンを盛り上げ，その歯が咬合により自由に動く環境を設定した．

その結果，上顎の第一臼歯の歯根膜は対照群のそれに比べ，歯根寄りの密な細胞層がなくなり，歯根膜中央に向かって流れるように配列する像が観察された**図2-32**．移動した細胞が本当に歯根膜を再生することのできる細胞群に分化したのか，ただ単に物理的に移動しただけなのかは不明である（**図2-33**）．

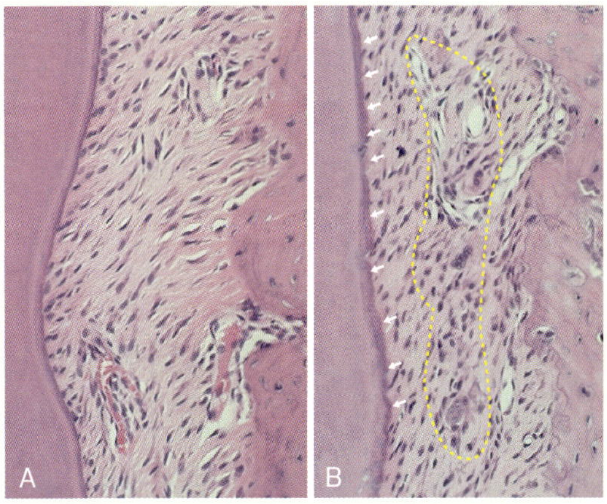

図2-32　ジグリングフォースを加えた組織像
A：対照群（力を加えていない）の歯根膜，B：ジグリングフォースを加えた歯根膜．
　ジグリングフォースを加えた歯根膜（B）は，対照群の歯根膜（A）と比べると，歯根寄りの密な細胞層がなくなり（図B矢印），歯根膜中央に向かって流れるように配列する像（図B黄色の点線で囲んだ部）が観察される．（文献[4]より）

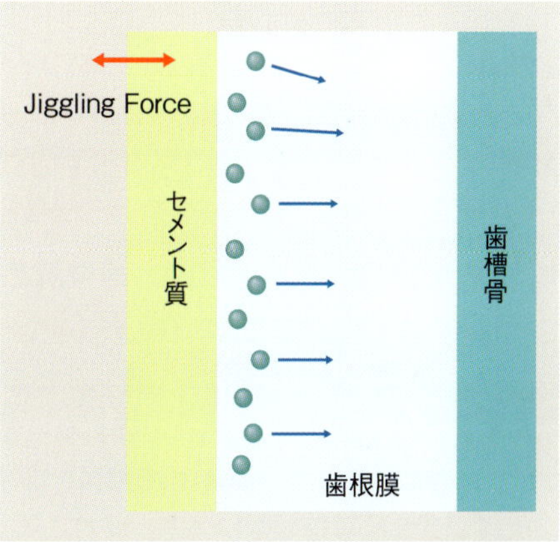

図2-33　ジグリングフォースと歯根膜の関連を示す模式図
　ジグリングフォースによって，セメント質表層の細胞は歯根膜中央へ移動する．（文献[4]より）

Q-2 歯肉退縮は，どのようにして起こるの？

A 歯肉退縮の原因もそのメカニズムも多彩です．

歯肉退縮の発生には，多くの因子が関与しています．プラーク，歯列弓内の歯の位置，誤ったブラッシング，外傷性咬合，小帯や筋付着の位置，歯肉幅の不足，口唇圧などです．

しかし，歯肉退縮を１つの原因，１つのメカニズムで説明するのは難しいとされています．歯肉退縮の基本的なタイプには2つあり，1つは歯周病および歯周病に関連した因子によるものです．もう1つは，ブラッシングなど機械的因子によるものです．

唇側に生じた歯肉退縮は，歯槽骨の局所解剖学的特徴，特に裂開・開窓の存在と直接関係があります（p.33参照）．歯槽骨が薄く，裂開・開窓などによって，歯槽骨が欠如している環境であれば，歯肉退縮は起こりやすいのです．

歯の萌出する位置が，歯の周囲に形成される歯肉の量を決定するので，若年者でも局所的な歯肉退縮を起こすことがあります．このような場合でも，適切なプラークコントロールを行えば，歯肉退縮は自然に改善します．

Q-3 なぜ突然の歯肉退縮が起こるの？

A 裂開・開窓の存在が原因となる可能性があります．

唇側・頬側の一部の歯肉が，さほど強い炎症がないのにも関わらず，急激かつ長い距離にわたって退縮される場合があります．このような歯肉退縮は歯槽骨の局所解剖学的特徴が関連しています．

上下顎における歯槽突起の，特に切歯，犬歯，小臼歯部には歯槽隆起があり，唇側の骨が薄く，そして裂開・開窓があるために，いったん歯頸部から炎症が波及すると，薄い歯槽骨は容易に吸収されて，裂開・開窓と連続するものと推測できます．歯肉・口腔粘膜に覆われていると，唇側の骨が吸収されても，それを臨床的に発見することは難しいのです．歯槽骨の裏打ちが消失すれば，歯肉が急速に退縮しても不思議はありません．このように，歯肉退縮の発生の背景には，歯槽隆起，薄い前庭側の骨，そして裂開・開窓の存在という構造的・局所解剖学的特徴が関連しているものと考えられます（p.33 **図1-54**参照）．

臨床的に，それまで徐々に進行していた頬側の歯肉退縮が急激にしかも深く広範囲にわたって見られるときは，その原因として裂開や開窓の存在を考えたほうがよいでしょう．

Q-4 歯肉溝滲出液に抗して歯周病原菌が発症に関わるほどに大量に侵入するのはどのようなメカニズムによるの？

A 歯周病原菌の侵入を阻止しているのは，歯肉溝滲出液だけではありません．

明らかに，歯肉溝滲出液は歯周病原菌の侵入から生体を守る局所防御機構の１つとしてはたらいていますが，重篤な炎症でも滲出液は2～20倍しか増えません（p.11，**表1-3**参照）．大量の歯周病原菌の生体内への侵入を阻止しているのは，歯肉溝滲出液だけではありません．免疫というもっと優れた生体防御機構が備わっています．

プラークには，1gあたり1.0×10^{11}個もの細菌が含まれています．そのプラークが，歯面に大量に付着しているにもかかわらず，歯肉に炎症が見られない人がいます．反対に，プラークコントロールができているのに，一向に歯肉の炎症が改善しない人がいます．

すべての病気の発症には，外因と内因が関係しています．歯周病の発症も，プラーク（外因）と免疫力（内因）のバランスの崩れから起こると説明できます．プラークが付着していても，免疫力が強ければ，歯周病原菌は侵入できません．一方，ほとんどプラークが付着していなくても，ストレスなどで免疫力が低下しているとわずかな量のプラークによって炎症が起こる，と考えられます（**図2-34**）．

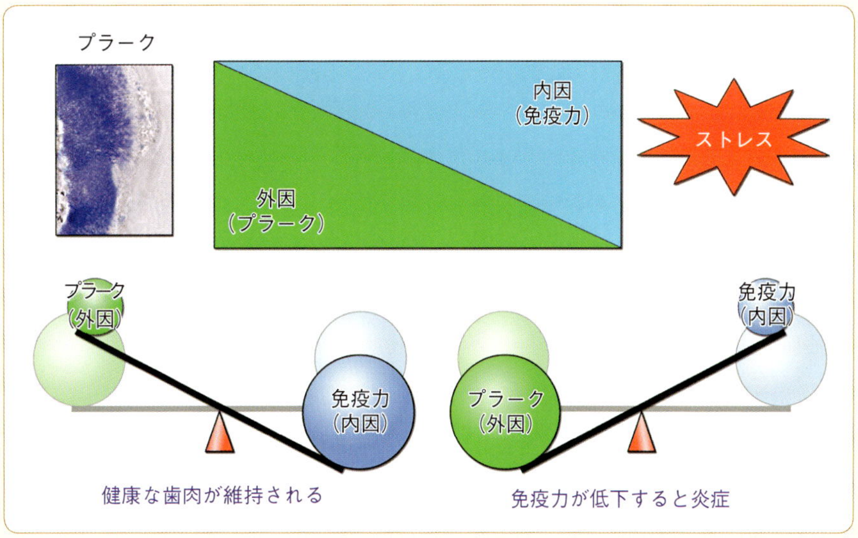

図2-34　プラーク（外因）と免疫力（内因）から見た歯周病の発症
内因と外因のバランスが崩れると歯周病が発症する．

Q-5 容易に重篤になる，または再発する例と，ポケット形成に至らず骨頂部の吸収に留まる例の違いは何？

A 骨吸収と上皮の深部増殖は，連動して起こります．

歯周病の進行の過程を見ると，上皮の深部増殖に伴って歯周ポケットが形成されます．初期の段階では，このような変化は歯肉結合組織内で進行します．炎症が，歯根膜，歯槽骨に及ぶと，歯根膜組織の破壊や骨吸収が引き起こされます．一部の急性炎症の場合を除いて多くの場合，上皮の侵入先端部（深部進入部）と吸収される歯槽骨との間には炎症細胞が浸潤した層が存在します．つまり，上皮の深部増殖と歯槽骨吸収は連動して起こり，両者の間に存在する炎症細胞（免疫に関与する細胞も含む）によって制御されていると考えられます（**図2-35**）．

容易に重篤になる，または再発する例は，前述の「プラークと免疫力」で説明したように，両者のバランスの崩れと理解することができます．また，ポケット形成に至らず骨頂部の吸収に留まる例は，歯周炎が急性炎症の経過をとらないで，慢性炎症の形で徐々に進行したときに起こると考えられます．つまり，慢性の炎症は存在するものの，深いポケットは形成されないで，浅いポケット形成と歯肉退縮が進行していけば，臨床的にはポケット形成に至らず骨吸収が起こっているように観察されるでしょう．

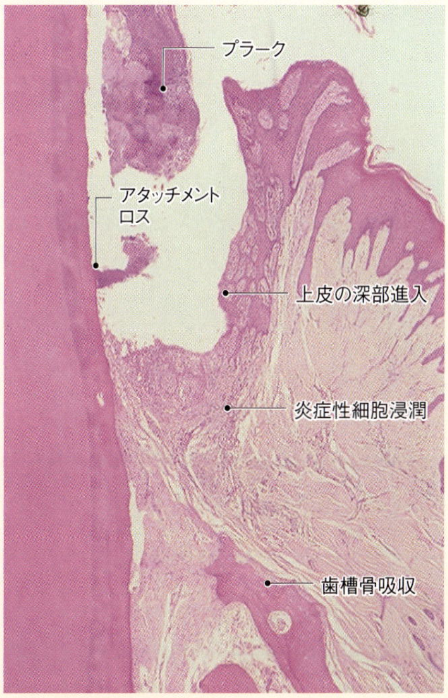

図2-35　歯周炎の病理組織像
歯周炎の病理組織学的な特徴は，血管拡張および浮腫，炎症性細胞浸潤，歯周ポケット形成と上皮の深部侵入，歯槽骨の吸収，歯根膜線維の破壊によるアタッチメントロス，セメント質の変性・壊死などである．（文献[4]より）

Q-6 矯正力と外傷性咬合力に違いはあるの？

A 矯正力も外傷性咬合力も，基本的に同じものです.

歯周病学用語集（アメリカ歯周病学会・編：1986）によれば，咬合性外傷は「過度の咬合力によって引き起こされる付属器官の損傷」と定義されています．このような外傷性変化を起こす咬合を，外傷性咬合と呼んでいます．

咬合性外傷は，一次性と二次性に分けられています．正常の咬合状態にある歯の歯周組織には作用しないような無理な力が働いて，外傷性変化を生ずる場合を一次性咬合性外傷といい，歯周組織の負担能力が低下して外傷性変化を生じる場合を二次性咬合性外傷といいます．

交通事故などにより，咬合性外傷を引き起こす力が歯周組織に急激に加わると，打診痛，咬合時痛，歯の弛緩，動揺，脱臼，歯の破折などさまざまな程度の障害を引き起こします．病理組織学的には，外傷性の変化と修復機転の変化が観察できます．外傷性の変化としては，①歯根膜の出血，挫滅，壊死，②歯根膜線維の伸展，断裂，③セメント質の剥離，④歯槽骨の骨折，⑤歯周組織の炎症，などが見られます．修復機転としては，①歯根膜の再生，②歯槽骨の吸収と添加，③歯根膜腔の改造などの変化が認められます．

歯科矯正力のように，弱い力がゆっくり歯周組織に加わると，上記のような顕著な症状を示しません．矯正力は，力の強さ，作用させる力の継続期間，矯正力の作用方向，力の分布状態などを人為的に制御することができるので，歯周組織にダメージを与えないで歯を動かすことができます．しかし，力を受ける歯周組織にとっては，弱いか強いか，急激か緩徐か，などの違いはあっても，基本的には，咬合性外傷を引き起こす外傷性咬合力も矯正力も同じものです．Lindheも，矯正型の外傷をジグリング型の外傷（歯をゆさぶるような力による外傷）と並べて咬合性外傷の中で取り扱っています．

Q-7 歯の矯正力によって，歯周病は起きるの？

A 歯への矯正力によって，歯周病は起きません.

「一方向からの矯正力であれジグリングな力であれ，正常な歯周組織を有する歯に対して加わった力によって，歯周ポケットの形成や結合組織性付着の喪失が起こることはない」，というのが現在国際的に共通した見解です．強い矯正力によって，一時的に歯根膜空隙の拡大およびそれに伴う若干の歯槽骨の吸収が起こることがあります．しかし，これは力に対する歯周組織の適応現象と考えるべきであり，歯周炎によって引き起こされる歯槽骨の吸収とは基本的に異なるものです．

プラークが原因で起きた歯周炎の歯に矯正力が与えられた場合，歯周炎の進行が促進される可能性は十分にあります．特に，歯肉縁下プラークが存在する歯に力が加えられると，矯正力が破壊因子として作用すると考えられます．したがって，歯周病の患者を矯正治療する場合には，プラークの徹底的な除去が必要です．

Q-8 楔状欠損は，どうしてできるの？（咬合力とアブフラクション）

A 歯頸部エナメル質に，応力が集中するからです.

歯ぎしりやくいしばりなどの習慣的で強い咬合力や異常な咬合力が歯に加わると，セメントエナメル境の表層に応力が集中してエナメル質（または象牙質）が破壊され，歯頸部歯質の欠損が生じることをアブフラクションといいます．

ブラキシズムなどによって咬合面に強い力が働くと，厚みが少ない歯頸部エナメル質に応力が集中します．力が加わらないときには応力は反対方向に向かいます．このような力によるひずみは，エナメル小柱間に微小な間隙を作ります．この間隙に唾液や飲食物由来の酸が介入すると，アパタイトが溶解し，結晶結合が脆くなって，歯頸部エナメル質の欠損が生ずると考えられます．修復物の脱落も，修復物と歯質の間の合着剤に力のひずみが働いて起きると考えられます．さらに，齲蝕病原菌が小さな間隙に侵入すれば歯頸部齲蝕が発生する可能性があります（**図2-36**）．

歯頸部に鋭利な角度の欠損があれば，それはブラッシングによる摩耗というよりむしろ，アブフラクションと考えるべきでしょう．

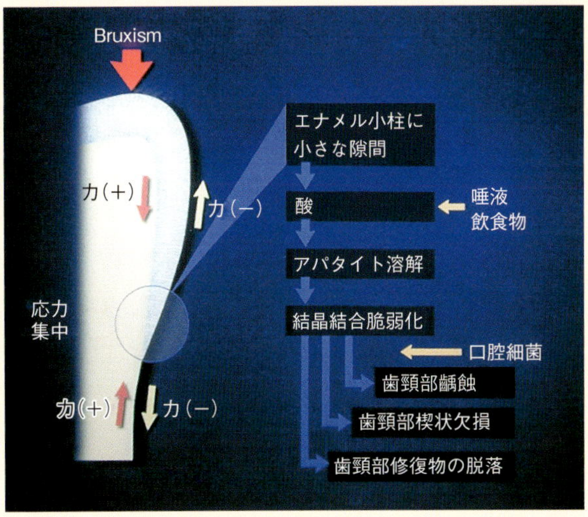

図2-36　アブフラクションの成因を示す模式図
強い咬合力が歯に加わると，アブフラクションが生じる．咬合面に強い力がはたらくと，薄くなっている歯頸部エナメル質に応力が集中し，力によるひずみがエナメル小柱間に小さな間隙をつくる．この間隙に，唾液や飲食物からの酸が侵入し，アパタイトが溶解してエナメル質が壊れる．(文献[4]より)

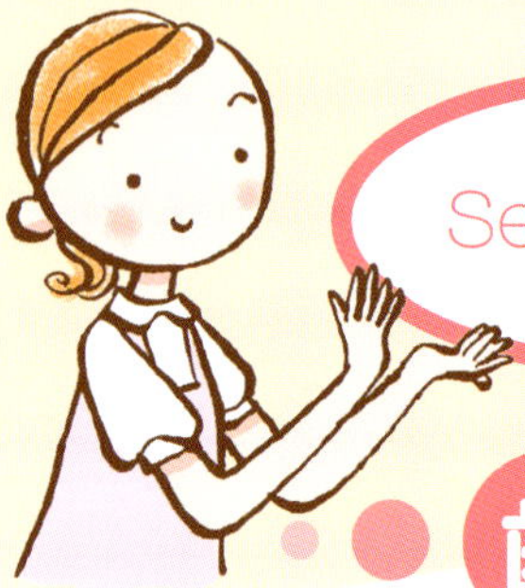

Section 2 歯周病の分類

歯周病分類システム

歯周病について，1999年アメリカ歯周病学会が定めた分類は広く認知されていますが，日本歯周病学会（2007）はこれを整理し，日本人の歯周病罹患の実態を反映する新しい歯周病の分類を作成しました．この歯周病分類システムによれば，歯周病は病態によって7つに分類されます（**表2-10**）．

表2-10　歯周病分類システム

Ⅰ．歯肉病変
Ⅱ．歯周炎
Ⅲ．壊死性歯周疾患
Ⅳ．歯周組織の膿瘍
Ⅴ．歯周 - 歯内病変
Ⅵ．歯肉退縮
Ⅶ．咬合性外傷

（文献[21]より）

歯肉病変

歯肉の病変は，①プラーク性歯肉炎，②非プラーク性歯肉炎，および③歯肉増殖の3つに分類されます．これらの病変は，炎症などの病変が歯肉に限局しており，アタッチメントロスを伴わないことが特徴です．

2007年，日本歯周病学会が策定した歯肉病変の分類は，以下のとおりです（**表2-11**）．

表2-11　歯肉病変

病態による分類	病原因子による分類
A．プラーク性歯肉炎	(1) プラーク単独性歯肉炎 (2) 全身因子関連歯肉炎 萌出期，月経周期，妊娠，糖尿病，白血病に関連する歯肉炎，およびその他の全身状態が関連する歯肉炎 (3) 栄養障害関連歯肉炎 アスコルビン酸欠乏による歯肉炎，およびその他の栄養不良が関連する歯肉炎
B．非プラーク性歯肉炎	(1) プラーク細菌以外の感染による歯肉病変 特殊な細菌，ウイルス，真菌感染によるもの (2) 粘膜皮膚病変 扁平苔癬，類天疱瘡，尋常性天疱瘡，エリテマトーデス，その他 (3) アレルギー反応 (4) 外傷性病変
C．歯肉増殖	(1) 薬物性歯肉増殖 (2) 遺伝性歯肉線維腫症

（文献[21]より）

歯周炎

歯周炎は，細菌などによって歯周組織に発生する炎症性の破壊性疾患です．炎症は，歯肉から歯根膜，セメント質および歯槽骨に波及します．口腔内の外傷性因子によって局所の病変の進行が早まることもありますが，進行速度は比較的ゆっくりです．特殊なタイプの歯周炎では，短期間で急激に進行するものもあります．その進行の程度は，全身の生体防御機能の影響を受けます．

歯周炎は，慢性歯周炎，侵襲性歯周炎，および遺伝疾患に伴う歯周炎に大別することができます．それぞれの特徴は，**表2-12**に示すとおりです．

表2-12　歯周炎の分類と特徴

分　類	特　徴
慢性歯周炎	歯周病原菌によるアタッチメントロスと歯槽骨の吸収が見られる慢性炎症性疾患．以前は成人性歯周炎と呼ばれ，35歳以後に発症．症状は歯周ポケット形成，排膿，出血，歯槽骨吸収，歯の動揺など．
侵襲性歯周炎	急速な歯周組織の破壊と家族内発現が特徴．プラークの付着量少ない，10～30歳代に発症，アグレガティバクター・アクチノミセテムコミタンスが高率を占める．生体防御機能異常，免疫応答異常あり．
遺伝疾患に伴う歯周炎	遺伝疾患の口腔内症状として発現．急速に進行する歯周炎．遺伝疾患としてダウン症，パピヨン・ルフェーブル症候群，チェディアック・ヒガシ症候群など．

歯周炎の発症と進行の過程

正常歯肉から，プラークの付着に伴って，歯肉炎を経て慢性歯周炎が発症し進行する過程は，①開始期病変，②早期病変，③確立期病変，④発展期病変，に分類されています．

開始期病変は，歯肉表層の滲出性炎（炎症の初期変化で，血液成分が血管の外に滲み出ること）で，プラーク付着後2～4日以内に起きます．

早期病変は，臨床的に確認できる歯肉炎をいい，プラーク付着後約1週間で見られます．

確立期病変は，炎症の範囲が早期病変よりさらに広がり，歯肉結合組織内に及んだ状態で，歯周ポケットが形成されます．

発展期病変は，炎症の範囲が歯肉だけでなく，歯根膜や歯槽骨にも広がり，歯周炎が成立した状態です（**図2-37**）．

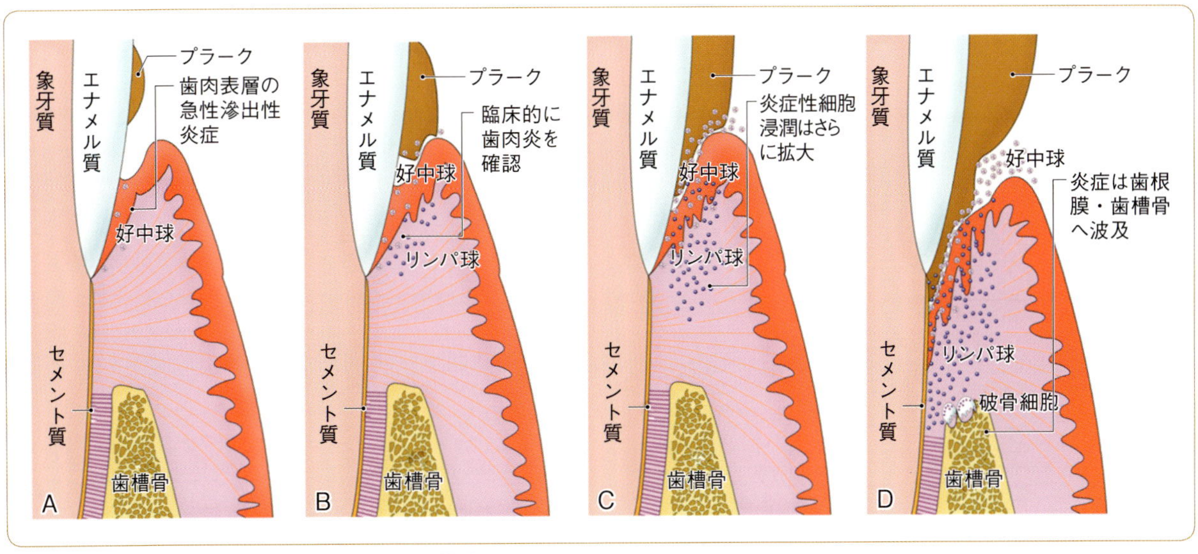

図2-37　歯周病の発症と進行の過程を示す模式図
A：開始期，B：早期，C：確立期，D：発展期
（文献[4]より）

病態を示す歯肉の形の変化

病態に伴って現れる歯肉の形の変化の主なものとしては，①フェストゥーン，②クレフト，③スティップリングの消失，④歯肉退縮をあげることができます（**図2-38**）．そのほか，⑤歯周ポケット形成，⑥楔状欠損などが歯肉およびその周囲に見られます．

(1) フェストゥーンfestoon

フェストゥーンは，歯肉辺縁のロール状の肥厚をいいます．このロール状肥厚の原因としては，咬合による刺激，歯ブラシの誤用（オーバーブラッシング）による外傷，プラークによる刺激が疑われています．

(2) クレフトcleft

クレフトは，歯肉のV字状の裂け目をいい，外傷性咬合の臨床症状の1つとされています．しかし，クレフトは歯頸部を被う歯槽骨の一部が欠けている状態（裂開）と関連があるともいわれています．つまり，クレフトの原因は咬合というよりはむしろ局所解剖学的な問題なのかもしれません．

(3) スティップリングの消失

表面性状の変化として，スティップリングの消失があげられます（p5参照）．

(4) 歯肉退縮

辺縁歯肉の位置が，セメントエナメル境よりも根尖側へ移動して，歯根表面が露出した状態を歯肉退縮といいます．歯肉退縮の原因については，「Q2 歯肉退縮は，どのようにして起こるの？」（p.78）を参照してください．また，歯肉退縮が元に戻る現象をクリーピングアタッチメントといいます（p.8参照）．

(5) 歯周ポケット形成

「歯周炎の発症と進行の過程」の項で述べたように，確立期病変において，炎症の拡大に伴って，付着上皮が深部へ増殖した結果，歯肉溝が深くなって歯周ポケットが形成されます．歯周ポケットの始まりの変化についてはp.70を，歯周ポケットの中で起こっている変化については，「6．歯周炎によるセメント質の変化」（p.75）を参照して下さい．

(6) 楔状欠損

楔状欠損は，歯肉ではなく歯肉周囲，つまり歯頸部の歯質に見られる欠損です．その原因や発生するメカニズムについては，「Q9 楔状欠損は，どうしてできるの？」（p.80）を参照して下さい．

歯肉の色や形は病態をよく反映しているので，歯肉の変化を読みながら，プラークや咬合をコントロールしていくことが重要です．

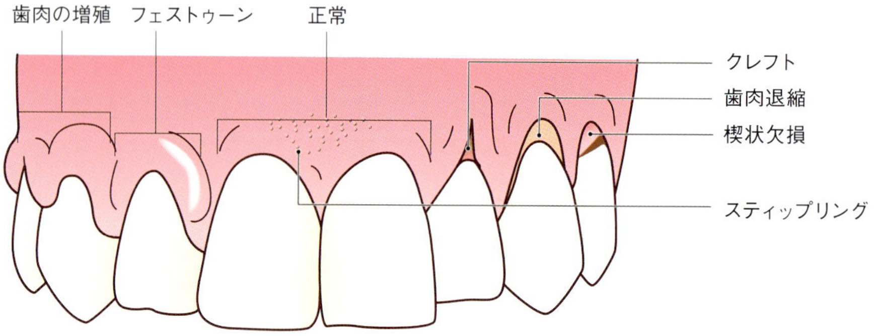

図2-38　歯肉の病態を示す模式図
（文献[4]より）

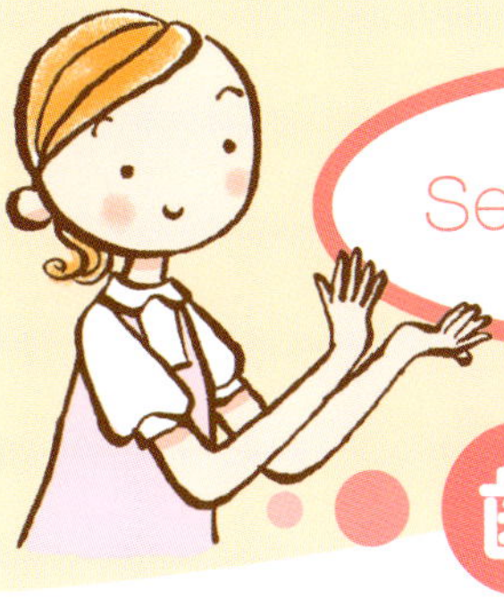

Section 3 歯周病と全身の関係

歯周病は全身疾患

プラーク（バイオフィルム）細菌は，歯周局所から血流中に入り，循環障害を引き起こします．歯周病原菌の毒素や酵素などは，直接侵入した臓器で細胞障害をもたらします．また，この際作られる熱ショックタンパク*なども，歯周局所の細胞に取り込まれます．その結果，免疫応答を介して，さまざまな臓器に悪影響を与え続けることになるのです．

歯周病が全身性の疾患に密接に関わることは，疫学的研究，実験動物を使った研究および*in vitro*の研究でも明らかにされてきています．具体的には，歯周病は動脈硬化症・心疾患，糖尿病，肺炎，肥満・高脂血症，早産・低体重児，骨粗鬆症などと関連があるとされています（**図2-39**）．

熱ショックタンパク：ヒートショックタンパクとかストレスタンパクともいう．組織の恒常性を維持するためにはたらく．

歯周病と密接な関わりのある疾患

1．菌血症

1 菌血症とは

菌血症とは，細菌が血液中に侵入した状態をいい，健常者では，さまざまな防御機構がはたらいていて，歯周病原菌は速やかに排除されます．細菌が，血液中に侵入して増殖した状態の敗血症とは区別されています．歯周処置によって菌血症が起こることは一般に知られています．培養法による検索では，超音波スケーリング後には13%，プロービング後では20%，ブラッシング後には3%の割合で菌血症が見られた，という報告があります．さらに，PCR（ポリメラーゼチェインリアクション）法*を用いて検索すると，超音波スケーリング後には23%，プロービング後では16%，ブラッシング後には13%の割合で菌血症の起こることがわかっています．そのほとんどが一過性ですが，歯周病原菌は付着能が強く，バイオフィルム形成因子を有しているので，もし血管内で増殖すると敗血症を引き起こします．

PCR（ポリメラーゼチェインリアクション）法：DNAを増幅するためのの方法で，微量のサンプルから短時間で特定のDNA断片を増幅することができる．

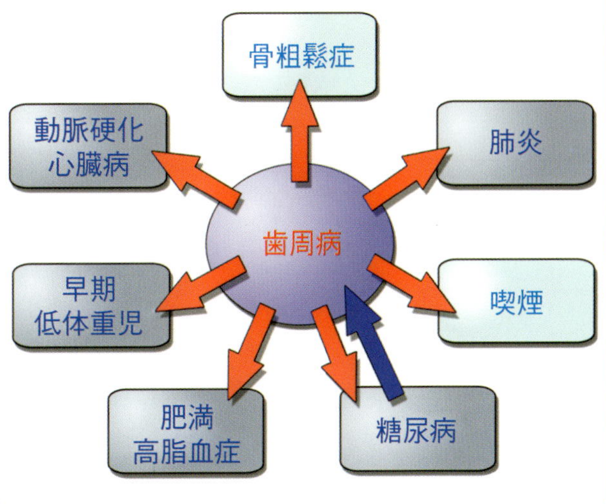

図2-39　歯周病と全身疾患

歯周病と動脈硬化症・心疾患，糖尿病，肺炎，肥満・高脂血症，早産・低体重児，骨粗鬆症などとの関連がある．

糖尿病の状態が続くと，歯周病は悪化する．逆に歯周病治療によって，糖尿病が改善する．（文献[4]より）

2 細菌の血管内侵入 ── 赤く腫れた歯肉の内部では，どのようなことが起きているの？

歯周ポケットに面する上皮は，炎症によって破壊され，いわゆる潰瘍が形成されて血管結合組織が露出している状態にあります．わかりやすくいうと，ポケットの上皮は傷だらけで血が出ている状態であり，ポケット内には大量の歯周病原菌が存在しています（**図2-40**）．このような条件では，歯周病原菌は容易に血管内に侵入することができます．

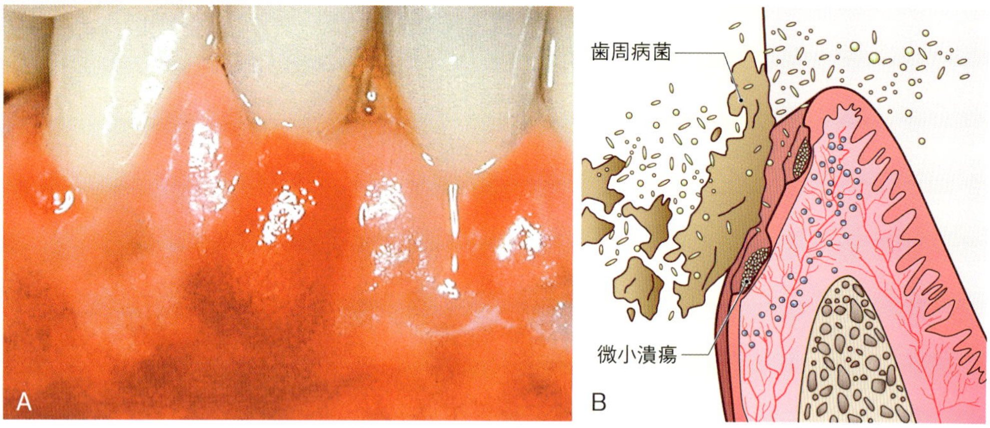

図2-40　歯肉腫脹と微小潰瘍

A：歯肉腫脹を示す臨床写真．

B：歯周ポケット内部の病態を示す模式図．歯周ポケットに面する上皮は，炎症によって破壊され，小さな潰瘍が形成され血管結合組織が露出している．ポケットの上皮は傷だらけで血が出ており，しかもポケット内には大量の歯周病原菌が存在しているという状態である．（文献[4]より）

ジンジパイン：*P. gingivalis*が作るタンパク分解酵素．

たとえば，深さ5mmの歯周ポケットが口腔内上下28歯に存在すると，その表面積は$72cm^2$で，手のひらとほぼ同じサイズになります（**図2-41**）．手のひらサイズの潰瘍（傷だらけで血が出ている）が存在すれば，この潰瘍を経て，大量の歯周病原菌が血流中に運ばれることになります．

具体的に，ポルフィロモナス・ジンジバリスが血管内皮細胞に侵入する際には，タンパク分解酵素の1つであるジンジパイン*や線毛が重要な役割を果たします．アグレガティバクター・アクチノミセテムコミタンスの場合には，線毛と細胞内のアクチンが利用されます．トレポネーマ・デンティコラが細胞間隙に入り込むときには，錐もみ運動をしながら侵入します．また，ポルフィロモナス・ジンジバリスは，細胞結合を破壊することによって内皮細胞に侵入するという報告もあります（**図2-42**）．

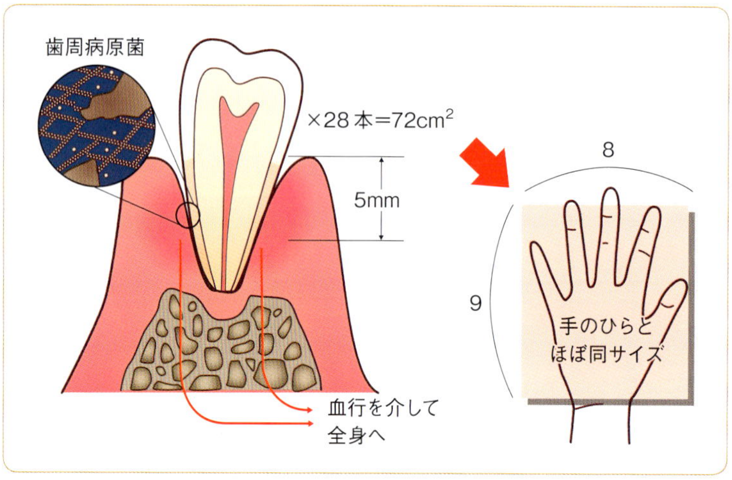

図2-41　潰瘍の総面積は手のひらサイズ

深さ5mmの歯周ポケットが，口腔内上下28本の歯に存在すると仮定したら，その表面積は$72cm^2$にもなる．この面積は，手のひらの面積とほぼ同じ大きさになるという．（文献[4]より）

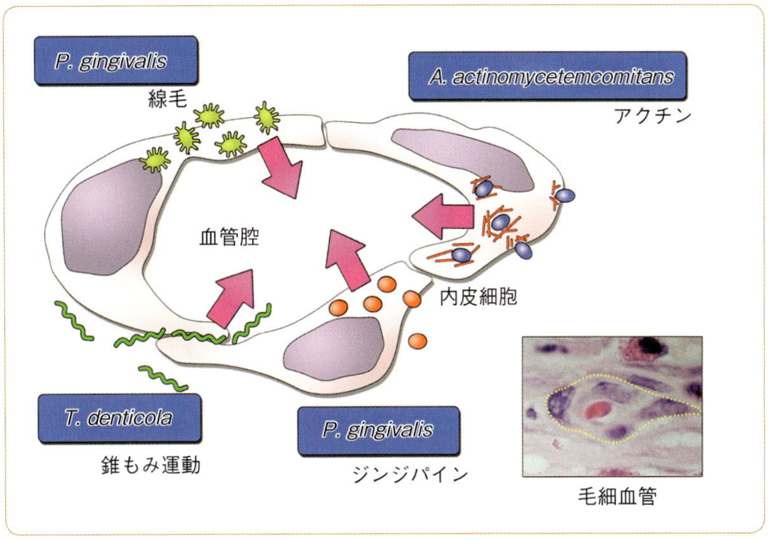

図2-42　歯周病原菌の血管侵入
ポルフィロモナス・ジンジバリス（*P. gingivalis*）が血管内皮細胞に侵入する際には，ジンジパインや線毛が重要な役割を果たす．アグレガティバクター・アクチノミセテムコミタンス（*A. actinomycetemcomitans*）の場合には線毛と細胞内のアクチンが利用される．トレポネーマ・デンティコラ（*T. denticola*）は，錐もみ運動をしながら侵入する．
右下の写真は，毛細血管を示す顕微鏡写真．黄色の点線で囲んだ部分が，4つの内皮細胞によって形成される毛細血管である．（文献[4]より）

2．歯周病原菌と心臓病（冠状動脈心疾患）との関連

1 歯周病と心臓病の疫学研究

多数の疫学研究によって，歯周病と心臓病（冠状動脈心疾患）とは密接な関係があることが示されています．さらに，歯周病原菌（ポルフィロモナス・ジンジバリス，アグレガティバクター・アクチノミセテムコミタンス，タンネレラ・フォーサイシア，トレポネーマ・デンティコラ等）が心臓を養う冠状動脈の内皮細胞の中に存在することも明らかにされています．

歯周病原菌に感染している人は，急性の心臓病を発症しやすく，この歯周病原菌の抗体価が高い患者は心臓病（急性心筋梗塞）を起こしやすいという報告もあります．また，動脈瘤・動脈硬化病巣に歯周病原菌が存在することも証明されています．このように，歯周病原菌が心臓病や血管の病変と関連する事実が次々に明らかにされてきています．

2 心臓病や血管病変を予測するために

心臓病や動脈硬化などの血管病変が発症するかどうかを予測する因子として，C反応性タンパク質*が上昇するかどうかが注目されています．この血液中のC反応性タンパク質が上昇すると，歯周病が重症化します．そして，重症の歯周病患者の歯周治療を行うことによって，血液中のC反応性タンパク質*の濃度が低下することも知られています．

低比重リポタンパクや中性脂肪など血液中の脂質は，動脈硬化や糖尿病のリスクファクターとなるだけでなく，歯周病の進行促進因子にもなるといわれています．逆に，歯周炎が存在すると，総コレステロールや低比重リポタンパクの値も高くなります．心臓病や血管病変を予防するためには，これらの因子に注目する必要があります．また，歯周病をコントロールしたり，病態を診断するときにもこれらの因子は大いに役立つといえます．

C反応性タンパク質（C-reactive protein；CRP）：炎症反応や組織破壊が起こっているときに血中に現れるタンパクである．

3 虚血性心疾患（狭心症，心筋梗塞）

心筋の虚血を呈する（血流量が少なくなる）すべての疾患を，まとめて虚血性心疾患と呼んでいます．主として，狭心症と心筋梗塞をさします．つまり，酸素供給の相対的不足によって生じる心筋の病変，および臨床症状が狭心症（病理学的には冠不全）で，絶対的不足によって起きる心筋の広範な壊死が心筋梗塞です．

狭心症の主症状は，狭心痛（前胸部が圧迫されるような締めつけられるような感じ）ですが，通常数分以内に治まります．このような症状が，30分以上続くと心筋梗塞．つまり心筋の壊死が考えられます（**図2-43**）．

アテローム：日本語で，粥腫（じゅくしゅ）ともいう．コレステロール，中性脂肪，カルシウムなどを含んだマクロファージや死んだ細胞から成る血管内の固まりをいう．

低比重リポタンパク（low density lipoprotein：LDL）：リポタンパクの中でもコレステロール含有量が特に多く，悪玉コレステロールと呼ばれる．

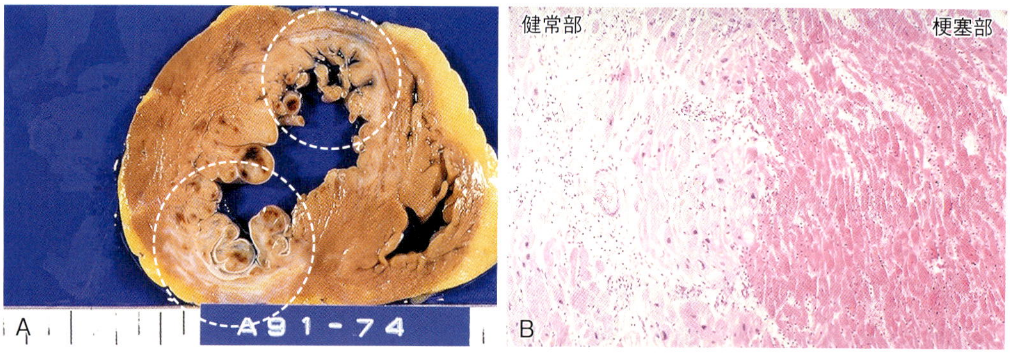

図2-43　心筋梗塞の肉眼写真・病理組織像 A：心筋梗塞の肉眼像．点線の◌で囲んだ枠内の白っぽく見える部分が梗塞．
B：心筋梗塞の病理組織像．健常部と比較して梗塞部はより赤く見え，心筋細胞の核が消失しており，壊死に陥っているのがわかる．
（文献[4]より）

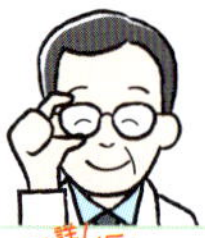

ちょっと詳しく！

Rossの傷害反応説

歯周病と心血管系疾患との関連性を考える上で，Rossの傷害反応説は極めて重要である．Ross R.（アメリカの病理学者）は,「アテローム性動脈硬化病変（**図2-44-②**）の発症機序を傷害反応説によって説明できる」と主張し，脈管系疾患に微生物が感染して炎症を起こすことが疾患の引き金となっていることを示した（**図2-44-①**）．

内皮細胞が障害されると，炎症が惹起され，アテローム*が形成される機序は**図2-44-③**のとおりである．つまり，内皮細胞が傷害を受けると，内皮細胞が活性化して，細胞接着因子やケモカインを発現する．これによって，単球が血管内に進入してマクロファージに分化する．マクロファージが活性化されると炎症性物質（サイトカインやケミカルメディエーター）を放出するので炎症が起きる．また，炎症性物質の刺激によってマクロファージは低比重リポタンパク（LDL）*を貪食して細胞内に蓄積し，これがアテロームとなる．アテロームは被膜によって被覆されるが，これが破裂すると血栓を形成する．アテローム形成には，マクロファージの活性化と炎症性物質，特にサイトカインが重要な役割を果たしている．

これによって，アテローム性動脈硬化症は炎症性疾患であると考えることができるようになった．歯周病と心血管系疾患を関連づける重要な根拠となっている．

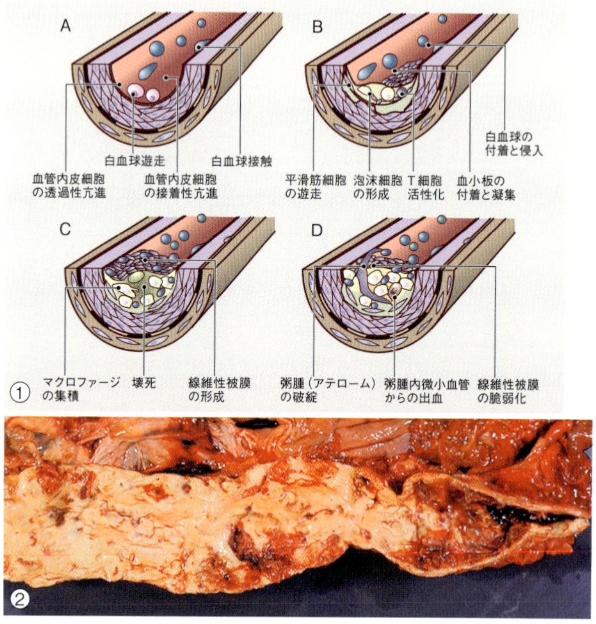

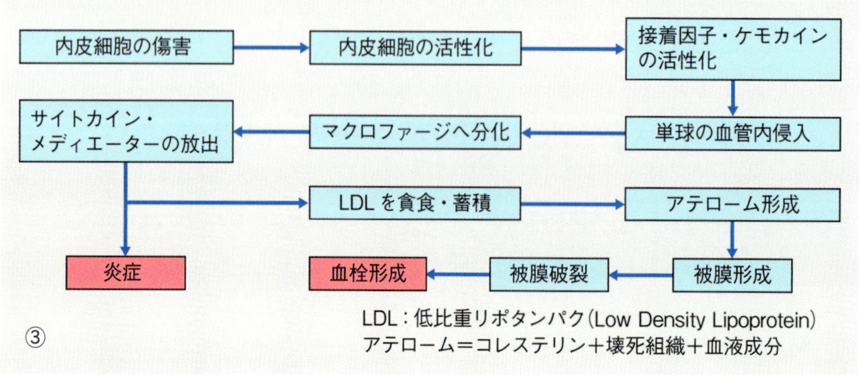

図2-44　Ross傷害反応説を示す模式図
歯周病と心血管系疾患との関連性を考える上で，Rossの傷害反応説は極めて重要である．
①；A：内皮細胞が傷害を受ける　B：血管壁に炎症が起きる　C：アテロームが形成される　D：アテロームが破裂して血栓が形成される（文献[4]より）．
②；大動脈に形成されたアテローム性動脈硬化症．黄色い大きな斑点状の隆起がアテロームである．
③：発生の機序．傷害を受けると，内皮細胞は活性化して，細胞接着因子やケモカイン*を発現する．これによって，単球がマクロファージに分化し，サイトカインやケミカルメディエーターが作られて，炎症が起きる．また，マクロファージは低比重リポタンパク（LDL）を貪食して細胞内に蓄積する．これがアテロームで，破裂すると血栓が形成される
（文献[4]より）．

ケモカイン：白血球が移動するときにはたらく重要なタンパク質．

3. 誤嚥性肺炎（高齢者の肺炎）

「肺炎は老人の友」といわれるくらい，高齢者に肺炎，特に誤嚥性性肺炎が好発します．肺炎による死亡は，死因の第4位で，1日平均300人以上が死亡しているといわれています．

肺組織に起こる炎症を，総称して肺炎といいますが，肺炎で死亡する患者の92%が65歳以上の高齢者です．高齢者の肺炎発症は，不顕性誤嚥（ふけんせいごえん）が原因です．

誤嚥性肺炎から検出される細菌は，歯周病原菌を中心とした口腔細菌です．言い換えると、誤嚥性肺炎の原因は，歯周病原菌であるということです．高齢者は，歯周病原菌が混じった唾液を誤嚥して肺炎を起こしているのです．嫌気性菌による重度の肺感染症が唾液の吸引後に引き起こされ，特に歯周病に罹患している患者では顕著であることが知られています．

眠っている間に，唾液や逆流した胃内容物を少しずつ下気道に吸引することを不顕性誤嚥といいます．健常高齢者では，嚥下反射も咳反射も若年者と差違はありませんが，肺炎に罹患した高齢者では明らかに嚥下反射と咳反射が低下するといいます．これが，夜間の不顕性誤嚥の主な原因と考えられています（**図2-45**）．

誤嚥性肺炎は，口腔ケアによって予防できることが明らかにされていますので，誤嚥性肺炎予防のために，特に高齢者の口腔ケアが非常に重要です．

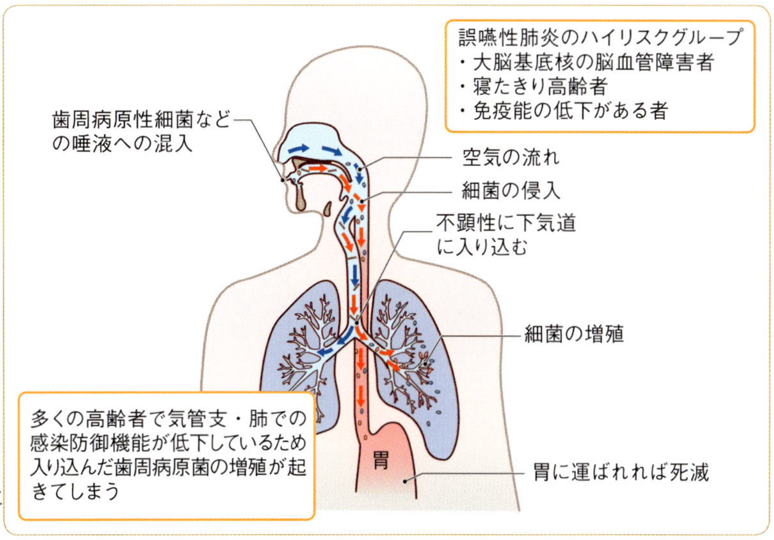

図2-45 誤嚥性肺炎
嚥下反射と咳反射が低下するので不顕性誤嚥によって肺炎が発症する．（文献[4]より）

4. 糖尿病

1 糖尿病とは？

糖尿病は，膵臓のランゲルハンス島β細胞*から分泌されるインスリンが不足した結果，高血糖と尿糖が続き，全身に障害をもたらす疾患です．予備軍を含めると2,200万人，実に日本人5人に1人が糖尿病に罹患しているといわれ，国民病とも呼ばれています（**図2-46**）．

ランゲルハンス島β細胞：膵臓の中でホルモンを作っているのが，ランゲルハンス島である．ランゲルハンス島は，4つの細胞から成っており，インスリンを分泌するのがβ細胞である．α細胞はグルカゴンを，δ細胞はソマトスタチンを，PP細胞は膵ポリペプチドを産生する．

2 糖尿病の分類

糖尿病は，1型糖尿病と2型糖尿病に大別することができます（**表2-13**）．

3 糖尿病と歯周病との関連

血糖値の高い状態が続くと歯周病も悪化します．つまり，血糖値が上昇すると，グリコヘモグロビンが増加してマクロファージを刺激します．マクロファージによるサイトカインの産生が増加すると，炎症が促進して歯周組織の破壊が起こります．血糖値の上昇は，歯周組織における

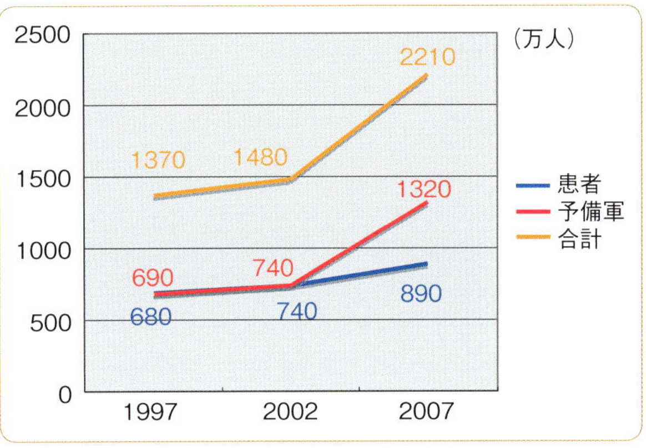

図2-46　糖尿病患者数の推移
2007年度厚生労働省の調査によると，糖尿病患者は予備軍を含めると2,200万人いるという.（文献[4]より）

表2-10　糖尿病の分類と特徴

1型糖尿病	インスリンを分泌するβ細胞が破壊され，インスリンが枯渇する．自己免疫疾患の1つ．小児や若年層に多く発病．全糖尿病患者の5%以下．インスリン依存型．インスリン治療が必須．
2型糖尿病	インスリン分泌がゼロではなく少ないが分泌されている．インスリン分泌低下とインスリン抵抗性が主な原因．全糖尿病患者の90%以上．いわゆる生活習慣病．インスリン非依存型．

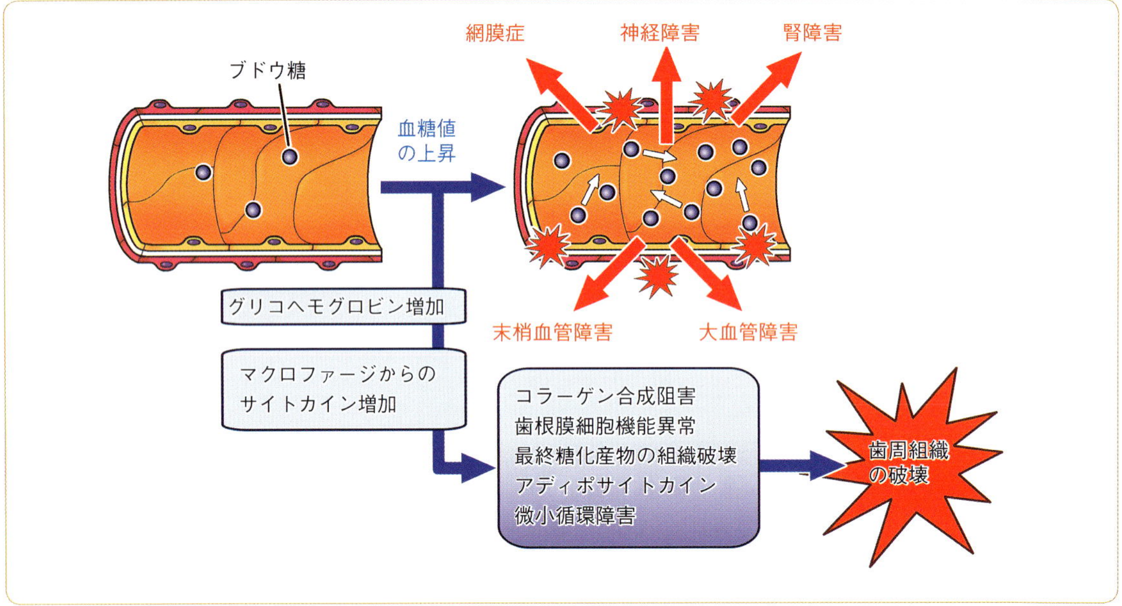

図2-47　糖尿病と歯周炎との関連
高血糖が続くと歯周組織が破壊される機序を示す.（文献[4]より）

コラーゲンの合成を阻害し，歯根膜細胞の機能異常および微小循環障害を引き起こします（**図2-47**）.

歯周病治療で糖尿病が改善するという報告もあります．歯周治療によってサイトカインが減少すると，インスリンの効果が上昇し，ブドウ糖の取り込みが増加して血糖値が改善するためと考えられています．

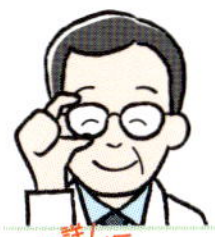

ちょっと詳しく! インスリンの機能

インスリンの機能は，①糖質，脂肪，タンパク，核酸の合成と貯蔵を促進する，②グリコーゲンの合成，グルコースの酸化，グルコースの細胞内取り込みを促進し，血糖を減少させることである．

インスリンは，グルコースの調節（血糖値の調節）に関与するホルモンであり，グルコースはインスリン分泌の刺激因子である．インスリンの分泌の調節は，血糖値（血漿グルコース濃度）に依存している．食事をして血糖値が上昇すると，膵臓のランゲルハンス島内にあるβ細胞からのインスリン分泌が促進される．血糖値が一定水準以下になると，α細胞からグルカゴンが分泌され，肝臓内に貯蔵されていたグリコーゲンが分解される．インスリンが不足したりその作用が不十分（インスリン抵抗性）な状態を糖尿病という．

ちょっと詳しく! インスリン抵抗性とは？

さまざまな原因によってインスリンの感受性が低下し，グルコースの組織摂取量が低下することをインスリン抵抗性という．インスリン抵抗性は，肥満，感染症，ストレス，過剰な脂質摂取などによって起こる（**図2-48**）．

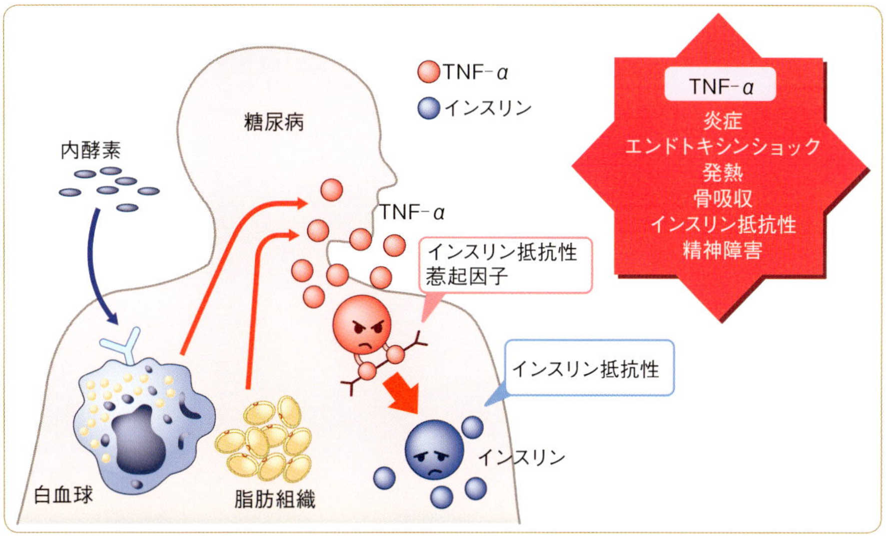

図2-48　インスリン抵抗性を示す模式図
炎症，発熱，骨吸収と関連している腫瘍壊死因子α（TNF-α）が，インスリン抵抗性に深く関わっている．（文献[4]より）

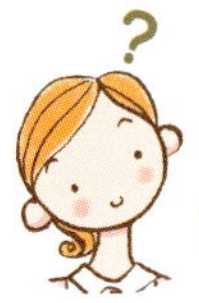

Q-1 高血糖や脂質異常症に始まる微小炎症は，歯周組織の炎症の進展に関与しているの？

A 高血糖や脂質異常症は，歯周組織の炎症の進展に深く関わっていると考えられます．

血糖値の高い状態が続くと，歯周病も悪化します．つまり，血糖値が上昇すると，グリコヘモグロビンが増加してマクロファージを刺激するのです．マクロファージによるサイトカインの産生が増加すると，炎症が促進して歯周組織の破壊が起こります．血糖値の上昇は，歯周組織におけるコラーゲンの合成を阻害し，歯根膜細胞の機能異常および微小循環障害を引き起こします（**図2-47**参照）．

脂質異常症は，血中のコレステロールや中性脂肪が増加する状態をいいます．悪玉コレステロールと呼ばれている低比重リポタンパクや中性脂肪などの血中脂質は，動脈硬化や糖尿病のリスクファクターとなるだけでなく，歯周病の進行促進因子ともなります．その詳細な機序は，Rossの傷害反応説によって説明されています（p.88 **図2-44**参照）．また反対に，歯周炎が存在すると，総コレステロール値および低比重リポタンパク値も高くなります．

つまり，高血糖や脂質異常症は，歯周組織の炎症の進展に深く関わっていると考えられます．

ちょっと詳しく

糖尿病の診断

空腹時血糖値が，126 mg/dL 以上，随時血糖値が 200 mg/dL 以上，75g 経口ブドウ糖負荷試験が 200 mg/dL 以上であれば糖尿病と診断される．また，グリコヘモグロビン（HbA1c：エイチビーエイワンシーと呼ぶ）が 6.5％以上であれば，糖尿病と診断される（**図 2-49**）．1～2ヶ月の長期にわたる血糖値を知るには，グリコヘモグロビン（HbA1c）がより重要な指標となる．グリコヘモグロビンは，赤血球のヘモグロビンとブドウ糖が結合したものである．

糖尿病の診断

	糖尿病	正常
空腹時血糖値	≧ 126mg/dl	＜110mg/dl
随時血糖値	≧ 200mg/dl	
75g経口ブドウ糖負荷試験	≧ 200mg/dl	＜140mg/dl

グリコヘモグロビン（$HbA1_C$）が 6.5％以上なら糖尿病と診断

図 2-49　糖尿病の診断
長期にわたる血糖値を示す．グリコヘモグロビン（HbA1c）が，6.5％以上の場合糖尿病と診断される．

Q-2 歯周病は糖尿病を悪化させ，糖尿病は歯周病を悪化させるの？

A 高血糖が続くと歯周病も悪化します．また歯周病治療で糖尿病が改善するという報告もあります．

血糖値が上昇すると，グリコヘモグロビンが増加してマクロファージを刺激します．マクロファージによるサイトカインの産生が増加すると，炎症が促進して歯周組織の破壊が起こります．血糖値の上昇は，歯周組織におけるコラーゲンの合成阻害，歯根膜細胞の機能異常および微小循環障害を惹起します．アディポサイトカイン*は，脂肪細胞で作られるサイトカインで腫瘍壊死因子（TNF）-α，アディポネクチンなどが含まれます（**図 2-47** 参照）．結論は，「高血糖が続くと歯周病も悪化する」ということです．

一方，歯周病治療で糖尿病が改善するという報告もあります．歯周治療によってサイトカインが減少すると，インスリンの効果が上昇し，ブドウ糖の取り込みが増加して血糖値が改善するためと考えられています．

5. 肥　満

1 肥満の指標

脂肪組織が，体内に過剰に蓄積した状態を肥満といいます．エネルギーの摂取（食事）が，エネルギーの消費（運動）に対して過剰な状態が続くことによって生じるのです．

肥満を示す指標には，体格指数（BMI：body-mass index）と体脂肪率があります．体格指数は，体重（kg）を身長（m）の 2 乗で割った簡単なものです．体格指数の値を指標にした WHO と日本肥満学会の定義によると，日本人の場合，体格指数が 22 であれば，最も疾患のリスクが低いといわれています．

BMI＝体重（Kg）÷身長（m）^{2}

たとえば，身長が 170cm（1.70m）で体重 60 Kg の人の BMI は，

60 ÷（1.70）^{2} ＝ 60 ÷ 2.89 ＝ 20.76 となります．

体脂肪率は，女性は 30％以上，男性は 25％以上で肥満と判定されます．

肥満は，糖尿病，高血圧，高脂血症，動脈硬化，心疾患のリスク因子です．

アディポサイトカイン：脂肪細胞で作られるサイトカインで腫瘍壊死因子（TNF）-α，アディポネクチン，レプチン（肥満遺伝子関連タンパク），性ホルモン，などが含まれる．肥満関連物質ともいう（**図 2-47** 参照）．

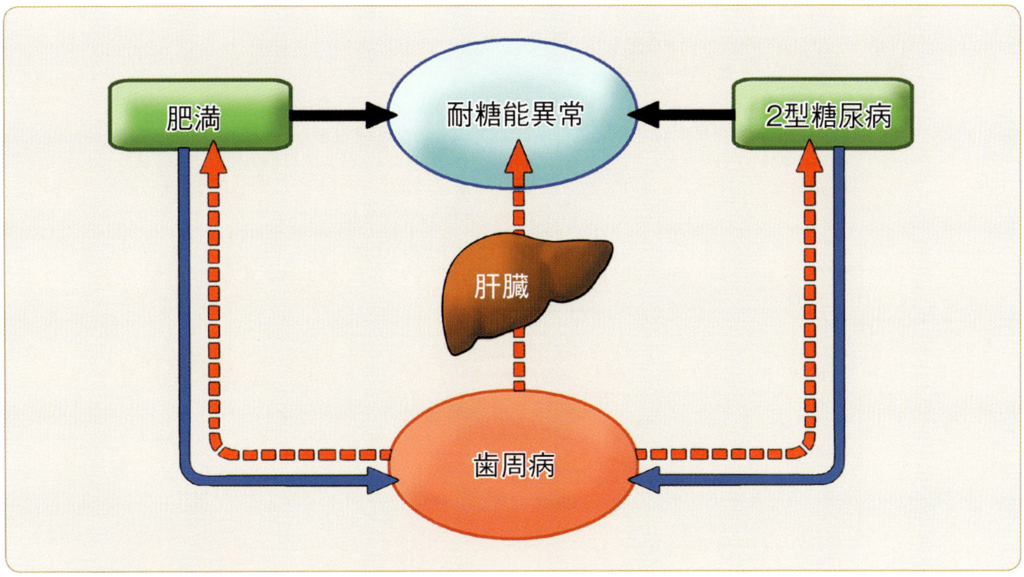

図2-50　肥満・2型糖尿病・歯周病の関係
肥満は直接歯周病と関連し，また耐糖能異常を介して2型糖尿病を発症する.（文献[4]より）

2 肥満と歯周病

脂肪細胞が産生した腫瘍壊死因子-αは，歯槽骨の吸収を引き起こし．またインスリン抵抗性に直接関与しています．

肥満が原因で，耐糖能異常（インスリン抵抗性）を経て2型糖尿病が発症します．2型糖尿病が悪化すると，歯周病が悪化します．肥満は，直接歯周病と関連しています．肝臓は，脂質代謝，糖代謝を担う重要な臓器であるため，肝臓の機能を通じて，歯周病が耐糖能異常を引き起こし，2型糖尿病を発症させている可能性が示唆されています（**図2-50**）．

6. 早期低体重児出産

1 妊娠と歯周病

妊婦は好きな食べ物が変わったり，つわりがひどかったりすると，口腔ケアがおろそかになりがちです．このため，歯周病を発症することがあります．妊娠24週以降には，女性ホルモンの変化が起こり，血中のエストロゲン*およびプロゲステロン*が上昇します．これらの女性ホルモンは，血管の透過性を亢進させ，歯周病原菌の*P. intermedia*の増殖を促進します．さらに，女性ホルモンは，プロゲステロンのコラゲナーゼ阻害作用によって歯肉コラーゲンが蓄積したり，好中球の遊走能と貪食能が低下したり，T細胞の免疫応答が低下します．これらによって，妊娠に伴い，歯肉には炎症が起こりやすい環境が作られます．

エストロゲン：卵巣で作られる女性ホルモン．卵胞ホルモンともいう．二次性徴に関係する．

プロゲステロン：胎盤や卵巣の黄体などで作られるホルモン．妊娠維持などに関わる．

2 炎症性物質と早産

歯周病局所で産生された炎症性物質（サイトカインやプロスタグランジン），歯周病原菌の内毒素が血流を通って子宮に影響を与えたり，頸管成熟や子宮収縮を起こすと考えられています．また，胎盤を通過した歯周病原菌が胎児に直接感染して，炎症性物質が上昇し，早産だけでなく，胎児の発育不全による低体重児出産を引き起こすとされています（**図2-51**）．

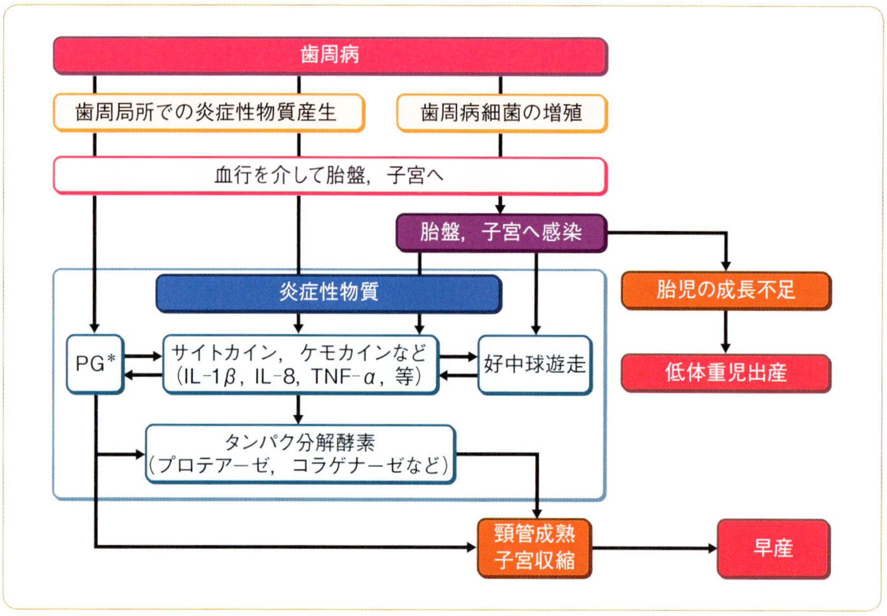

図2-51　早産発生機序
歯周病局所で産生されたサイトカインやプロスタグランジン(PG)が，子宮収縮や早産を起こす．歯周病原菌は，胎盤を通過して直接胎児に感染し，低体重児出産を引き起こす．(文献[4]より)

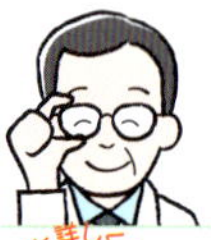

ちょっと詳しく!

早　産

早産とは，妊娠22週以降37週未満の分娩をいう．切迫早産とは，早産の始まりを示唆する症状(子宮収縮や子宮頸管の展退と開大など)が進行して早産に至る状態をいう．

切迫早産と診断された26人の妊婦を対象に調査を行い，8人(30.8%)の口腔内と羊水中に歯周病原菌である*P. gingivalis*の存在を認めたという報告がある．

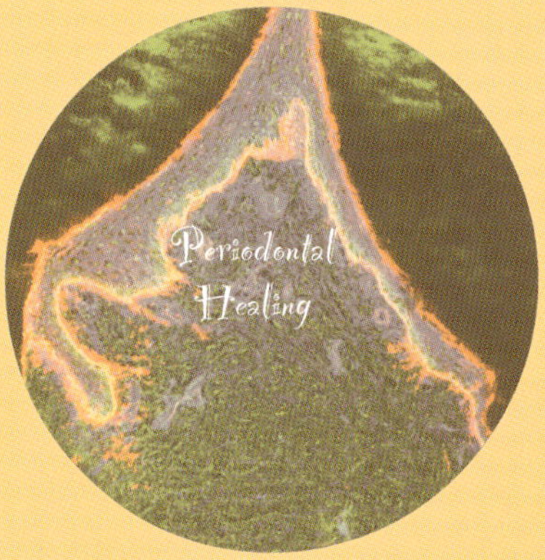

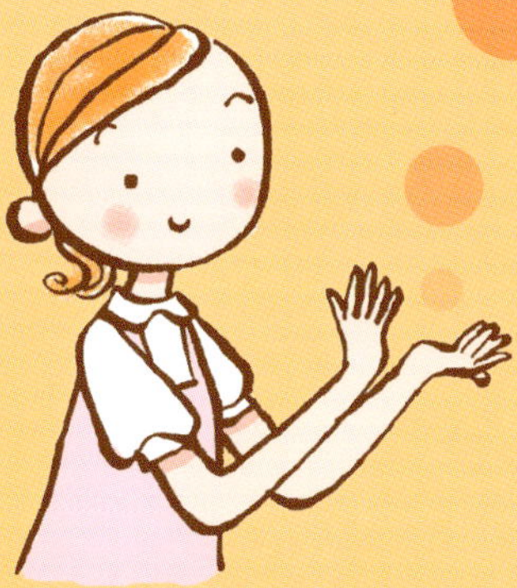

Chapter
3

歯周組織の治癒

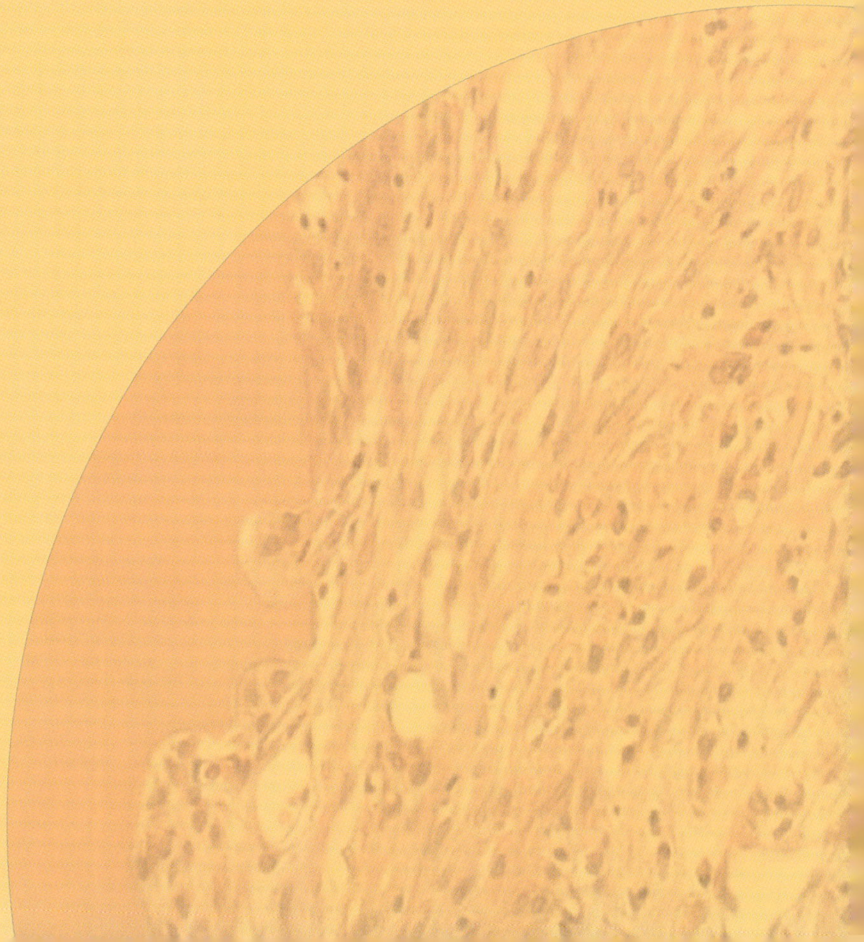

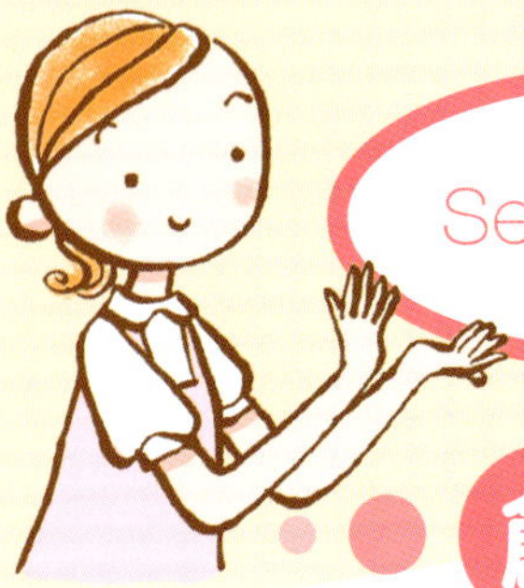

Section 1 歯周治療の目標

創傷の治癒と組織の再生

1. 治癒とは？

「治癒」,「再生」,「修復」という用語はしばしば同じ意味の言葉として使われることもありますが，厳密にいうとその意味は少し異なります．

「治癒」は，どのような手段（治療）であっても，傷害が回復した組織の状態をいいます．傷が治癒する場合,「組織の損傷」→「炎症」→「壊死組織・異物の排除」→「修復」という過程を経て，見かけ上損傷を受けた組織が補われて，機能障害がなくなったときに完了します．

創傷治癒は，臨床的には完全治癒と不完全治癒，病理学的には一次治癒と二次治癒に分類されています．完全治癒（一次治癒）では，肉芽組織がほとんど存在せず，損傷を受けた局所が完全に元の構造に回復する場合で，外科的な無菌的切創などの治癒です．不完全治癒（二次治癒）では，肉芽組織が形成され，瘢痕を残して治癒するものです．創傷が大きく，また創面が露出したり，細菌の感染を合併した場合の治癒です．

2. 再生とは？

「再生」は，失われた組織が隣接の生きている細胞の増殖によって完全に元の状態に回復することをいいます．つまり,「再生」は，細胞を支えている枠組みは傷害されないで，細胞だけが死んでなくなったあとに同じ種類の細胞が分裂して，抜けあとを埋めるというようなミクロのレベルで起こる現象をいいます．このような形の治癒が最も望ましいのですが，組織が損傷を受けた場合，血管構築が乱されるので，臨床的に完全再生といえる場合でもミクロのレベルでは完全な再生は期待できません.

歯周治療の究極の目標は，失われた歯周組織（歯槽骨・歯根膜・セメント質）を完全に元の状態に戻すことです．このため現在，GTR法やエムドゲインを用いた歯周組織再生療法が盛んに研究され，歯周治療にも応用されています．

このうち，GTRはguided tissue regenerationの略ですが，日本語では「（歯周）組織再生誘導法」と訳され，広く知られています．しかし，guideという一般的な英語は,「誘導」というよりはむしろ，道案内する，導く，指導するなどを意味しているようです.「誘導」の生物学的な専門用語は,inductionです．GTRを開発した人達は,「誘導」の生物学的な意味をよく理解していたと思われ，人工的遮断膜を用いたこの方法をinduction（またはこの場合induced）とは呼ばず，guidedと名前を付けたことに感心します．

3. 修復とは？

「修復」は，不完全な再生で，肉芽組織が形成され，これがさまざま組織によって置き換わることをいいます.「修復」は「置換による治癒」ともいいます（**図3-1**）.

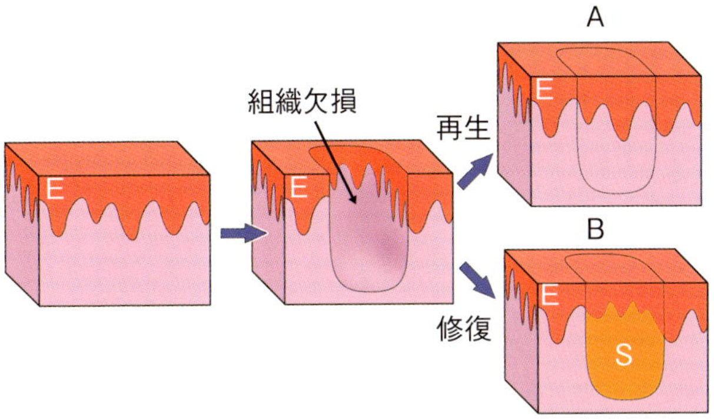

図3-1　再生（A）と修復（B）を示す模式図
再生は，失われた組織が完全に元の状態に回復する場合をいう．修復は，失われた組織の一部が他の組織（S）によって置換され，治癒する場合をいう．E：上皮（文献[22]より）

Q-1 「再付着」と「再生」の違いは何？

A 結合組織性の結合と細胞増殖による完全回復との違いです．

結合組織性付着は，歯根表面のセメント基質内のコラーゲン線維（シャーピー線維）と歯根膜のコラーゲン線維が結合し，連続移行している状態です．結合組織性付着については，新付着と再付着に分類され，「『新付着』とは，歯周疾患によって病的に露出した歯根表面（ルートプレーニングされた）と新生歯根膜が結合組織性に結合すること，『再付着』とは，切開や外傷によって切り離された歯根と歯根膜が結合組織性に結合すること」と定義されています．つまり，組織損傷の違いによって，新付着と再付着に分類しています．

「再生」は，組織損傷の原因とは関係なく，失われた組織が隣接の生きている細胞の増殖によって完全に元の状態に回復することをいいます．「再生」は，細胞を支えている枠組みは傷害されることなしに，細胞だけが死んでなくなったあとに同じ種類の細胞が分裂して，抜けあとを埋めるという現象をいいます．

新付着でも再付着でも，結合組織性付着が獲得されるためには，「再生」が起きなければなりません．

Q-2 病状安定と治癒の違いは？

A 症状安定は，再発する可能性があります．

「治癒」は，どのような手段（治療）であっても，傷害が回復した組織の状態をいいます．見かけ上，損傷を受けた組織が補われて，機能障害がなくなったときに完了します．

「病状安定」は，臨床的，主観的，そして漠然とした表現ですが，見かけ上の傷害が回復した状態，あるいは病状がそれ以上進行しない状態と考えると，病状安定は治癒の一つのタイプといえるかもしれません．しかし，病状安定という場合には，再発の可能性も含まれているので，治癒ではなく，治癒のはじまりと考えたほうがよいでしょう．

ちょっと詳しく！ 肉芽組織

肉芽組織は，病的に形成される幼若な血管結合組織である．構成成分は毛細血管，線維芽細胞，好中球，リンパ球，形質細胞，組織球などのほか，ムコ多糖基質やコラーゲンなどである．肉芽組織は古くなるにつれ細胞成分が減少し，これにかわって線維成分が増加して，最終的には瘢痕組織となる．肉芽組織が関与する病的状態は，①創傷治癒，②組織欠損の補充，③異物処理，④炎症であり，生理的な状態では存在しない（**図3-2**）．

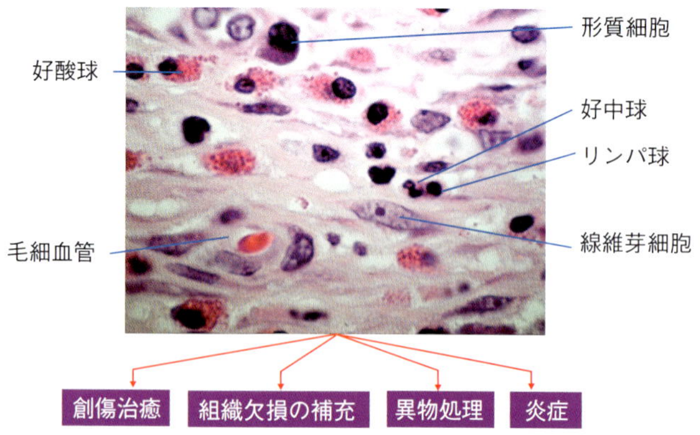

図3-2　肉芽組織の組織像と関与する病変を示す模式図（HE染色）
肉芽組織には，毛細血管，線維芽細胞，好中球，リンパ球，好酸球，形質細胞などが含まれている．肉芽組織は，創傷治癒，組織欠損の補充，異物処理および炎症の病変に関与する．

Q-3 肉芽組織って何？

A 肉芽組織は，病的に形成される幼若な血管結合組織です．

その構成成分は，毛細血管，線維芽細胞，好中球，リンパ球，形質細胞，組織球などのほか，ムコ多糖基質やコラーゲンなどです．肉芽組織は，時間が経つにつれ細胞成分が減少し，これに代わって線維成分が増加して，最終的には瘢痕組織となります．肉芽組織が関与する病的状態は，①創傷治癒，②組織欠損の補充，③異物処理，④炎症です（図3-2参照）．

Q-4 壊死組織って何？

A 壊死とは，局所組織の「死」のことです．

主な原因は，循環障害であり，血液の供給を絶たれた場合，細胞・組織は元に戻れない（不可逆的な）傷害を受けます．外傷，熱傷，凍傷など物理的因子によっても起こります．壊死組織とは，不可逆的な傷害を受けて局所的な「死」に陥った組織です．

壊死組織は，生体にとってもはや異物です．異物は，肉芽組織によって取り囲まれ，生体の生きている細胞・組織と隔離されたり（被包），肉芽組織によって置き換えられ，いずれ線維化によって処理されます（器質化）．

壊死組織を局所に放置しておくと，壊死組織の成分が細菌にとって絶好の栄養分となるため，二次感染の原因となります．また，感染がなくても，異物処理に長い時間が必要なので，治癒が大幅に遅れることになります．

ちょっと詳しく！ 壊死とアポトーシス

細胞の「死」は，原因および過程の違いから2つに分類されている．「壊死（ネクローシス）」と「アポトーシス（プログラムされた細胞死）」（**図3-3**）である．壊死はネクローシス（necrosis）ともいい，古くからある細胞死の考えで，主に循環障害などによって細胞が傷害を受けて起こるものである．核の変化はさまざま（濃縮，膨化，融解）で，HE染色では染色されないし，ミトコンドリアの膨潤など細胞小器官が破壊される．

これに対して，アポトーシスapoptosisは近年明らかにされた細胞死の考えで，「プログラムされた細胞死」ともいわれている．細胞小器官には変化がなく，核が断片化したり，アポトーシス小体（細胞が断片化し，油滴状となったもの）の出現を特徴とする．アポトーシス小体は，マクロファージによって貪食され，処理される．アポトーシスを確認するには，免疫組織化学的方法としてのTUNEL法が一般的であり，電子顕微鏡によってアポトーシス小体を観察することもできる．

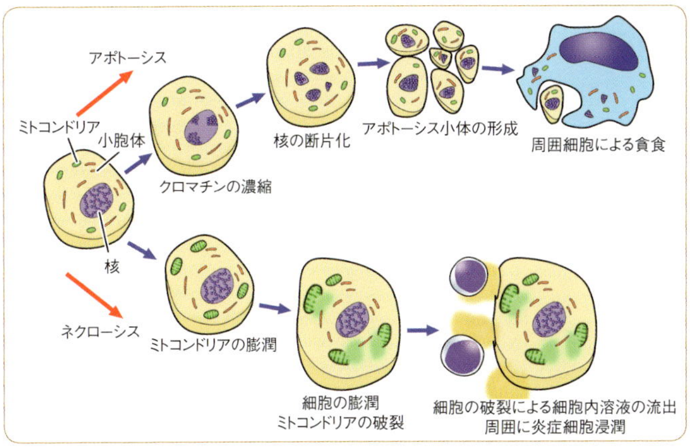

図3-3 アポトーシスとネクローシス（壊死）の違いを示す模式図
ネクローシスは循環障害などによって細胞が障害を受けて起こる．アポトーシスはプログラムされた細胞の死である．（文献[4]より）

歯周病の治癒とは？

1. Melcherの仮説

歯周治療後の治癒について，1976年Melcherが1つの仮説を提唱しました．それによると，歯周外科治療後の創傷治癒形態は，歯根表面に付着する細胞によって異なるとしました．

歯根表面に集まる可能性のある細胞は，①歯肉上皮に由来する細胞，②歯肉結合組織に由来する細胞，③歯槽骨に由来する細胞，④歯根膜に由来する細胞の4つということです．

この仮説に従って，多くの研究が行われました．そして，

(1) 歯肉上皮が根面に増殖すると，長い上皮性付着が起こる
(2) 歯肉結合組織が根面で増殖すると被包*が生じる
(3) 骨細胞が増殖すると骨性癒着*が起こる
(4) 歯根膜の細胞が増殖すると，この細胞はセメント芽細胞や骨芽細胞にも分化できるので，結合組織性付着となる

と，考えられるようになりました（図3-4）.

被包：生体内で起こる異物処理の1つ．肉芽組織によって置き換えられない異物に対して，生体は肉芽組織によって異物を取り囲み，線維組織の被膜を形成して，無害なものにしてしまうこと．

骨性癒着：歯根膜による結合が失われてセメント質が歯槽骨と結合すること．アンキローシスともいう．

2. 上皮性付着と結合組織性付着

上記のように，歯周治療後の治癒機転には，①上皮性付着，②被包，③骨性癒着，④結合組織性付着，が考えられます．このうち，上皮性付着と結合組織性付着が特に重要であり，さらに

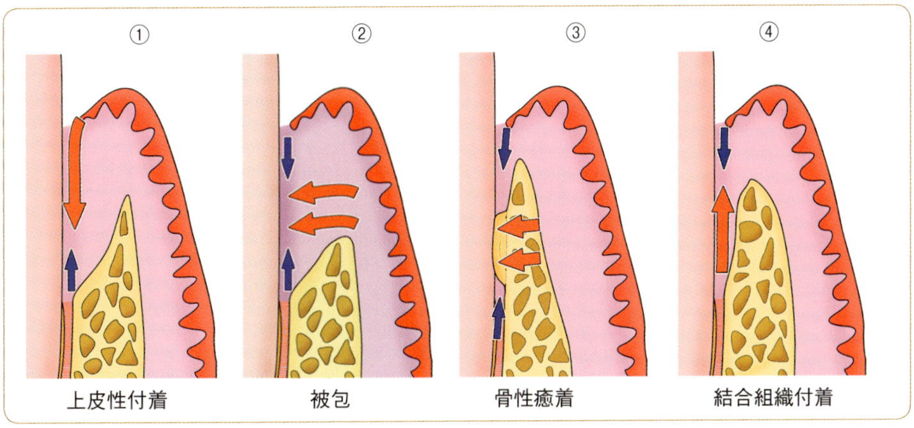

図3-4 Melcherの仮説を示す模式図
歯周外科手術後の歯根面に増殖してきた細胞の種類（①～④）によって，治癒の形が決まる．歯根表面に増殖する細胞としては，①上皮細胞，②歯肉結合組織由来の細胞，③骨由来の細胞，④歯根膜由来の細胞の4つの可能性があるというものである．（文献[4]より）

上皮性付着から結合組織性付着への置換による治癒の可能性も指摘されています．

❶上皮性付着

上皮性付着とは，上皮と歯がヘミデスモゾームおよび基底板によって結合することであり，ルートプレーニングなどの処置後に歯根膜は新生されず，歯根面に長い付着上皮が形成されることによって治癒するものです．

❷結合組織性付着

結合組織性付着は，歯根表面のセメント基質内のコラーゲン線維（シャーピー線維）と歯根膜のコラーゲン線維が結合し，連続移行している状態をいいます．結合組織性付着は，さらに①新付着と②再付着に分類されています．

❸上皮性付着から結合組織性付着への置換

術後，歯根表面に形成された長い付着上皮は，時間の経過に伴って短くなり，結合組織性付着に変わることが実験的に示されています（p.111 **図3-21** 参照）．

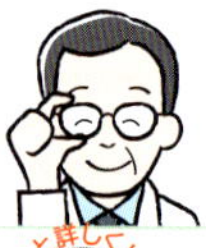

ちょっと詳しく！

歯肉結合組織由来細胞の増殖と歯根吸収

歯周治療後に，歯肉結合組織由来の細胞が増殖すると歯根吸収が起こると考える研究者がいる（p.102参照）．しかし，病理総論的には，「歯肉結合組織に由来する細胞が増殖して歯根表面を被覆すると，被包は起こるが必ずしも吸収は起きない」と考えるべきである．実際の歯周外科後の治癒形態は，上皮細胞が関与することなしに，結合組織細胞が歯根表面を覆うことは考えにくい．

3．歯周治療と治癒形態

歯周外科手術などの効果は，術者の技術・判断に大きく左右されるため，画一的な治癒形態を示すことはできません．それをふまえてさまざまな歯周処置によって，期待される治癒形態をまとめると**表3-1**のようになります．

❶ブラッシング

縁上プラークが除去されれば，炎症は消退します．歯周ポケットは残存していても，長期にわたって炎症をコントロールすれば，歯肉退縮によってポケットの深さは減少します．外科的侵襲がないので，細胞増殖による再生はほとんど期待できません．

❷スケーリング・ルートプレーニング

プラーク，歯石，壊死セメント質が除去されれば，炎症は消退します．長い付着上皮による上皮性付着も期待できますが，多くの場合歯周ポケットが残存します．

❸歯周ポケット掻爬などの歯周外科

歯周ポケット掻爬，新付着手術，歯肉切除術，歯周形成手術などの外科処置での治癒形態は，長い付着上皮による上皮性付着の治癒です．

表3-1　歯周治療における各処置と治癒形態

処　置	治癒形態
ブラッシング	プラーク除去により炎症消退．歯周ポケット残存
スケーリング・ルートプレーニング	炎症消退．一部ポケット残存，一部上皮性付着
歯周ポケット掻爬などの歯周外科	炎症消退．上皮性付着
フラップ手術	上皮性付着，一部結合組織性付着
GTR法	結合組織性付着
エムドゲイン応用	無細胞性セメント質形成．結合組織性付着？

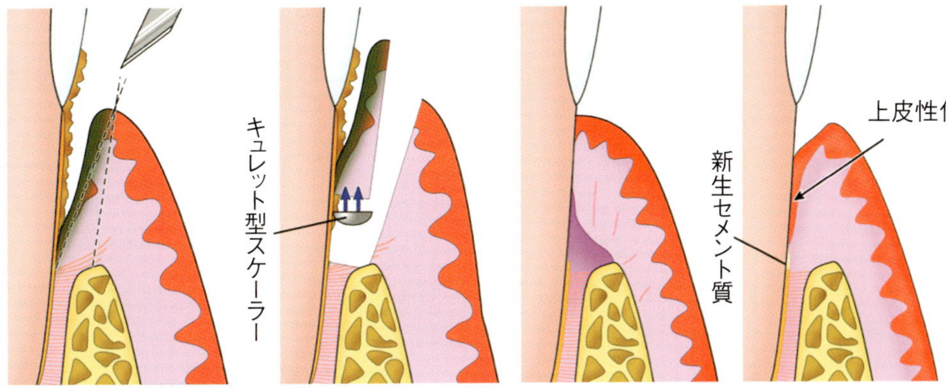

図3-5 フラップ手術を示す模式図
フラップ手術後の歯根表面は，長い付着上皮によって占められ，上皮性付着が起こる．
（文献[31]より）

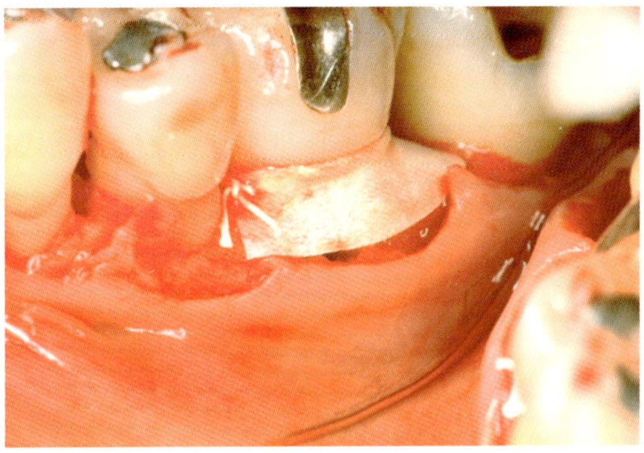

図3-6 GTR（Guided Tissue Regeneration）法（臨床写真）
歯周外科後の治癒の過程において，結合組織性付着を獲得するためには歯根膜由来の細胞が歯根表面に増殖する必要がある．しかし，歯根膜由来の細胞に比べて，上皮細胞のほうが侵入のスピードが早いために，上皮性付着が起きると考えられた．このため，上皮の侵入を阻止する遮断膜を応用したGTR法が考案された．GTR法は，根分岐部病変など３壁性骨欠損の処置に使用されている．写真提供：山田 了先生（東京歯科大学）

4 フラップ手術（図3-5）

フラップ手術後の歯根表面は，長い付着上皮によって占められ，上皮性付着が起こります．しかし，歯槽骨の存在する部位では，歯根膜由来の細胞による新生セメント質形成を伴う結合組織性付着が一部に生じることもあります．

5 GTR（Guided Tissue Regeneration）法（図3-6）

歯根表面に遮断膜を応用することにより，歯肉上皮や歯肉結合組織由来の細胞が歯根表面へ侵入するのを防ぎ，歯根膜由来の細胞が最初に歯根表面に到達しますので，結合組織性付着が得られます．

6 エムドゲイン

エムドゲイン（エナメル基質誘導体）を応用して再生療法を行うので，無細胞性セメント質が形成され，歯根膜由来の線維が埋入されると期待されています．骨の新生を伴う結合組織性付着が得られる場合もあります．

4．更新性組織と安定性組織

歯周組織のうち，歯肉上皮は更新性組織で，他の組織は間葉組織に由来する安定性組織です．つまり，歯周組織は基本的には強い再生能力をもっているのです．

表皮や粘膜上皮は，生理的な状態でも生涯にわたって分裂を続ける細胞から成るため，更新性組織と呼ばれています．骨，軟骨，結合組織などでは再生能は低下していますが，潜在的には強い増殖能をもっていて，必要に応じて分裂・増殖するため，安定性組織と呼ばれています．脳の神経細胞や心筋細胞などは，早期に分化を完了し，ほとんど分裂しないので恒常性組織と呼ばれています．

5. デブライドメントとは？

デブライドメント（壊死組織除去術：病巣清掃：debridement）とは，スケーリング・ルートプレーニングによって，①骨欠損部に形成された肉芽組織を除去し，②ポケット内に露出して汚染されたセメント質をきれいに除去して，③根面を滑沢にすることをいいます．

広い意味では，歯周軟組織における壊死組織を除去することに加えて，硬組織（主としてセメント質）における壊死組織を除去するという意味も含まれます．

いずれにしても，歯周局所の異物（プラークや変性・壊死組織）や肉芽組織を取り除くことですが，変性・壊死などの退行性変化や内毒素（エンドトキシン）の浸透が露出セメント質のどの程度の深さまで到達しているのかを臨床的に判断することは難しいのです．

6. ルートプレーニングはどこまでやればいいの？

1 ルートプレニングは研磨や洗浄だけで十分なの？

ルートプレーニングに関するこれまでの研究では，「露出セメント質での病理学的変化やエンドトキシンの浸透は，表層の20～30 μm に限局しているにすぎません．エンドトキシンや生物学的為害作用の除去には，研磨や洗浄だけで十分であり，研磨や洗浄だけで線維芽細胞付着数の増加や付着獲得効果がある」という報告が多いのです．この背景としては，セメント質を一旦削除すると再び歯根面にセメント質を新生させることができないという前提があるように思われます．

2 歯肉結合組織と接触すると歯根は吸収されるの？

この点に関して，大きな影響を与えたのが Nyman らの研究です．彼らは，歯周炎を実験的に誘発させた歯根をルートプレーニングし，セメント質を除去しました．さらに，その歯を抜歯して，歯根の半分は骨組織内に，残りの半分は結合組織と接触するように移植したのです．その結果，結合組織と接した歯根表面に歯の吸収像が見られたと報告しています（図3-7）．この論文から，『歯肉結合組織と接触すると歯根は吸収される』という考えが広く信じられるようになりました．

しかし，病理総論的には，『歯肉結合組織由来の細胞が増殖すると，被包が起こる』と考えられます．歯の吸収が起こるためには，破歯細胞の増殖と分化を引き起こす特別の経路を経なければなりません．また，この実験は，通常の歯周治療の状況とは全く異なる特殊な条件で行われており，歯根と接触していた結合組織は，歯肉結合組織とはいえないのです．通常の歯科臨床のように，ルートプレーニングした歯根が歯槽の中に存在すれば，歯根の表面には長い付着上皮が形成されるはずです．しかし，Nyman らの実験では，歯根の表面は上皮が接触できない結合組織の中に埋め込まれていたのです．

これらのことから，私達は，『歯肉結合組織と接触しても歯根は被包されるけれども吸収され

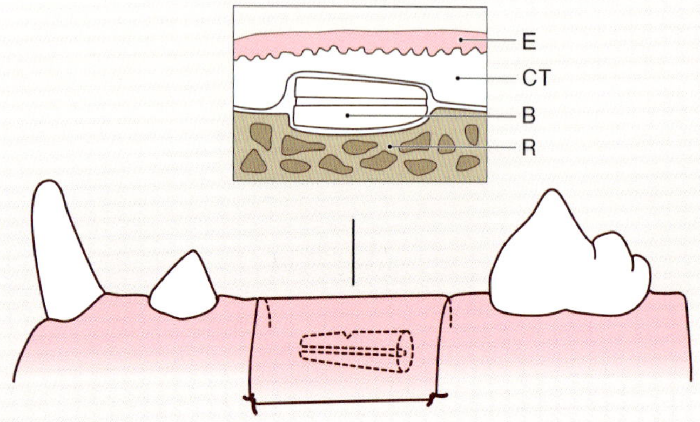

図3-7　Nyman らの実験を示す模式図
実験的に歯周炎を起こさせた歯の歯根の移植を示す．ルートプレーニングした歯根の半分は骨組織内に移植し，残り半分は結合組織と上皮を含む組織弁で被覆した．B：骨組織，CT：結合組織，E：上皮，R：歯根．（文献[23]を改変）

ることはない』と考えています．

3 セメント質は再生されないの？

実験的に歯根窩洞を形成し再生過程を検索した私達の研究で，露出象牙質の表面に新生セメント質が形成されることが確認されています．筆者らの研究というのは，イヌを使って全身麻酔下で歯肉弁を作り，歯根のほぼ中央部に，歯槽骨から歯根膜，セメント質を通って象牙質に達する直径約3mmの歯根窩洞を形成して，歯肉弁を元に戻し，経時的に歯根窩洞の治癒の変化を観察したものです（**図3-31**）．実験後21日目には，露出した象牙質の上に新生セメント質が形成されはじめています（**図3-8**）．さらに85日後では，歯根窩洞全面の象牙質表面を覆うようにセメント質が形成されています（**図3-9**）．

このことから，セメント質を全て除去して象牙質が露出するほどルートプレーニングしても，セメント質は再生されること，いいかえればセメント質は強い再生能力をもっていることが明らかとなりました．

4 セメント質の種類と汚染部の除去

ルートプレーニングはどこまでやればいいのかを考えるとき，ルートプレーニングやデブライドメントによって除去するセメント質の特徴を理解しておくことが必要です．

前述したように，セメント質は無細胞性セメント質と細胞性セメントに大別されます．無細胞性セメント質には，無細胞性無線維性セメント質も含まれますが，臨床的に重要なのは，無細胞性外部性線維性セメント質です．このセメント質は細胞を含んでおらず，ほとんどの部分が密集したシャーピー線維の束から成り，厚さは約30～230μmです．歯根の歯頸側1/3の部分に見られます．構造的に，無細胞性外部性線維性セメント質では，エンドトキシンが表面に限局して浸透しているという結果も納得できます．

一方，細胞性セメント質には，細胞性固有線維性セメント質も含まれていますが，臨床的意義が大きいのは細胞性混合重層性セメント質です．細胞性セメント質内には，セメント細胞が存在していてセメント細胞同士が長い突起によって連絡しています．さらに，シャーピー線維と固

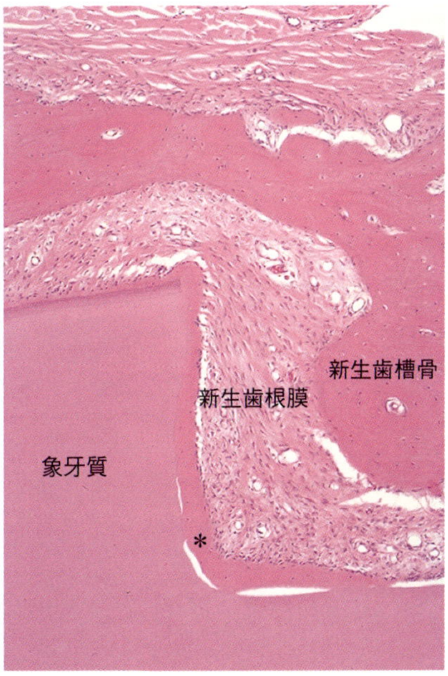

図3-8　歯根窩洞形成後の歯周組織再生．術後21日目．HE染色

21日後では，新生骨は窩洞の凹部に対応して増殖している．象牙質の表面は，新生セメント質（＊印）によって覆われている．新生骨と新生セメント質の間には，新生歯根膜が認められる．（文献[4]より）

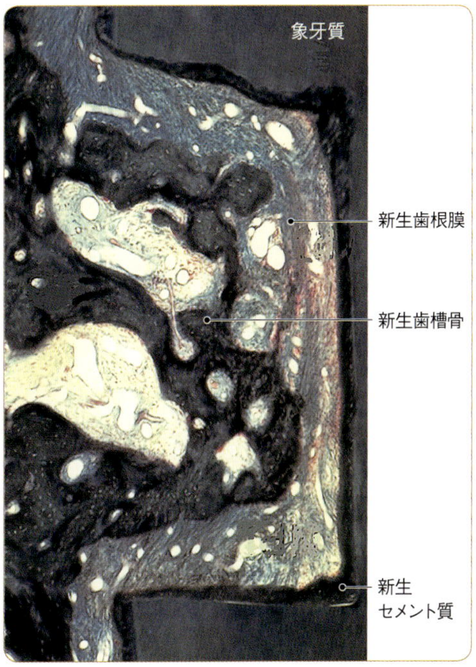

図3-9　歯根窩洞形成後の歯周組織再生．術後85日目．Azan染色

新生骨は，窩洞内に増殖している．窩洞の象牙質表面にはセメント質が新生され，新生骨と新生セメント質の間には新生歯根膜が認められる．（文献[4]より）

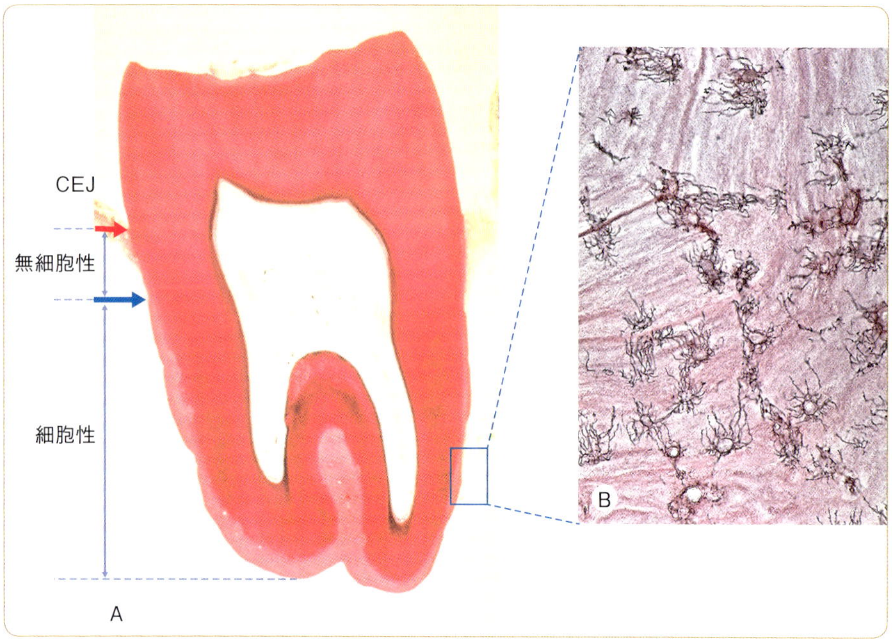

図3-10　歯根表面の大部分を被覆する細胞性セメント質
A：歯の組織標本（HE染色）．赤い矢印はセメントエナメル境を示し，青い矢印は無細胞性（外部性線維性）セメント質と細胞性（混合重層性）セメント質の境界を示す．つまり，赤い矢印と青い矢印の間に存在するのが無細胞性セメント質で，青い矢印から根尖部および分岐部の歯根表面には，厚い細胞性セメント質が添加されている．
B：細胞性混合重層性セメント質（ボディアン染色）．セメント細胞小管から複雑な細胞突起が多数伸びており，隣の小管の細胞突起と連絡しているのがわかる．（文献[4]より）

有線維から成る線維を含んでいて，セメント質の層が数層から数十層重なっています．厚さは100～1,000μm，あるいはそれ以上です（**図3-10**）．セメント細胞が存在する細胞性セメント質は，細胞突起によって互いに連絡している構造から，研磨や洗浄によってエンドトキシンを排除できるとは考えられません．

5 歯根表面の大部分を占める細胞性セメント質

通常，歯根の歯頸側1/3には無細胞性セメント質が，根尖側1/3には細胞性セメント質が存在するといわれています．しかし，細胞性セメント質は，加齢に伴って歯頸部付近にも添加され，歯根表面の約80%を占めることもあります（**図3-10**）．

歯肉における生物学的幅径を考慮すると，歯肉溝の長さ約1mm，付着上皮による上皮付着の長さ約1mmの合計約2mmが，歯肉頂とセメントエナメル境の間の距離となります．これに永久歯の歯根長を考えると，歯肉の退縮がない場合の歯頸部1/3の部位は，大臼歯ではポケットの深さ約6mm，小臼歯ではポケットの深さ約7mm，切歯ではポケットの深さ約6mmに相当します．ちなみに，永久歯大臼歯の歯根長は11～12mm，小臼歯は12～13mm，犬歯は13～15mm，切歯は11～12mmといわれています．

6 ポケットの深さとセメント質

ポケットの深さが6mmを越えたら，歯根表面には無細胞性外部性線維性セメント質は存在せず，細胞性混合重層性セメント質によって被覆されている可能性があります．そうなると，セメント質表層のみのルートプレーニングでは，壊死組織やエンドトキシンを除去することが困難でしょう．

7 炎症治療の大原則

臨床的には，徹底的なルートプレーニングを行っても，プラークコントロールがしっかりなされていれば問題は起こらないことも示されています（**図3-11**）．炎症治療の大原則は，原因の除去です．したがって，病理学的には徹底的なルートプレーニングが推奨されます．

7. プロービングの意味

1 プロービングの臨床的意義

プロービングは，歯周プローブを用いて歯肉溝や歯周ポケットの深さを測定することです．プロービングの意義は，歯周組織の破壊の程度や歯周治療に対する組織反応を評価することで

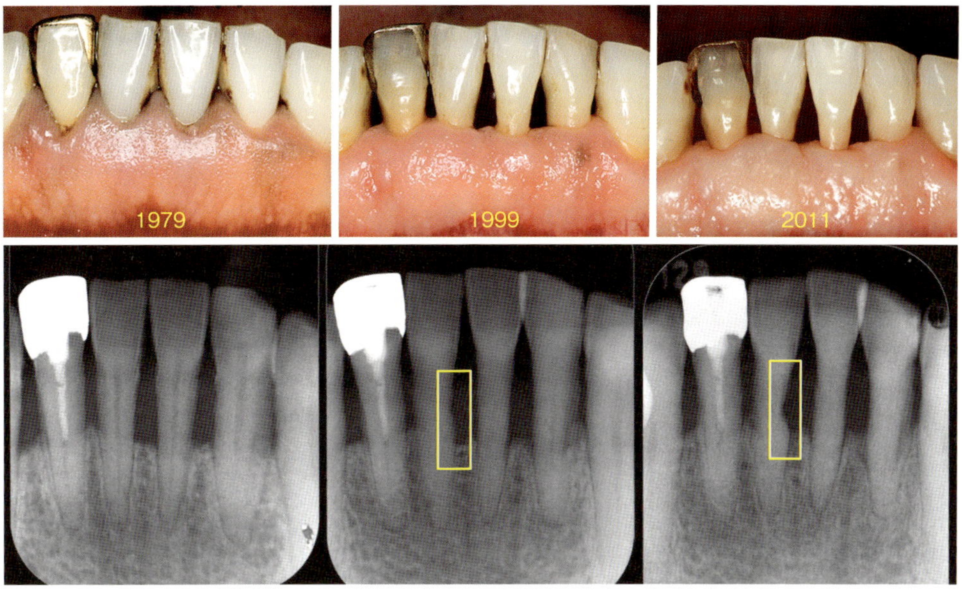

図3-11 徹底的なルートプレーニングを行った長期経過例
臨床的には，徹底的なルートプレーニング（エックス線写真の黄色い口で囲んだ部）を行っても，プラークコントロールがしっかりなされていれば問題は起こらない．写真提供：北川原 健先生（長野市開業）

す．この評価のために，歯周ポケットの位置や深さだけでなく，アタッチメントレベル，歯石の沈着状態，歯根表面の形状，歯槽骨の形態などを検査します．

一般に，プロービングの圧力は25g程度とされ，プローブでティッシュペーパーを破らないくらいの力が望ましいといわれています．歯周ポケットの位置や深さを正確に測定することは，臨床的に重要であることはいうまでもありません．プロービングによって，歯周局所のさまざまな病態を知ることができるからです．

2プロービング値はポケット底を示しているの？

しかし，歯周ポケットの深さを示す数値そのものに絶対的な意味があるわけではありません．その理由は，「プロービングによって，歯肉溝底（ポケット底）を決定するのはほとんど不可能である」，からです．プロービングの圧力（上皮に作用した力）を詳細に分析しても，構造的（解剖学的）な理解につながらないことが明らかにされています．つまり，「臨床的プロービング値は，構造的実態を必ずしも反映しているとはかぎらない」ので，プロービングによる数値は歯周組織の病態を相対的に判断するデータであると理解すべきです．

通常，臨床で使用されているプローブの太さは，付着上皮の厚さとほぼ同じです．ホルマリンで固定した歯周組織に無理矢理プロービングすると，付着上皮とエナメル質の間を引き裂くことができます（**図3-12**）．しかし，実際の臨床では，付着上皮とエナメル質の間を剝離するようなことは起こりません．

3歯と上皮細胞の接着力

非常に細い特殊な人工プローブを歯肉溝に挿入する実験によって，①エナメル質表面と上皮との間の付着のほうが，上皮細胞と上皮細胞を互いに付着させる力よりも強いこと，②付着上皮を引き裂くことなく，歯面から歯肉を剝離するのは不可能であること，そして③細い人工プローブが歯肉縁下に挿入されると，上皮の離脱よりむしろ上皮内亀裂を引き起こすこと（p.70「歯周ポケットの形成」参照），が証明されています．つまり，「臨床的プロービング値は，解剖学的なポケット底を示しているわけではない」のです．

4歯周治療後にプローブが入らないのはなぜ？

プローブが入らないのは，治療後の歯根表面に長い付着上皮が形成され，これによって歯と歯肉の間が封鎖されたためと考えられます．動物実験で顕微鏡下に明らかな長い付着上皮の形成

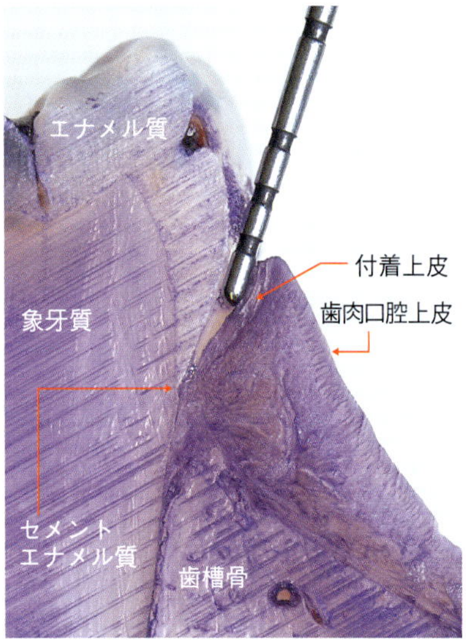

図3-12　プロービングと付着上皮
　ホルマリンで固定した歯周組織に，無理矢理プロービングした写真．正常の付着上皮よりも太いプローブに注目．写真提供：橋本貞充先生（東京歯科大学）

を観察できるのは，術後4週以降ですが，露出根面が広くなれば形成までの時間はさらに伸びるでしょう．長い付着上皮は，正常の付着上皮と同じように，接着性タンパク（ラミニンとインテグリン）によってセメント質と強く接着しています．このような接着は，プロービングによって引き裂くことはできません．

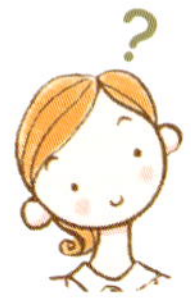

Q-5 インプラントにおけるプロービングの是非は？

A インプラント周囲上皮の接着能と増殖能から，インプラントのプロービングは推奨できません．

　インプラント周囲上皮細胞の増殖率は，正常付着上皮の約1/3であり，ターンオーバーによる上皮細胞の交代はかなり遅いことがわかっています（**図3-13**）．正常付着上皮は，全長にわたって機械的に分離されても5～7日以内に再生される，といわれていますが，インプラント周囲上皮がプロービングによって分離されると，上皮の再生には正常付着上皮の3倍，つまり2～3週間も必要となります．細胞交代が遅いことは，インプラント周囲上皮の防御機能が正常付着上皮のそれよりも劣っていると考えられ，臨床的にはインプラント埋入患者のプラークコントロールをより厳密に行う必要があるといえます．

　インプラント周囲上皮は，ラミニン-5によってインプラントと接着していることが知られていますが，その接着は限局的であり，正常の付着上皮の上皮性封鎖に比べると弱いと考えられます（**図3-14**）．

　一方，正常の付着上皮は，通常のプロービング圧を加えても，歯肉付着上皮を歯面から剥離することはできないとされています．インプラント周囲上皮でも，正常付着上皮と同じようにプロービング圧に対して反応するのかは不明ですが，ラミニン-5の限局的な発現から上皮性封鎖が弱いと考えられるインプラントへのプロービングは推奨できません．プロービングに代わる別の方法によって，インプラント周囲の状態を把握すべきでしょう．

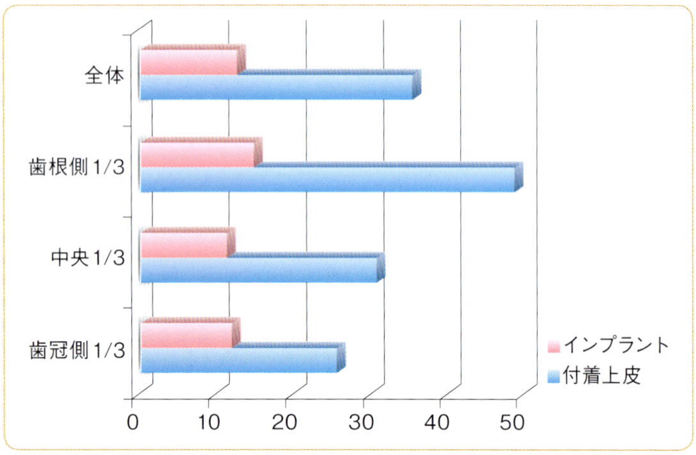

図3-13　付着上皮とインプラント周囲上皮の増殖能（PCNA陽性率）を示すグラフ
　インプラント周囲上皮の増殖能は正常付着上皮の約3分の1である．つまり正常付着上皮における陽性率は，上皮全体では35.70±14.02であり，インプラント周囲上皮の上皮全体では12.99±6.04である．（文献[4]より）

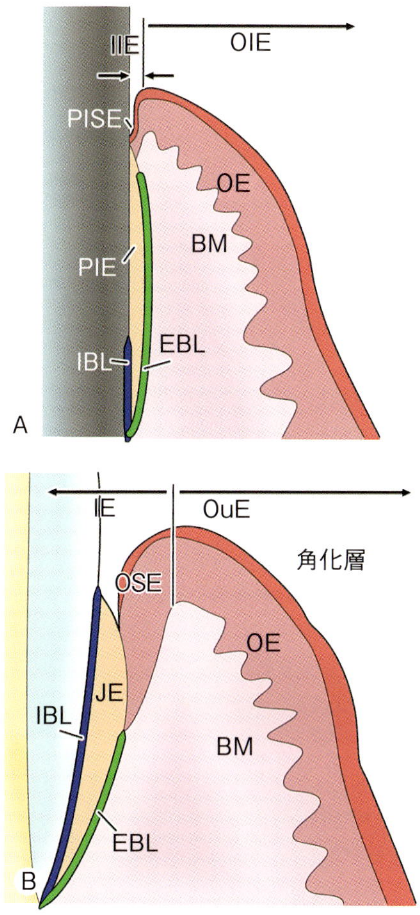

図3-14 インプラント周囲上皮と付着上皮との付着の違いを示す模式図
A：インプラント周囲上皮．インプラント周囲上皮は，インプラントと内側基底板（IBL）（青い線）およびヘミデスモゾームを介して歯根側で接着している．緑色の線は外側基底板（EBL）を示す．
IIE：内側インプラント上皮
OIE：外側インプラント上皮
PIE：インプラント周囲上皮
PISE：インプラント周囲溝上皮
OE：歯肉口腔上皮
B：正常の歯肉上皮．付着上皮は上皮全層にわたって内側基底板（青い線）およびヘミデスモゾームを介してエナメル質と接着している．緑色の線は外側基底板を示す．
IE：内側の上皮は非角化
JE：付着上皮
OSE：歯肉溝上皮
OuE：外側の上皮
OE：歯肉口腔上皮
要するに，インプラント周囲上皮でも正常の付着上皮でも，インプラントまたはエナメル質と接する部分に形成される内側基底板（青い線で示す）が一部に限局しているか全層にわたっているかが重要なポイントである．一部にしかないインプラント周囲上皮の接着は弱く（A），全層に及んでいれば接着は強い（B）といえる．（文献[4]より）

Q-6 SRP後，歯周外科後のプロービングはいつ行うの？

A 約2ヶ月が1つの目安です．

SRPおよび歯周外科を行った歯根表面には長い付着上皮が形成される，と考えられます．

動物実験では，治癒過程で長い付着上皮が形成されるのは，術後約4～8週です．ヒトの場合さらに時間がかかることを考慮すると，術後2ヶ月はプロービングなどの検査は控えたほうがよいでしょう．2ヶ月以内にプロービングが可能な明らかなポケットができる場合は，診断と処置に何らかの問題があったと疑うほうがよいでしょう．

8．SRP，歯周外科の必要性とその時期

1 SRP（スケーリング・ルートプレーニング）の必要性とその時期

スケーリングは，歯冠・歯根の表面に付着したプラークや歯石の沈着，着色を除去するために行われます．ルートプレーニングは，歯石や起炎性物質，細菌が付着・侵入した病的セメント質を除去し，歯根表面を滑沢にするために実施されます．

SRPを行う時期は，基本的には歯周基本治療中の患者のモチベーションが確立され，プラークコントロールの効果が現れてからとされています．しかし，初診時であっても，急性症状がある場合や広範囲に歯石が沈着している場合には行うこともあります．

❷歯周外科の必要性とその時期

歯周外科は，歯周基本治療では症状が改善しない症例に対して，歯周組織の治癒を促進させるために行う方法です．

その時期は，歯周基本治療が完了し，再評価を行った後で，病変部のうち改善が見られなかった部位に外科処置がなされます．歯周外科を選択する場合は，糖尿病や喫煙など患者の全身状態だけでなく口腔内清掃や咬合などの状態に何ら問題がないことをチェックする必要があります．

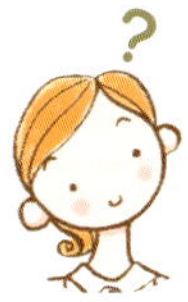

Q-7 外科処置と非外科処置の治癒の差はあるの？

A 治癒の差は，歯周組織細胞の増殖を引き起こすかどうかによって生じます．

細胞や組織のレベルでは，外科処置と非外科処置の治癒の最も大きな違いは，歯周組織細胞の増殖を引き起こすか起こさないかです．歯周組織の再生のためには，①細胞増殖，②成長因子（骨芽細胞やセメント芽細胞への分化のため），③足場（骨形成を促進する微小環境）が必要であるといわれています（**図3-15**）．

このうち，細胞増殖を促進させることができるのは外科的侵襲です．つまり，マウスやラットの歯根膜細胞は，生理的条件下では細胞の分裂・増殖する割合は極めて低く，わずか1～4％です．しかし，外傷によって歯根膜を刺激すると，分裂細胞は一挙に6倍にも増加します．歯周外科処置だけでなく，抜歯，歯の移植・再植などによって，歯根膜は外傷に伴う侵襲を受けているので，分裂する細胞は6倍に増えるのです．分裂した細胞は骨芽細胞，セメント芽細胞，歯根膜細胞に分化して，結合組織性付着を生じる可能性があります．このような治療を促進させるために，外科的侵襲を歯根膜に加えることは極めて重要です．

一方，臨床のレベルでは，歯周病患者に対してスケーリング・ルートプレーニングによって処置した1群と，歯肉弁根尖側移動術などの手術を行った2群とを比較して長期評価を行った研究が報告されています．6ヶ月後の結果は，1群も2群もともに経過は良好で差がなかったことから，歯面の清掃に加えて歯肉縁上のプラークコントロールがきちんとなされていれば，外科処置，非外科処置に関係なく，歯周組織の健康は保たれるという結論です．

臨床的には，「非外科処置」として扱われているスケーリングやルートプレーニングでも，細胞・組織のレベルでは外科的侵襲による細胞増殖を引き起こします．歯周組織の治癒にとって重要なのは，臨床的に分類されている「外科処置か非外科処置か」ではなく，「細胞増殖を引き起こす処置かそうではない処置か」なのです．

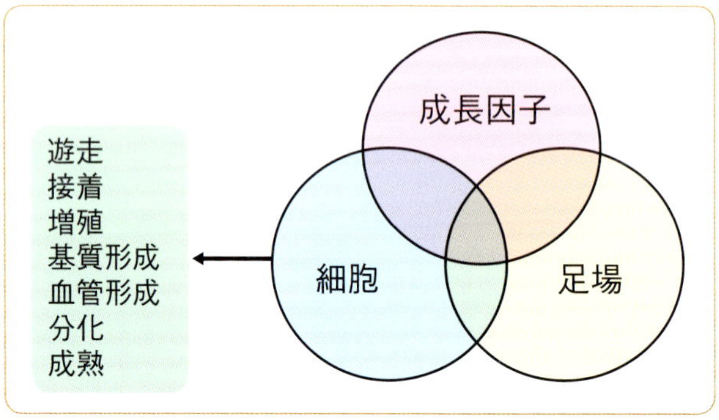

図3-15　歯周組織再生の必須因子を示す模式図

歯周組織再生のための必須要因として，①細胞，②成長因子，③足場，の3つが重要であるとされている．さらに具体的にいえば，歯周組織の再生のためには，細胞の遊走，接着，増殖，基質形成，血管形成，分化，成熟が必須であり，これらの活性と関連した成長因子が供給され，足場が提供されなければならない．（文献[4]より）

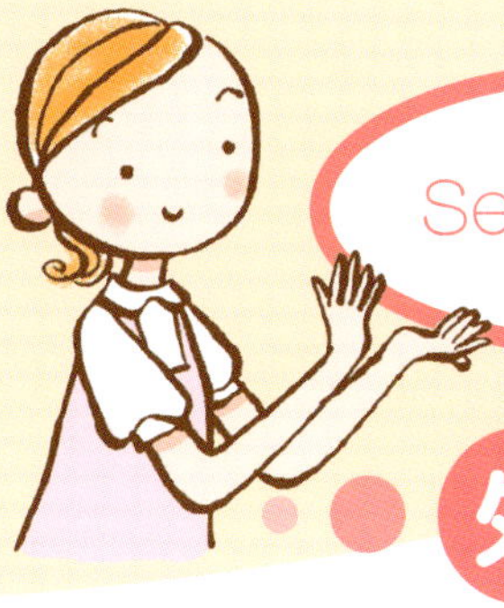

Section 2 歯肉の治癒

外科処置後の長い付着上皮

1. 長い付着上皮の特徴

健常な歯肉を切除しても歯肉は再生し，再生付着上皮の最先端部はセメントエナメル境に付着します．この上皮の付着位置は，歯を挺出しても圧下しても変化することはありません．

ところが，歯肉炎に罹患した歯に対してフラップを作成し，ルートプレーニングを行っても結合組織性付着は得られず，多くの場合，歯の表面には長い付着上皮が形成され，いわゆる上皮性付着が起こります（**図3-16-A**）．

実験的に形成した長い付着上皮は，歯根表面と並行に配列する2〜6層の細胞によって構成されています．長い付着上皮の細胞間隙は，拡大しているものの，細胞間隙を遊走する好中球は存在しません．また，上皮下の毛細血管も見られません（**図3-16-B**）．したがって，長い付着上皮の中を滲出液が通過しているとは考えにくく，歯肉溝滲出液による局所の防御機構はないと考えられます（**表3-2**）．

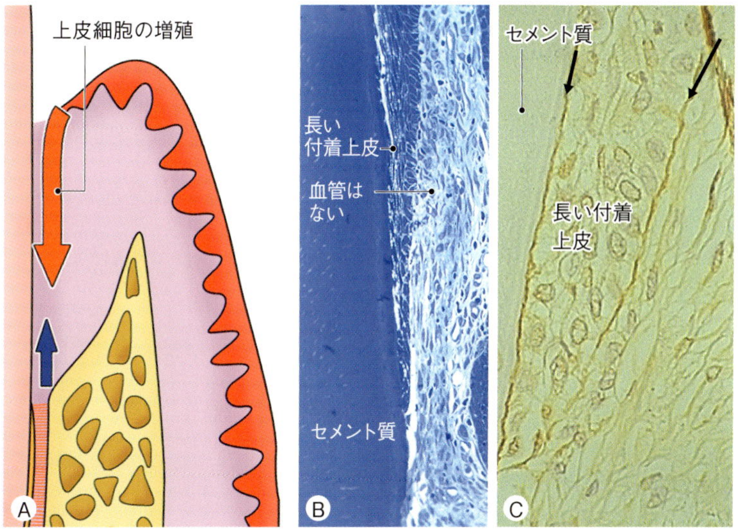

図3-16　長い付着上皮

A：歯周外科処置後に，歯肉上皮細胞が増殖すると歯根表面は長い付着上皮によって被覆され，上皮性付着が形成される．

B：実験的に形成した長い付着上皮の顕微鏡写真（トルイジンブルー染色）．長い付着上皮は，歯根表面と並行に配列する2〜3層の細胞によって構成されている．上皮細胞間に好中球は存在せず，上皮下の毛細血管も見られない．

C：長い付着上皮の免疫染色標本．ラミニンのポリクローナル抗体を使用．内側基底板でも外側基底板でも線状のラミニン陽性反応（矢印）が観察される．（文献[4]より）

表3-2　正常付着上皮と長い付着上皮の比較

	正常付着上皮	長い付着上皮
細胞間隙	拡　大	拡　大
細胞間の好中球	多　い	な　い
歯との接着	基底板・ヘミデスモゾームを介してエナメル質と	基底板・ヘミデスモゾームを介してセメント質と
接着タンパク	ラミニン・インテグリン	ラミニン・インテグリン
細胞の配列	連続性	非連続性
上皮下毛細血管	豊　富	欠　如
歯肉溝滲出液（防御機構）	あ　る	な　い
ターンオーバー	早　い	遅　い

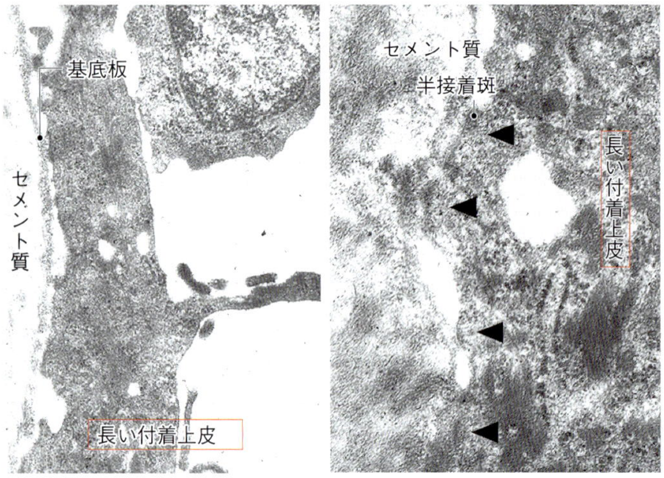

図3-17　長い付着上皮の電子顕微鏡写真
長い付着上皮細胞は，基底板およびヘミデスモゾーム（矢尻印）を介してセメント質と接着している.（文献[4]より）

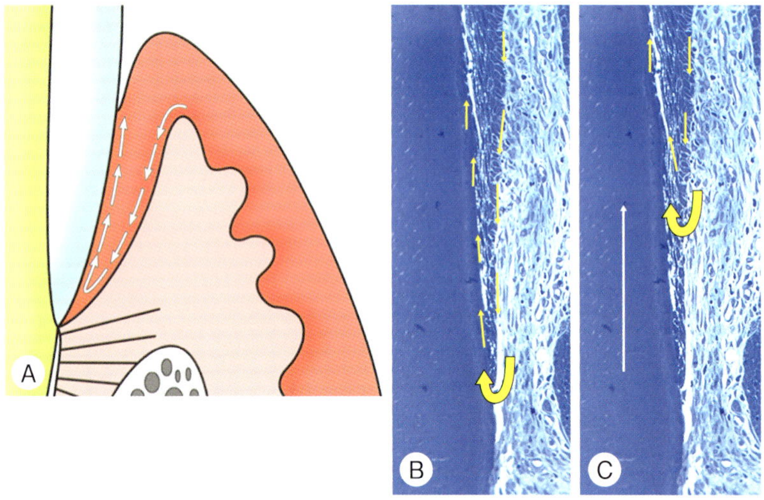

図3-18　上皮のターンオーバーと上皮性付着から結合組織性付着への置換
A：正常付着上皮のターンオーバーを示す模式図
B, C：長い付着上皮も付着上皮と同様にターンオーバーするならば，長い付着上皮が短くなる可能性があると考えたイメージ図.
（文献[4]より）

電子顕微鏡で観察すると，長い付着上皮細胞はへミデスモゾームおよび基底板を介してセメント質と接着しています（**図3-17**）.

長い付着上皮は，最終的な治癒形態ではなく，結合組織性付着へ至る過程の移行像であると考えることができます.

2. 一旦形成された長い付着上皮は短くなる

1 上皮性付着から結合組織性付着への置換

ラット臼歯の歯間部にゴムを1週間挿入し，治癒過程を観察した実験（**図3-18**）から，ゴム除去後4～8週に露出根面は長い付着上皮によって被覆されること（**図3-19**），12週以降の露出根面は新生セメント質によって被覆され，結合組織性の付着に置き換わること，さらに，一旦形成された長い付着上皮は，時間の経過に伴って短くなることがわかりました（**図3-20**）．つまり，この実験モデルでは，上皮性付着が結合組織性付着によって置換される可能性が示されました.

このラットを用いた実験では，上皮性付着から結合組織性付着に置き換わるまで12週間もの長い時間が必要でした．正常の付着上皮のターンオーバーは極めて早いのですが，長い付着上皮のターンオーバーはかなりゆっくりしていると考えられます（**図3-21**）.

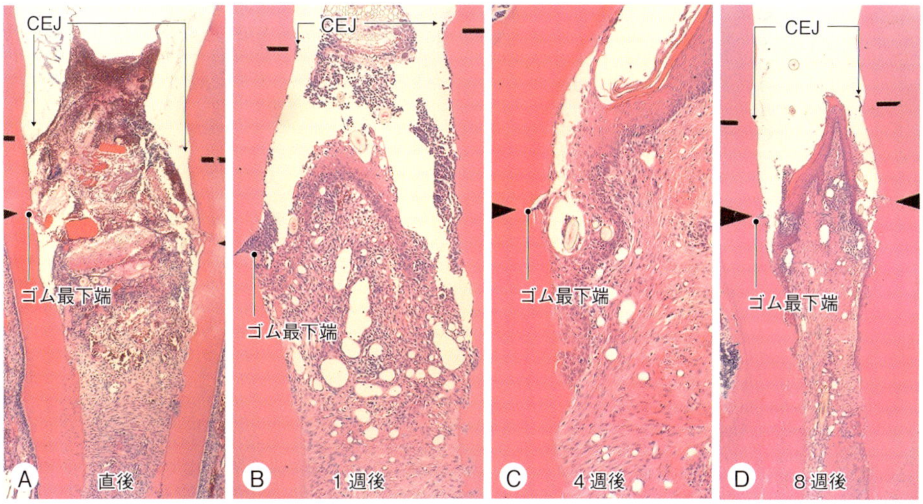

図3-19 上皮性付着から結合織性付着への置換（直後〜8週後）

実験的にラット臼歯歯間部にゴムを挿入すると，約1週間後には顕著な歯間離開と歯周組織の破壊が引き起こされる．1週後にゴムを除去した際に，口腔に露出した部（ゴムの最下端）を（メスで歯根表面に傷をつけて）マークし，治癒過程を観察した．

A：ゴム除去直後では根面だけでなく軟組織も傷つけたため，出血が生じている．

B：1週後には上皮の再生は見られるが，ゴムの最下端部は口腔に露出した状態である．上皮下には，大量の肉芽組織が形成されている．

C：ゴム除去後4週になると，ゴム最下端部周囲の根面はようやく上皮によって覆われるようになり，いわゆる上皮性付着といいうる状態である．

D：8週後でも，最下端部より根尖側の根面は長い付着上皮によって被覆されている．CEJ：セメントエナメル境

（文献[4]より）

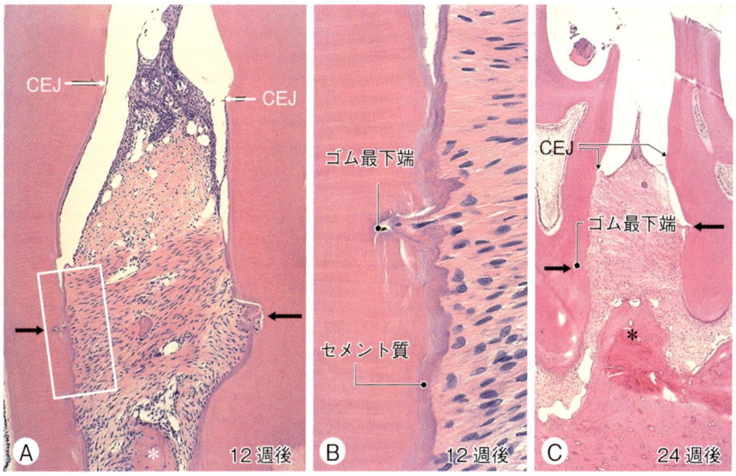

図3-20 上皮性付着から結合織性付着への置換（12〜24週後）

A：12週後になると，ゴム最下端部は新生セメント質によって被覆され，結合組織性の付着に置き換わっている．CEJ：セメントエナメル境

B：図Aの白線枠で囲んだ部の拡大像．ゴム最下端部はセメント質の添加が見られ，その表層にはセメント芽細胞が配列し，歯根膜へ伸びるシャーピー線維も観察できる．

C：24週後では，一旦形成された長い付着上皮は時間の経過に伴って短くなっている．付着上皮の接着する位置は，セメントエナメル境（CEJ）付近となっている．骨組織（＊）の再生も明瞭である．

（文献[4]より）

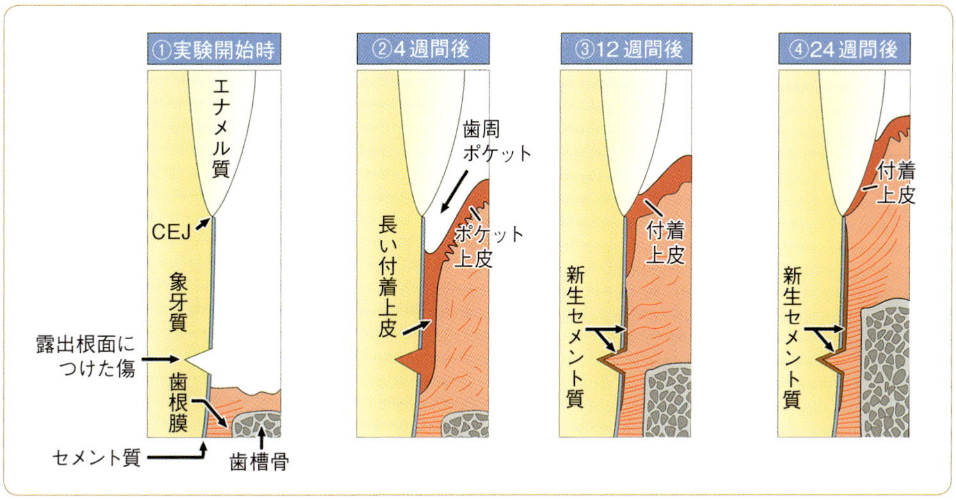

図3-21 上皮性付着から結合組織性付着への置換を示す模式図

上皮性付着から結合組織性付着に置き換わるまでは，長時間が必要とされる．

（文献[4]より）

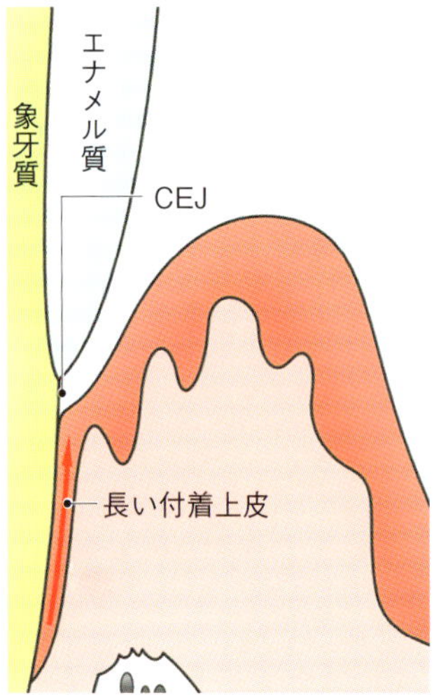

図3-22　長い付着上皮の短小化を示す模式図

なぜ長い付着上皮が形成されるのか？ それは，長い付着上皮の基底細胞が極めて高い増殖能を有するからである．

なぜ長い付着上皮が短くなるのか？ それは，侵襲を受けた後の初期（4週後）では上皮細胞の増殖能は極めて高いが，中期（12週）以降では上皮の増殖能が低下し，長い付着上皮に細胞を供給できなくなる．これに対し，結合組織の細胞は4～12週の間ほぼ同じレベルの増殖能を維持しているので，時間の経過に伴って，長い付着上皮は結合組織細胞によって置き換わり，その結果，上皮の短小化が起こったものと考えることができる．（文献[4]より）

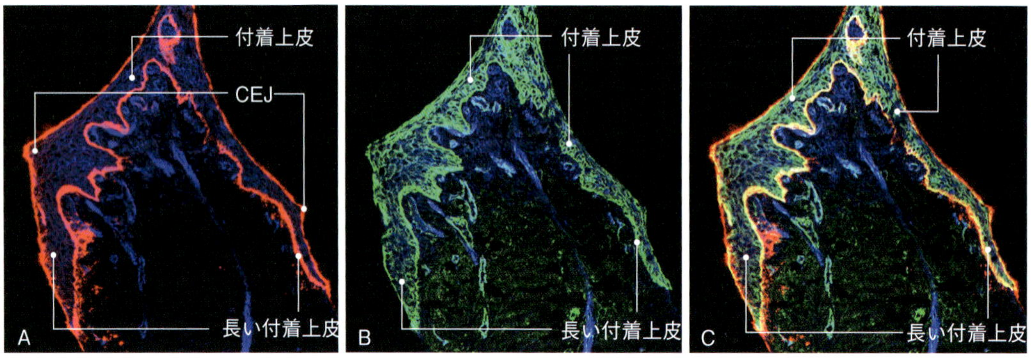

図3-23　長い付着上皮における接着タンパク（ラミニン-5およびインテグリンβ_4）の発現

A：ラミニン-5　B：インテグリンβ_4　C：AとBを重ね合わせた像

ラミニン-5とインテグリンβ_4は，付着上皮のみならず長い付着上皮の内側基底板および外側基底板に強く発現している．図Cは，AとBを重ね合わせた像である．赤色に標識したラミニン-5は赤色に標識され，インテグリンβ_4は緑色に標識されているので，重ね合わせた像では2つのタンパクが共存する部位は黄色の反応として見られる．（文献[4]より）

❷なぜ長い付着上皮は短くなるのか？

根面に長い付着上皮が形成されるのは，長い付着上皮の基底細胞が極めて高い増殖能を有するからです．

このような置換は，上皮細胞と結合組織細胞の増殖能のレベルに違いがあることにより起こります．具体的には，ゴム除去後4週までは上皮細胞の増殖能が極めて高いのですが，12週以降では上皮の増殖能が低下し，長い付着上皮に細胞を供給できなくなりました．これに対し，結合組織の細胞は，4～12週の間ほぼ同じレベルの増殖能を維持していたので，時間の経過に伴って長い付着上皮による上皮性付着は結合組織細胞によって置き換わり，その結果，上皮の短小化が起こったものと考えることができます（図3-22）．

3．長い付着上皮の接着装置

長い付着上皮を実験的に歯根表面に形成し，長い付着上皮と歯根表面との界面における接着タンパクの発現を検索した結果，細胞接着に関与するラミニン-5およびインテグリンβ_4は長い付着上皮の内側基底板に強く発現していました（図3-23）．一方，細胞移動と関係のあるインテグリンα_3は，付着上皮と長い付着上皮の一部で弱い陽性反応が見られたにすぎませんでした（図3-24）．

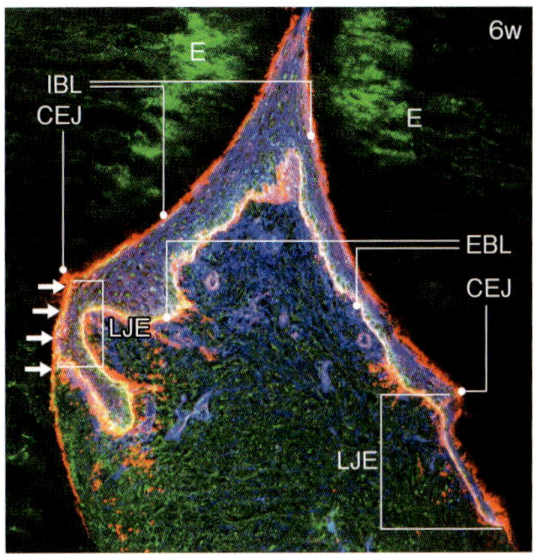

図3-24　長い付着上皮における接着タンパクの発現．ラミニン-5，インテグリンβ_4およびインテグリンα_3

ラミニン-5とインテグリンβ_4は，付着上皮のみならず長い付着上皮の内側基底板および外側基底板に強く発現している．しかし，インテグリンα_3の陽性反応（黄色の反応）は，付着上皮と長い付着上皮の一部で弱く見られるにすぎない．
CEJ：セメントエナメル境　E：エナメル質　EBL：外側基底板　IBL：内側基底板　LJE：長い付着上皮（文献[4]より）

要するに，「長い付着上皮にもラミニンやインテグリンが発現している」ということです．

ラミニン-5とインテグリン$\alpha_6\beta_4$が，長い付着上皮の歯根表面に強く発現していたという事実から，長い付着上皮が通常の付着上皮と同様に歯根面と強く接着し，上皮のシールとしての機能を十分に果たしていると考えられます．

また，インテグリンα_3の発現が弱かったことは，長い付着上皮の細胞移動があまり活発ではなく，正常な付着上皮のように非常に速いターンオーバーによって細胞の交代が起こっているわけではないことを示唆しています．

Q-1 歯肉退縮に対する根面被覆のための有効な術式は何？

A 上皮下結合組織移植術が，根面被覆のための最も優れた術式です．

上皮下結合組織移植術が，根面被覆のための最も優れた術式です．かつて有効とされてきた，クエン酸，テトラサイクリン，EDTAによる根面処理には，臨床的意義はないという結論がメタ解析*によって明らかにされています．

ちょっと詳しく！ メタ解析

臨床研究を客観的に評価するために用いられている方法である．臨床研究では，対象，研究方法や評価基準さまざまであるため，どうしてもいろいろなバイアス（偏見）が入りやすい．そこでこの影響を抑えて，評価基準を統一し，客観的・科学的に研究結果を総括的に評価するために考え出された解析法をメタ解析という．

Q-2 長い付着上皮の臨床的意味は？

A 臨床的に長い付着上皮は，治癒の1つのかたちを表しています．

長い付着上皮に関する実験結果から，①長い付着上皮による上皮性付着は，結合組織性付着に置き換わる，②長い付着上皮は，ラミニン-5とインテグリン$\alpha_6\beta_4$によって強固に歯根表面と接着している（**図3-23**参照），③長い付着上皮におけるインテグリン$\alpha_3\beta_1$の発現は弱い（**図3-24**参照）ことがわかりました．

一旦形成された長い付着上皮は，短小化して結合組織性付着に置き換わる可能性があります．このことは，上皮性付着も臨床的治癒の一つであることを意味しています．長い付着上皮が，ラミニン-5とインテグリン$\alpha_6\beta_4$によって強固に歯根表面と接着していることは，この上皮が十分なシール（密封）機能をもっていることを示しています．上皮性付着は，簡単に歯周ポケットが形成されるような環境ではないので，その臨床的意義は大きいのです．

問題点として指摘しておきたいのは，細胞移動に関与するインテグリン$\alpha_3\beta_1$の発現が，長い付着上皮の内側基底板においては弱いという結果です．これは，ラットにおける実験的上皮性付着が結合組織性付着に置換されるのに20〜28週もかかるという事実と関連していると思われます．結果的に，長い付着上皮が短小化しますが，発現するインテグリン$\alpha_3\beta_1$が少ないため上皮のターンオーバーがゆっくり起こっているのです．したがって臨床的には，長い付着上皮による上皮性付着を長期間にわたって維持できる十分なプラークコントロールが必要になります．

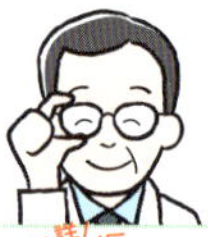

ちょっと詳しく！

歯肉パックに有用な4-META レジン

実験的に歯肉切除した創面に4-META レジンを載せると，①生体親和性の高い4-META レジンは，ハイブリッド層（樹脂含浸層）を介してエナメル質と接着している．②レジンと再生上皮との間には，ラミニン-5，インテグリン$\alpha_6\beta_4$が発現していることから，両者の間にはヘミデスモゾームと基底板が形成されて，密に接着している（**図3-25**）．これによって，レジンが口腔粘膜創傷部を保護するので，緊密な包帯の役目をし，歯周外科時のフラップを縫合する際に歯周パックとして有用である．

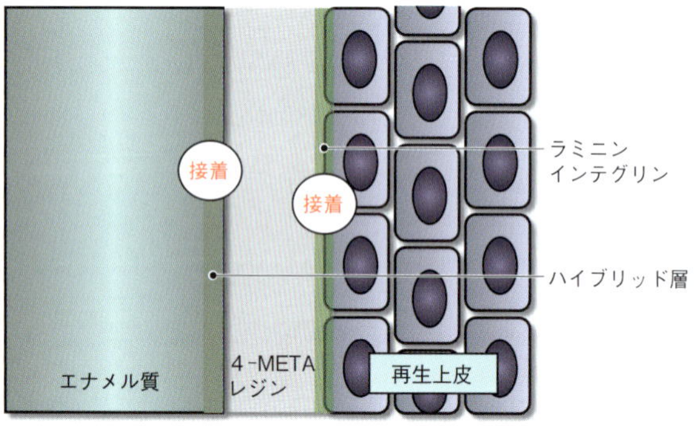

図3-25　4-META レジンの再生上皮およびエナメル質との接着機構を示す模式図

生体親和性の高い4-META レジンはハイブリッド層を介してエナメル質と接着している．また，レジンと再生上皮との間にはラミニン-5，インテグリン$\alpha_6\beta_4$が発現していることから，両者の間にはヘミデスモゾームと基底板が形成されていることがわかる．（文献[4]より）

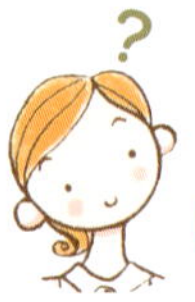

Q-3 クリーピングアタッチメントはなぜ起こるの？

A 長い付着上皮，筋線維芽細胞，歯槽上線維群の3つが必要です．

クリーピングのクリープcreepとは「這う」という意味です．退縮した歯肉縁が修復するために徐々に歯冠側へ「這う」ように移動する現象で，遊離歯肉弁移植，キュレッタージのあとに見られます．このような，退縮歯肉の修復性変化が起こるにはいくつかの条件が必要と思われます．

まず第一に，退縮歯肉や移植歯肉弁の歯根表面に長い付着上皮が形成され，その短小化が起こることです．長い付着上皮が，歯根の表面を「這う」ように移動して短小化するために，ラミニン-5，インテグリン$\alpha_6\beta_4$，インテグリン$\alpha_3\beta_1$が関与します（**図3-22, 23**参照）．

第二に，細胞質に豊富なアクチンフィラメントをもつ筋線維芽細胞が，歯肉組織内に存在することです（**図3-26**）．そして，歯槽上線維群の走行と平行に配列した筋線維芽細胞が収縮すれば，歯肉結合組織も歯冠側へ移動できます．

第三は，歯肉縁のコラーゲン線維束が増加して，歯槽上線維群のうち，特に環状・半環状線維束がハンモック状のつり上げ効果を示すことです（**図3-27**）．これら3つの条件が整えば，クリーピングアタッチメントが起きると考えられます．

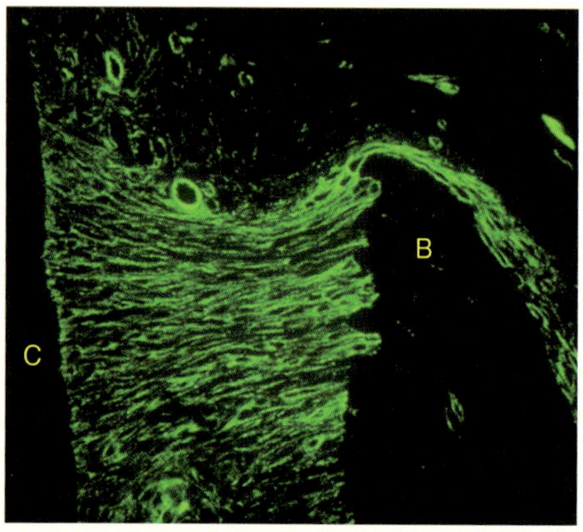

図3-26　筋線維芽細胞内のアクチンフィラメントの分布を示す蛍光顕微鏡写真

歯根膜中には，細胞内に大量のアクチンフィラメントを有している線維芽細胞（筋線維芽細胞）が存在しており，この細胞が収縮して，歯の萌出など歯根膜のさまざまな機能との関連が示唆される．
B：歯槽骨　C：セメント質

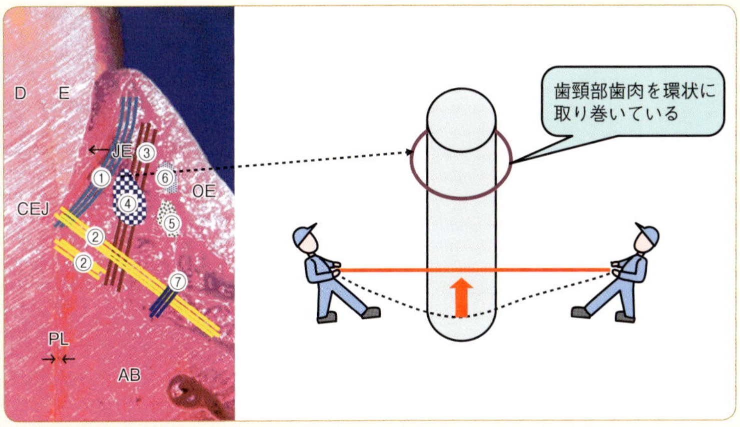

図3-27 クリーピングアタッチメント

左図は歯槽上線維装置を示す．④は環状・半環状線維で，歯頸部歯肉を環状に取り巻いている．クリーピングアタッチメントが起こるためには，環状・半環状線維束がハンモック状のつり上げ効果を示すことが必要と考えられる．(文献[4])より)

Q-4 歯肉の炎症の改善で歯間離開が治るのはなぜ？

A 歯槽上線維群の再構築が考えられます．

炎症によって歯周組織局所の歯槽上線維装置および歯根膜が消失し，歯槽骨の吸収が起きます．その結果，炎症局所の反対側の線維装置および歯根膜に牽引力が生まれて，歯は炎症局所の反対側に引っ張られ，歯間離開が起こると推測されます（**図3-28**）．

炎症の改善によって，歯間離開が治りますが，その機序は不明です．考えられることは，歯槽上線維装置，特に環状・半環状線維群が再構築され，歯根膜のひずみに変化が生じた結果，歯根離開が治るのではないかということですが，直接のエビデンスはありません．

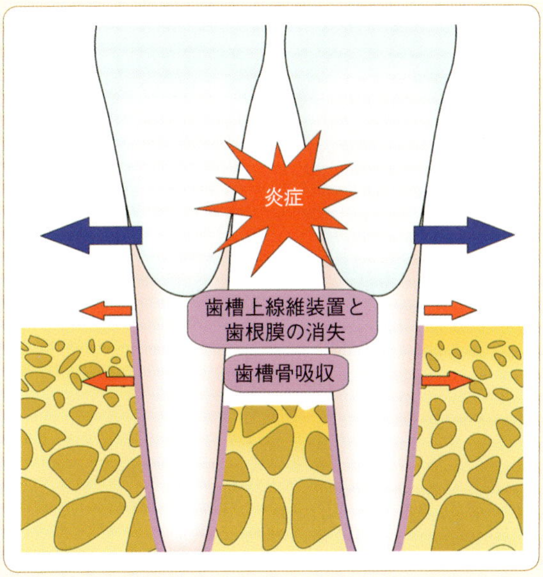

図3-28 歯肉の炎症による歯間離開

炎症局所の組織が消失すると同時に，反対側の線維組織が歯を引っ張るため歯間離開が起こると考えられる．

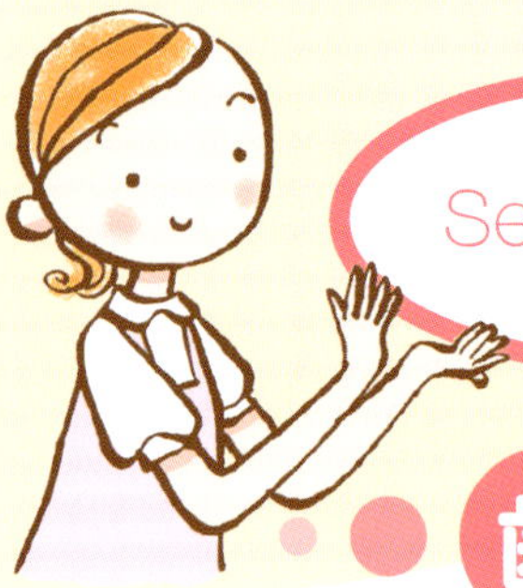

Section 3 歯槽骨，セメント質，歯根膜の再生

歯周組織再生に必要な因子とは？

1 細胞，成長因子，足場が必須

歯周組織再生のための必須要因としては，①細胞，②成長因子，③足場，の3つが重要であるとされています（**図3-15**参照）．つまり，細胞の遊走，接着，増殖，基質形成，血管形成，分化，成熟が必須であり，これらの活性と関連した成長因子が供給され，足場が提供されなければなりません（**図3-29**）．

2 歯根膜由来の未分化間葉細胞が重要

実験的に歯根窩洞（直径約3mm）を形成し，歯周組織の再生の過程を観察した研究を例に，もう少し詳しく見てみましょう．この研究によれば，歯根膜由来の未分化間葉細胞*の増殖・遊走が非常に重要で，増殖・遊走した未分化間葉細胞が象牙質表面ではセメント芽細胞に分化してセメント質を形成し，歯槽骨表面では骨芽細胞に分化して新生骨を形成し，その間に遊走した未分化間葉細胞は歯根膜線維芽細胞に分化します（**図3-30**）．歯周組織再生のためには，増殖能をもった未分化間葉細胞は必須の因子です．

*未分化間葉細胞：胎生期の間葉細胞（外胚葉と内胚葉の間に現れる胚葉細胞で骨芽細胞，脂肪細胞，筋細胞，軟骨細胞などへ分化することができる細胞）と同じ潜在的発生能力をもっている細胞で，歯根膜からの新しい細胞（線維芽細胞，骨芽細胞，セメント芽細胞）を供給する元になっている．

3 骨誘導タンパク（BMP）の関与

骨誘導タンパクは，1965年にアメリカの整形外科医であるUristによってはじめて明らかにされた成長因子（増殖因子）です．彼は，塩酸で脱灰した骨基質をラットの皮下に移植すると異所性の骨形成が起こることを報告し，この活性因子を骨誘導タンパクと名付けました．現在，約20種類の骨誘導タンパクの仲間（構造は異なるのですが同じ機能をもっているタンパク）が知られています．

未分化間葉細胞の増殖と分化には，さまざまな成長因子，特に骨誘導タンパク（BMP），が関与しており，成長因子も組織再生に欠かすことのできない因子です（詳細は後述）．

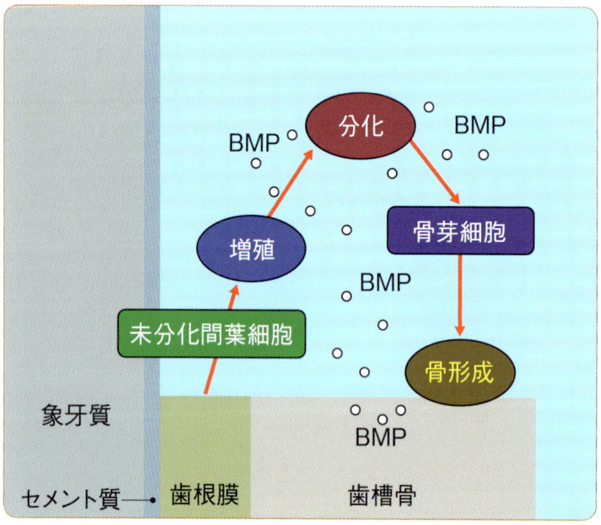

図3-29　歯根膜細胞による歯槽骨再生の模式図
歯根膜細胞から骨が再生される場合には，まず歯根膜中の未分化間葉細胞が増殖する．未分化間葉細胞は骨誘導タンパク（BMP）のはたらきによって骨芽細胞に分化する．骨芽細胞が骨基質を形成する際にも骨誘導タンパクが深く関与していると考えられる．（文献[4]より）

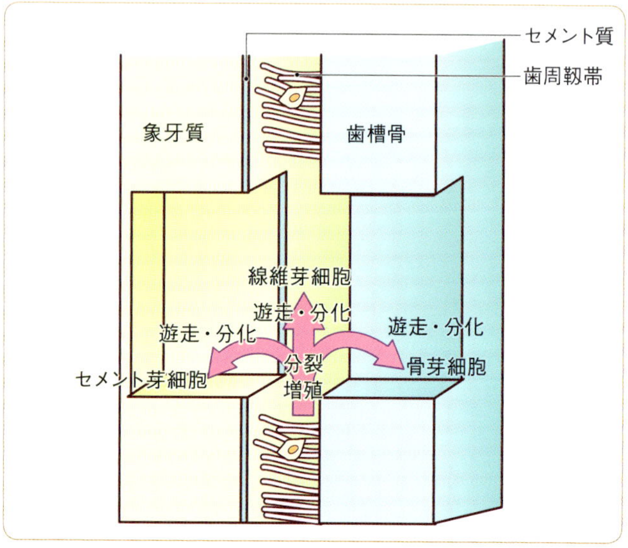

図3-30　歯周組織再生の機序を示す模式図
実験的に歯根窩洞を形成した後，窩洞内には歯根膜由来の未分化間葉細胞が増殖・遊走して，セメント芽細胞，骨芽細胞，線維芽細胞に分化し，それぞれセメント質，歯槽骨，歯根膜を形成したと考えられる．（文献[4]より）

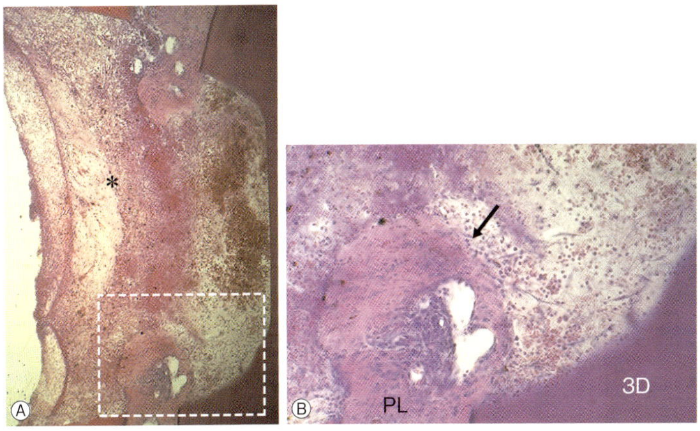

図3-31 歯根窩洞形成後の歯周組織再生（HE染色）
術後3日目の窩洞内は，滲出液や血餅で満たされている（A：＊印）．BはAの点線四角で囲んだ部の拡大像．歯根膜断端部では，歯根膜からの細胞が盛り上がるように増殖している（B：→印）．（文献[4]より）

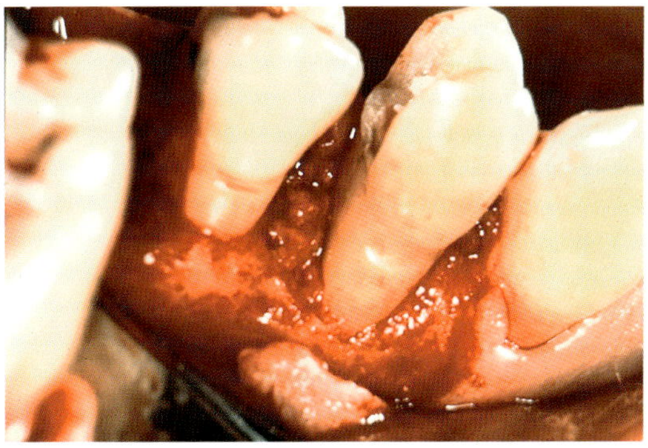

図3-32 フラップ手術
フラップ手術，ルートプレーニングを行っても，結合組織性付着が起きることはほとんどなく，多くの場合上皮細胞が増殖して歯根面を被覆する上皮性付着による治癒である．写真提供：飯島国好先生（東京都開業）

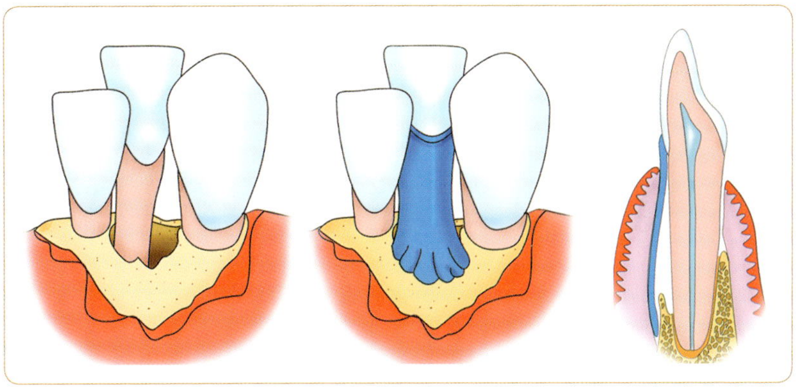

図3-33 Guided Tissue Regeneration（GTR）を示す模式図
歯周外科後，結合組織性付着のためには歯根膜由来の細胞が増殖する必要がある．しかし，歯根膜由来の細胞に比べて，上皮細胞のほうが侵入のスピードが早いために，上皮性付着が起きると考えられた．このため，上皮の侵入を阻止する遮断膜を応用したGTR法が開発された．（文献[4]より）

4 足場としての滲出液や血餅

また，窩洞形成術後の窩洞内は，滲出液や血餅で満たされますが（図3-31），直径約3mmの組織欠損では，滲出液や血餅が足場として働き，細胞の遊走・分化に重要な役割を果たすものと考えられます．歯周組織の再生には，細胞，成長因子，足場の3つが必須なのです．

G TR（Guided Tissue Regeneration）法

臨床的には，フラップ手術，ルートプレーニングを行っても結合組織性付着が起こることはほとんどなく，上皮細胞が増殖して起こる上皮性付着による治癒がほとんどです（図3-32）．

上皮性付着が起きるのは，歯根膜由来の細胞に比べて，上皮細胞のほうが，侵入のスピードが早いためと，Lindheらのグループは考えました．そして，歯根膜由来の細胞が歯周外科後の再生において中心的役割を果たすために，上皮の侵入を阻止するテフロン膜*（はじめはミリポアフィルター）を応用したguided tissue regeneration（GTR）法を考案したのです（図3-33）．現在も，根分岐部病変など3壁性骨欠損の処置にGTR法が使用されています（図3-34）．

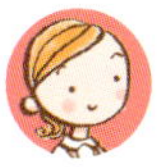

テフロン膜：フッ素樹脂からできている膜のこと．テフロンとはフッ素樹脂の商品名で，日用品としてはフライパンの焦げ付き防止にも応用されている．

エ ムドゲイン®

1 エムドゲイン®とは？

歯周組織の再生を促進する物質として，エナメルタンパクが注目されています．

エナメルタンパクは，エナメル基質タンパクともいい，幼若ブタの歯胚から得られたこのタ

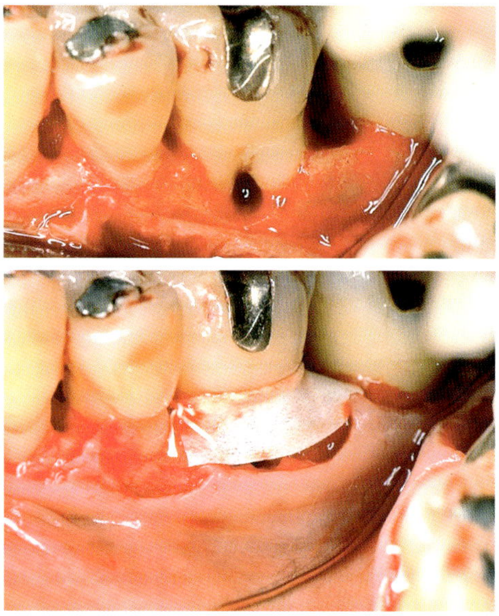

図3-34　GTR法
GTR法は，根分岐部病変など3壁性骨欠損の処置に使用されている．
写真提供：山田　了名誉教授（東京歯科大学）

ンパクを精製し凍結乾燥して，プロピレングリコールアルジネート溶液を混ぜたものが，歯周治療に応用されているエムドゲイン®です．

エムドゲイン®は，機能的な歯根膜形成に関与する無細胞性セメント質の形成を促進します．機械的に露出，または酸処理した象牙質表面にエムドゲイン®を応用すると，無細胞性セメント質の形成を助ける環境作りに重要な役割を果たすと考えられています．

❷エムドゲイン®の期待される作用

歯根表面に塗布されたエムドゲイン®に期待される作用機序は，①凝集して不溶性被膜を形成する，②セメント芽細胞が被膜に付着する，③シャーピー線維を埋入した無細胞性セメント質が形成される，④機能的配列を有する歯根膜が形成される，⑤歯槽骨の形成（結合組織性付着の形成）です．

歯の再植の場合にも，エムドゲイン®がその治癒を促進させるという点において効果的であるという実験結果が示されています．エムドゲイン®の臨床応用によって，歯根膜細胞の増殖と遊走に著明な変化が現れ，それによって組織の再生・治癒が促進すると考えられています．

歯周組織再生に関与する成長因子，分化因子

成長因子は，局所的または全身的にさまざまな細胞の成長や機能発現に対し影響を与えるタンパクです．分化因子は，未分化間葉細胞から機能的に成熟した細胞（骨芽細胞など）への分化を制御しています．多くの場合，1つの因子が成長の機能にも分化の機能にも関わっているので，成長因子と分化因子の機能を明確に分けることは難しいです．

これまでの研究で明らかとなっている，歯周組織の再生や恒常性維持に関与するとみなされている成長因子および分化因子には，①血小板由来成長因子（platelet-derived growth factor；PDGF），②インスリン様成長因子（insulin-like growth factor；ILGF），③形質転換成長因子（transforming growth factor-β，TGF-β），④線維芽細胞成長因子（fibroblast growth factor；FGF），⑤骨誘導タンパク（bone morphogenetic protein；BMP）があります．それぞれの機能を図示したのが，**図3-35**です[121]．

成長因子・分化因子の働きをまとめたのが**表3-3**です．

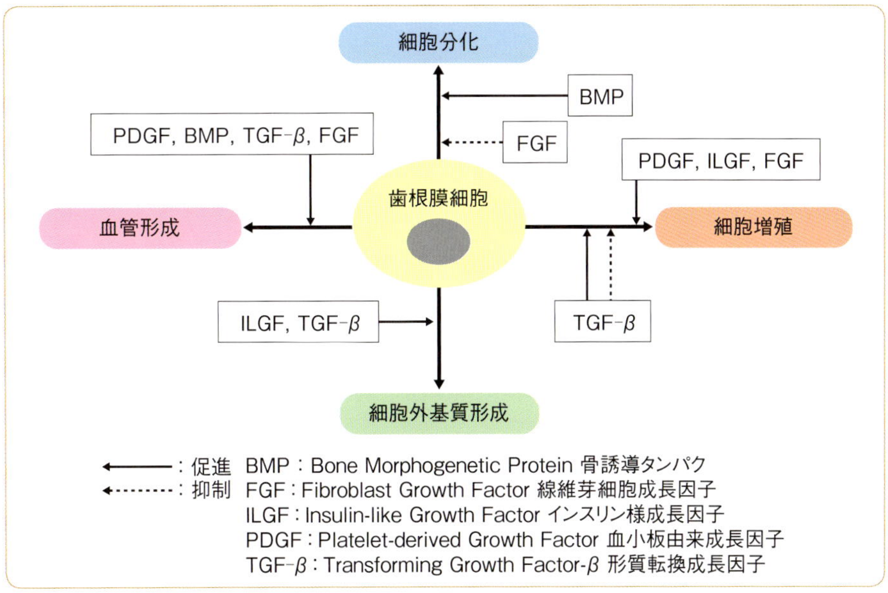

図3-35　歯周組織における成長因子とその機能
これらの因子は，歯根膜細胞によって産生され，細胞増殖，細胞分化，血管形成，細胞外基質形成の機能を促進または抑制する．（文献[4]より）

表3-3　歯周組織再生に関与する成長因子，分化因子

成長因子/分化因子	機　能
血小板由来成長因子	細胞増殖および血管形成
インスリン様成長因子	細胞増殖や細胞外基質形成を促進
形質転換成長因子	血管形成や細胞外基質形成に積極的に関与しているが，細胞増殖には促進的に作用したり，抑制的に作用
線維芽細胞成長因子	細胞増殖や血管形成に促進的に関わっているが，細胞の分化，特にアルカリフォスファターゼ活性を抑制する
骨誘導タンパク	未分化間葉細胞の骨芽細胞への分化や血管形成

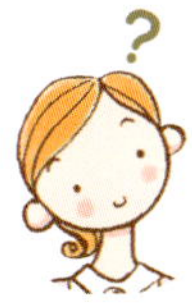

Q-1 細胞性セメント質と無細胞性セメント質との違いはどんなこと？

A 細胞の有無，存在する部位，厚さが違います．

これまでは，歯周組織再生療法として，GTR法を応用した場合では細胞性セメント質が，エムドゲイン®（エナメル基質タンパク）を用いた場合では無細胞性セメント質が形成されるといわれてきました．その後，この問題に関連して，さまざまな研究データが報告されてきましたが，現時点では統一した見解はないようです．

細胞性セメント質と無細胞性セメント質は，構成成分，厚さ，分布する部位だけでなく，その形成過程にも違いがあるのです．つまり，無細胞性セメント質の形成には，未分化間葉細胞が石灰化した象牙質と接触することが重要です．一方，細胞性セメント質の形成には，ヘルトヴィッヒ上皮鞘の内層が歯小嚢の間葉細胞と接触する必要があるのです．

無細胞性セメント質と細胞性セメント質それぞれの特徴は，**表3-4**に示すとおりです．

表3-4　無細胞性セメント質と細胞性セメント質の特徴

無細胞性（外部性線維性）セメント質	細胞性（混合重層性）セメント質
●細胞を含まないセメント質． ●シャーピー線維の束から成る． ●厚さは約30～230 μmである． ●歯根の歯頸側1/3の部分に存在． ●線維芽細胞とヘルトヴィッヒ上皮鞘由来のセメント芽細胞によって形成．	●細胞と線維（シャーピー線維，固有線維）を含むセメント質． ●シャーピー線維と固有線維から成る． ●セメント質の層が数層から数十層． ●厚さは100～1000 μ m． ●根尖側1/3および根分岐部に存在． ●線維芽細胞と歯小嚢由来のセメント芽細胞によって形成．

1）下野正基，飯島国好・編：治癒の病理─ペリオ・エンドの臨床のために．医歯薬出版，東京，1988.
2）橋本貞充：歯周組織の内側を見透す目．歯科衛生士，**34**（8）：3-6，34（9）：3-6，34（10）：3-6，2010.
3）下野正基，山村武夫，雨宮　璋，二階宏昌・訳：シュレーダー歯周組織．医歯薬出版，東京，1989.
4）下野正基：新編治癒の病理─臨床の疑問に基礎が答える．医歯薬出版，東京，2011.
5）下野正基，橋本貞充：歯周組織の構造と機能，治癒の病理（下野正基，飯島国好・編）．医歯薬出版，東京，17-37，1988.
5）下野正基，飯島国好・編：治癒の病理─臨床編，第2巻，歯周治療．医歯薬出版，東京，125-149，1994.
6）鴨井久一，花田信弘，佐藤　勉，野村義明・編：Preventive Periodontology．医歯薬出版，東京，2007.
7）中村桂子，松原謙一・監訳：細胞の分子生物学，第4版．ニュートンプレス，東京，2004.
8）下野正基，橋本貞充，杉澤幹雄，正岡孝康，衣松高志，山田　了：長い付着上皮による上皮性付着は信頼できる治癒像である．歯界展望，**110**：416-427，2007.
9）ライオン歯科衛生研究所・編：歯周病と全身の健康を考える．医歯薬出版，東京，2004.
10）宮田　隆，辰巳順一・編：歯周病と骨の科学．医歯薬出版，東京，2002.
11）吉江弘正，伊藤公一，村上伸也，申　基喆・編：臨床歯周病学．医歯薬出版，東京，2007.
12）宮地建夫，下野正基，鈴木　尚，北川原　健，続　肇彦：座談会─力を読む（下）．補綴臨床 **31**：143-193，1998.
13）下野正基・編著：ハンディ病理学・口腔病理学．学建書院，1997.
14）Löe H, Theilade E, Jensen SE：Experimental gingivitis in man. J Periodontol, **36**：177-178, 1965.
15）Theilade E, Wright WH, Jensen SB, Löe H.：Experimental gingivitis in man. II. A longitudinal clinical and bacteriological investigation. J Periodontal Res, **1**：1-13, 1966.
16）Socransky SS, Haffajee AD, Cugini MA, Smith C, Kent RL：Microbial complexes in subgingival plaque. J Clin Periodontol, **25**：134-144, 1998.
17）Feres M, Cortelli SC, Figueiredo LC, Haffajee AD, Socransky SS：Microbiological basis for periodontal therapy. J Appl Oral Sci, **12**：256-266, 2004.
18）奥田克爾：デンタルバイオフィルム．医歯薬出版，東京，2010.
19）Smulow JB, Turesky SS, Hill RG：The effect of supragingival plaque removal on anaerobic bacteria deep periodontal pockets. J Am Dent Assoc, **107**：737-742, 1983.
20）下野正基・監訳：やさしい炎症論─エンド・ペリオの理解のために─．クインテッセンス出版，東京，1990.
21）日本歯周病学会編：歯周病の診断と治療の指針 2007．医歯薬出版，2007.
22）下野正基，高田　隆・編：新口腔病理学．医歯薬出版，東京，2008.
23）Nyman S, Lindhe J, Karring T, Rylander H：New attachment following surgical treatment of human periodontal disease. J Clin Periodontol, **9**：290-296, 1982.
24）Melcher AH：On the repair potential of the periodontal tissues. J Periodontol, **47**：256-260, 1976.
25）Gould TRL, Melcher AH, Brunette DM. Migration and division of progenitor cell populations in periodontal ligament after wounding. J Periodont Res, **15**：20-42, 1980 .
26）Westfelt E, Bragd L, Socransky SS, Haffajee AD, Nyman S, Lindhe J：Improved periodontal conditions following therapy. J Clin Periodontol, **12**：283-93, 1985.
27）脇田　稔，前田健康，山下靖雄，明坂年隆・編：口腔組織・発生学．医歯薬出版，東京，2006.
28）川崎堅三・監訳：Ten Cate口腔組織学A Nanci編著，第6版．医歯薬出版，東京，2006.
29）中村嘉男，森本俊文，山田好秋・編：基礎歯科生理学，第4版．医歯薬出版，東京，2003.
30）安孫子宜光，阿部公生，池尾　隆，大塚吉兵衛，藤田　厚・編著：スタンダード生化学・口腔生化学．学建書院，東京，2003
31）吉江弘正，宮田　隆・編：歯周病診断のストラテジー．医歯薬出版，東京，1999.
32）奥田克爾・編：オーラルヘルスと全身の健康．プロクター・アンド・ギャンブル・ジャパン，神戸，2007.

33) 下野正基, 飯島国好・編：治癒の病理—臨床編, 第3巻, 歯の移植・再植, 歯根膜をいかす. 医歯薬出版, 東京, 85-106, 1995.
34) 鴨井久一・監修：歯科衛生士のための歯周治療検査読本(別冊歯科衛生士). クインテッセンス, 東京, 2003.
35) 下野正基, 野間弘康, 山根源之・編：口腔外科・病理診断アトラス. 医歯薬出版, 東京, 1992.
36) 江澤庸博：一からわかるクリニカルペリオドントロジー. 医歯薬出版, 東京, 2001.
37) Waerhaug J：Effect of toothbrushing on subgingival plaque formation. J Periodontol, **52**：30-34, 1981.
38) Weinreb MM：The epithelial attachment. J Periodontol, **31**：186-196, 1960.
39) 下野正基, 土谷穏史, 正岡孝康, 杉澤幹雄, 衣松高志, 山田　了, 橋本貞充：4-META/MMA-TBBレジンは歯周パックとして有用である—接着タンパク発現からの提言—. 歯界展望, **114**：255-267, 2009.
40) 鴨井久一, 山田　了, 伊藤公一・編：標準歯周病学, 第4版. 医学書院, 東京, 2005.
41) 三上直一郎：歯肉を診る・歯肉を読む. 医歯薬出版, 東京, 1997.

し

す

せ

そ

【著者略歴】

下野正基（しものまさき）

1970年　東京歯科大学卒業
1973年　東京歯科大学講師
1974〜76年　イタリア・ミラノ大学客員研究員
1976年　東京歯科大学助教授
1991年　東京歯科大学教授
2004年　東京歯科大学歯科衛生士専門学校校長（兼任）
2011年　東京歯科大学名誉教授

やさしい
治癒のしくみとはたらき―歯周組織編　ISBN978-4-263-42193-2

2013年7月1日　第1版第1刷発行
2018年4月10日　第1版第4刷発行

著者　下野正基
発行者　白石泰夫
発行所　医歯薬出版株式会社
〒113-8612　東京都文京区本駒込1-7-10
TEL.(03)5395-7638(編集)・7630(販売)
FAX.(03)5395-7639(編集)・7633(販売)
https://www.ishiyaku.co.jp/
郵便振替番号 00190-5-13816

乱丁，落丁の際はお取り替えいたします．　印刷・真興社／製本・明光社